혈액형의학의 체질이야기 약초편

부엌, 논과 밭 오솔길, 등산길에서 만나는 구급약과 약초

우리 주변에
흔하게 볼 수 있는
여러가지 것들이
우리에게
이렇게
훌륭한 약이 됩니다.
독자들도
익히고 습득하여
활용하시고
이웃에게
달이시고
건강한 인생을
즐기십시오.

부엌, 논과 밭 오솔길, 등산길에서 만나는 구급약과 약초

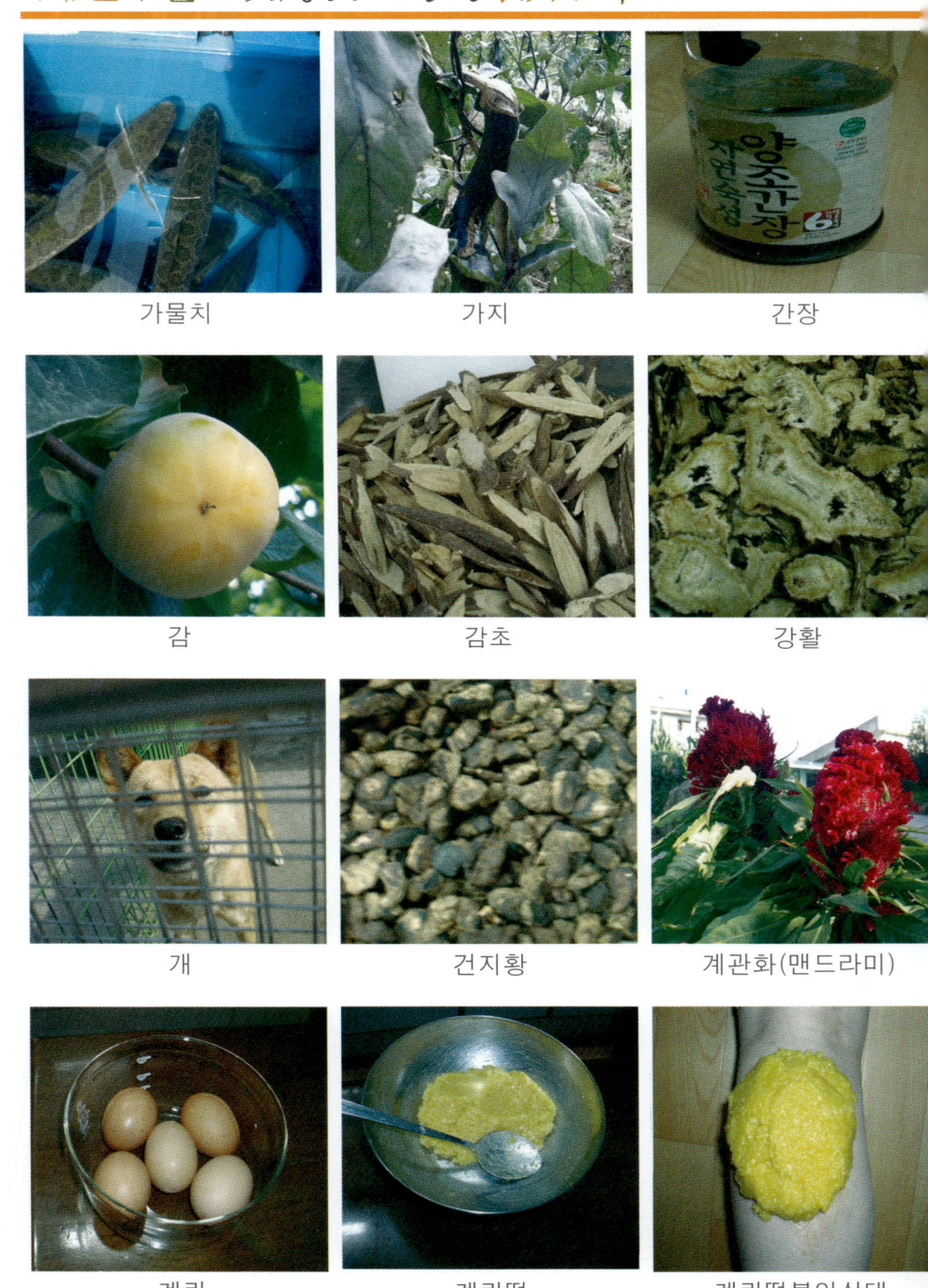

가물치	가지	간장
감	감초	강활
개	건지황	계관화(맨드라미)
계란	계란떡	계란떡 붙인상태

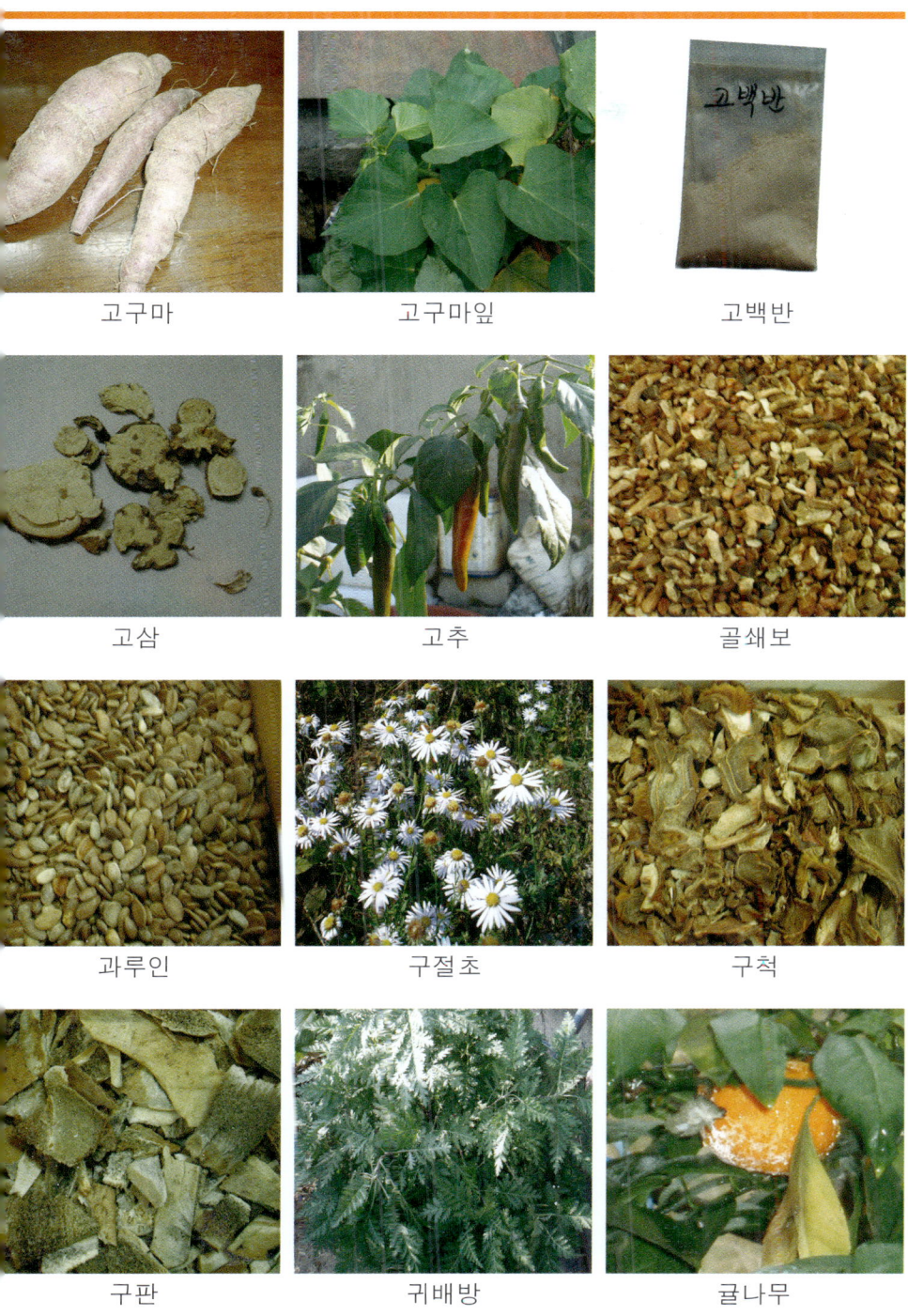

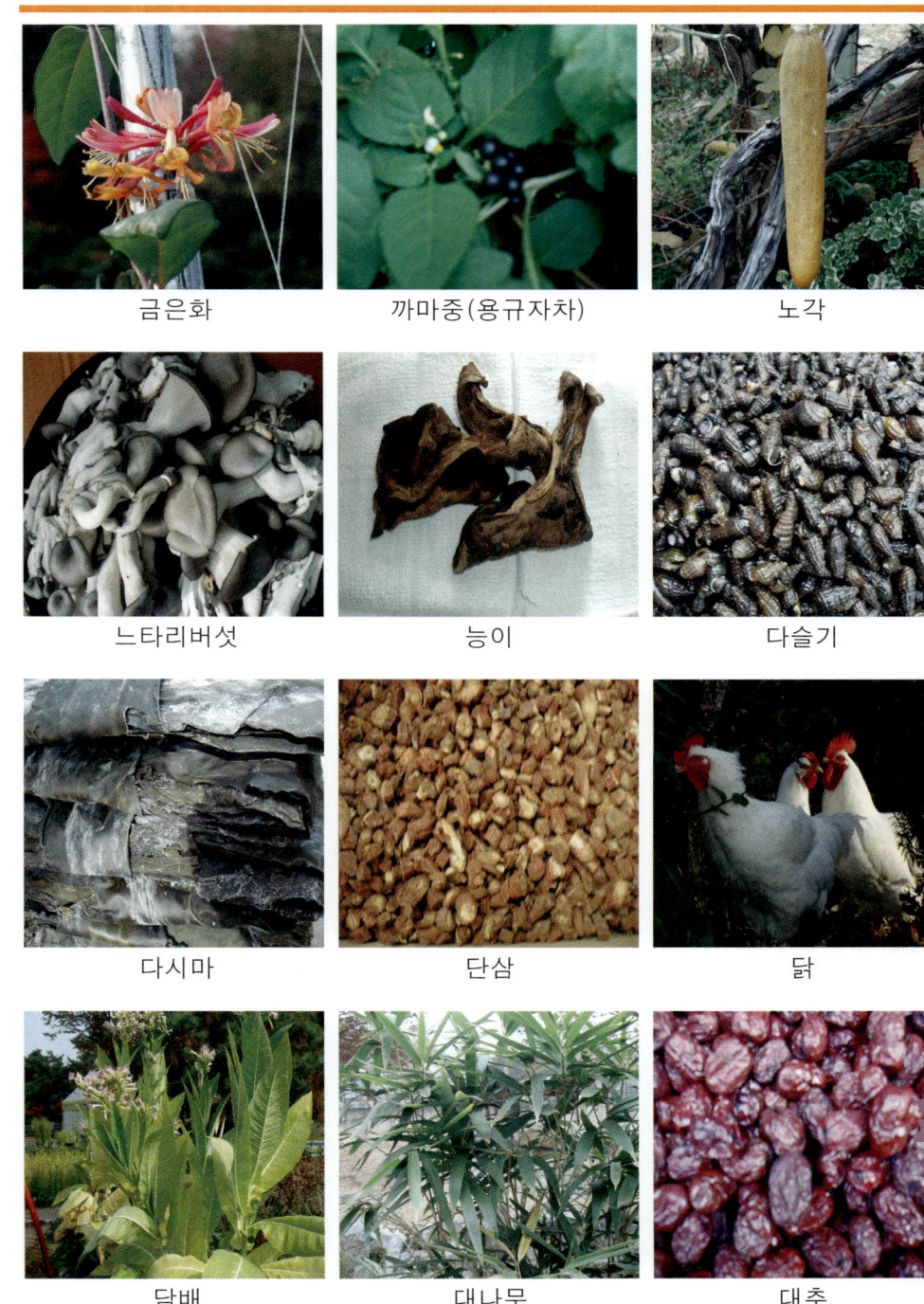

부엌, 논과 밭 오솔길, 등산길에서 만나는 구급약과 약초

금은화

까마중(용규자차)

노각

느타리버섯

능이

다슬기

다시마

단삼

닭

담배

대나무

대추

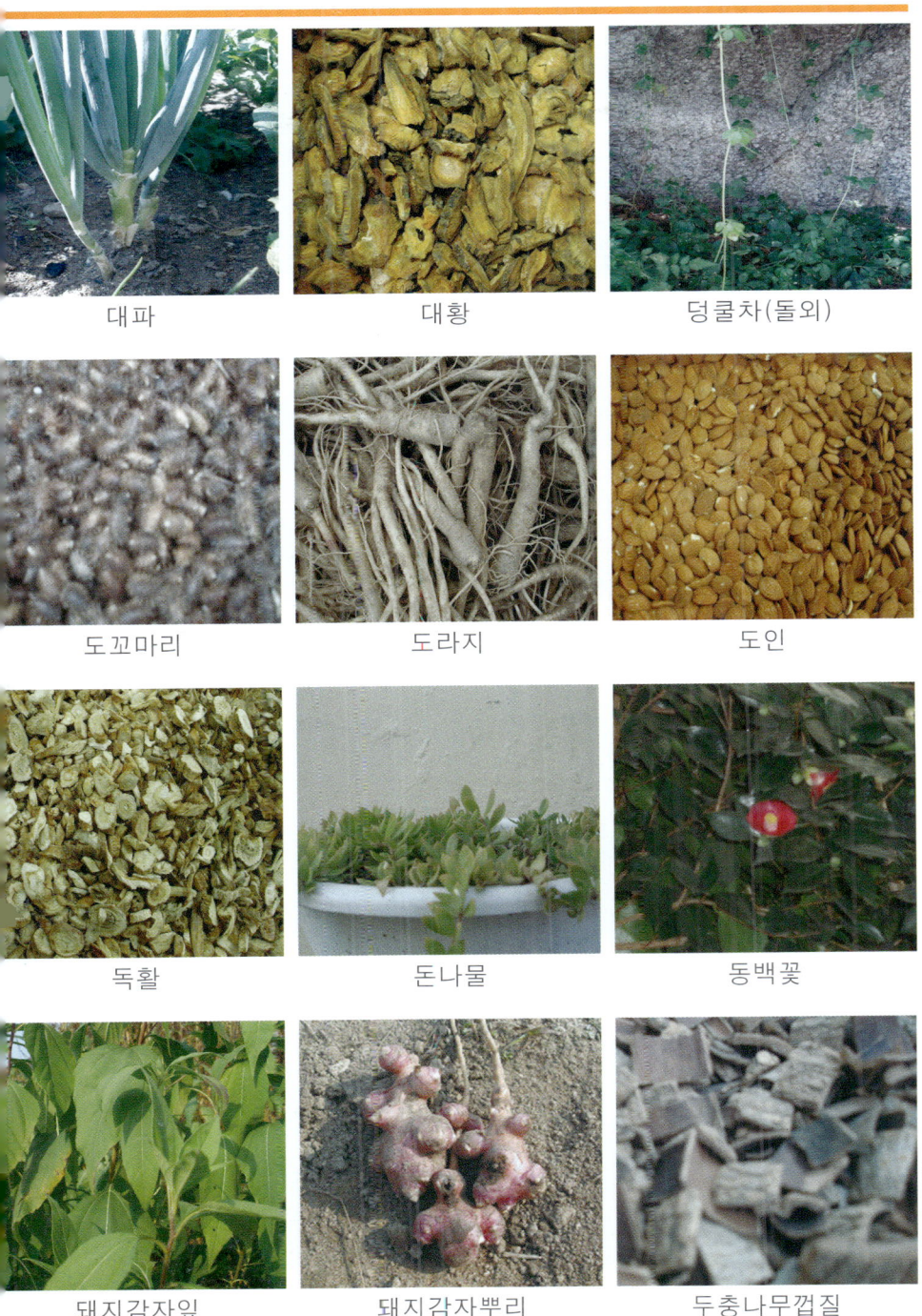

대파	대황	덩쿨차(돌외)
도꼬마리	도라지	도인
독활	돈나물	동백꽃
돼지감자잎	돼지감자뿌리	두충나무껍질

부엌, 논과 밭 오솔길, 등산길에서 만나는 구급약과 약초

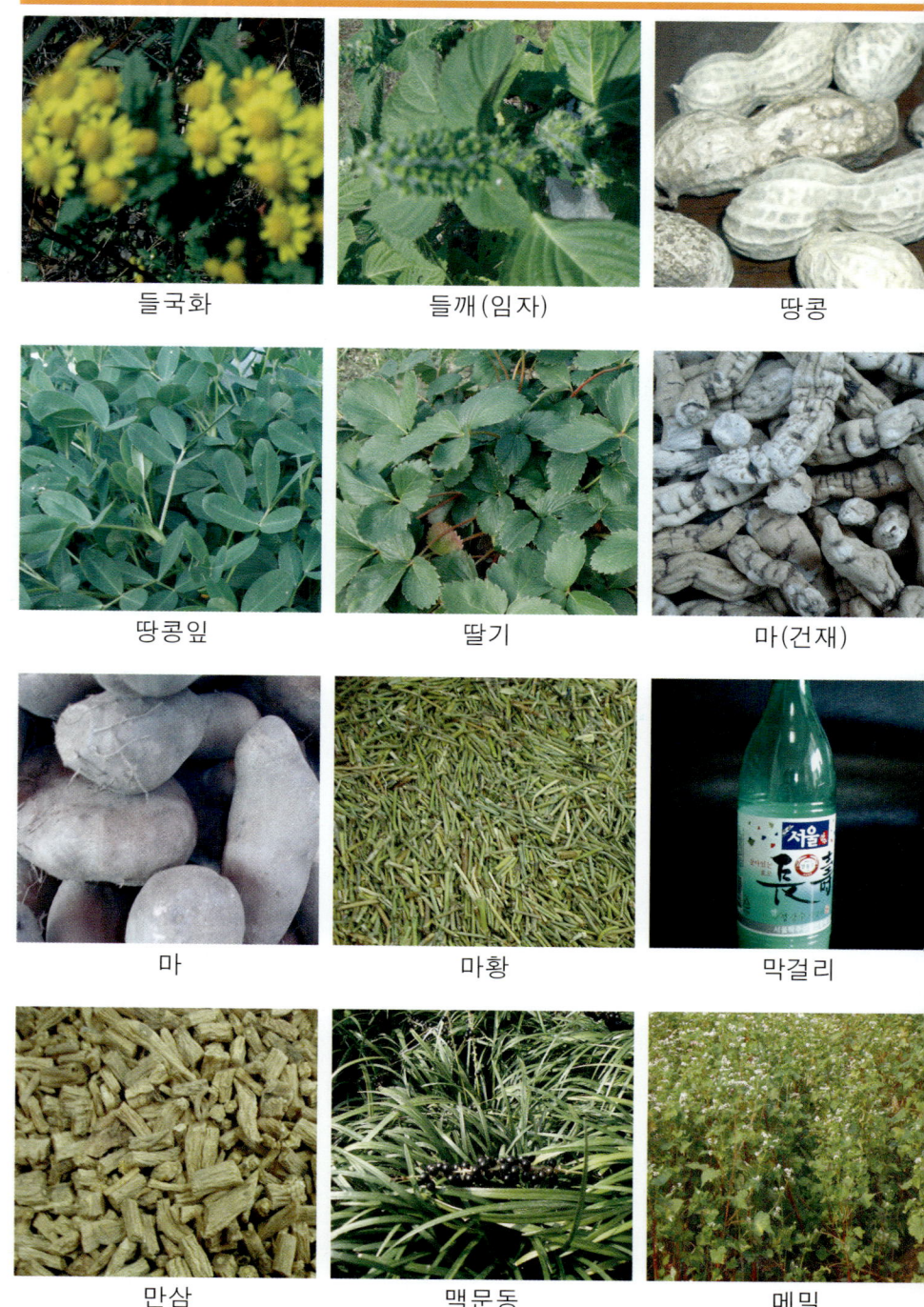

들국화 들깨(임자) 땅콩
땅콩잎 딸기 마(건재)
마 마황 막걸리
만삼 맥문동 메밀

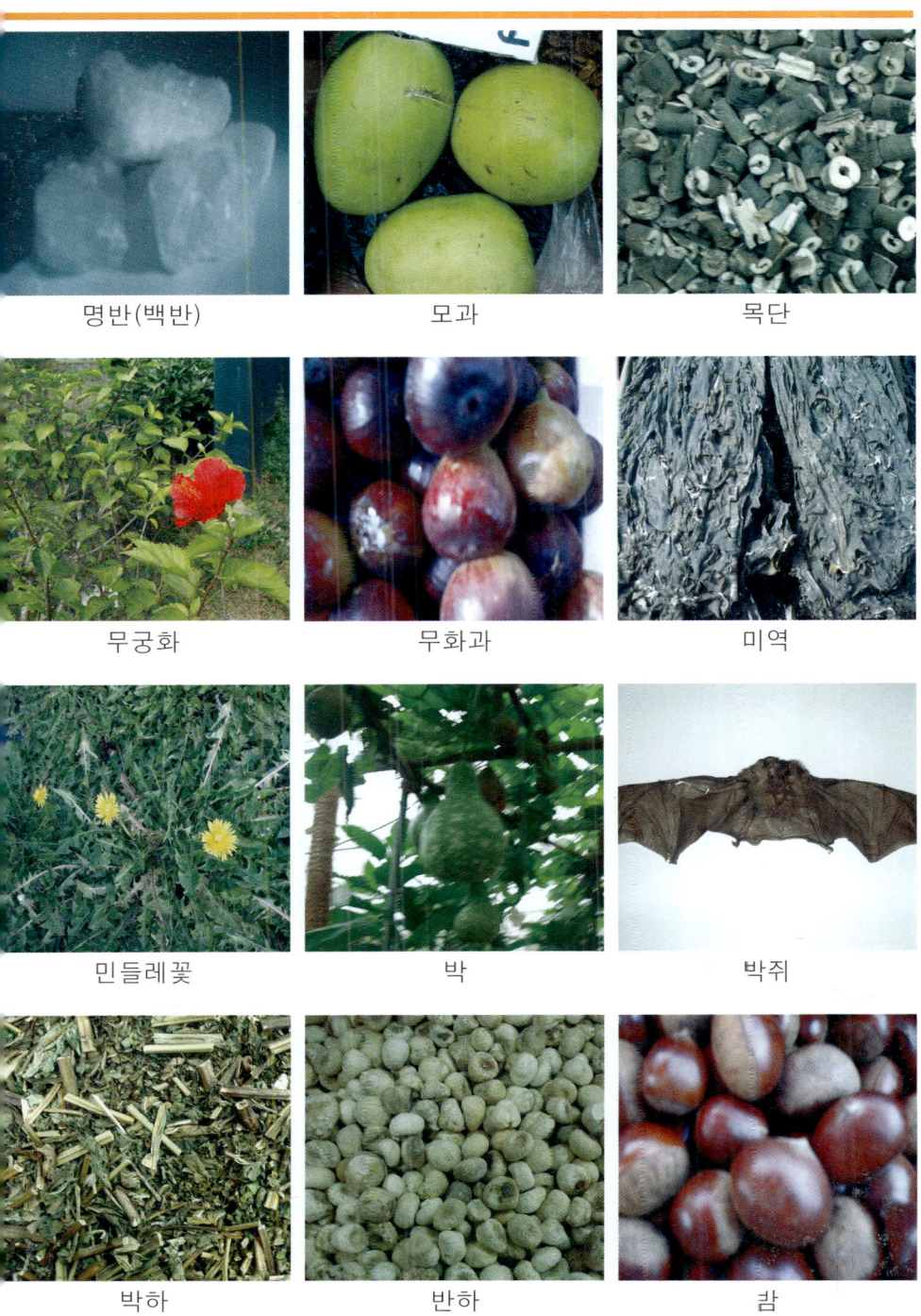

명반(백반)	모과	목단
무궁화	무화과	미역
민들레꽃	박	박쥐
박하	반하	밤

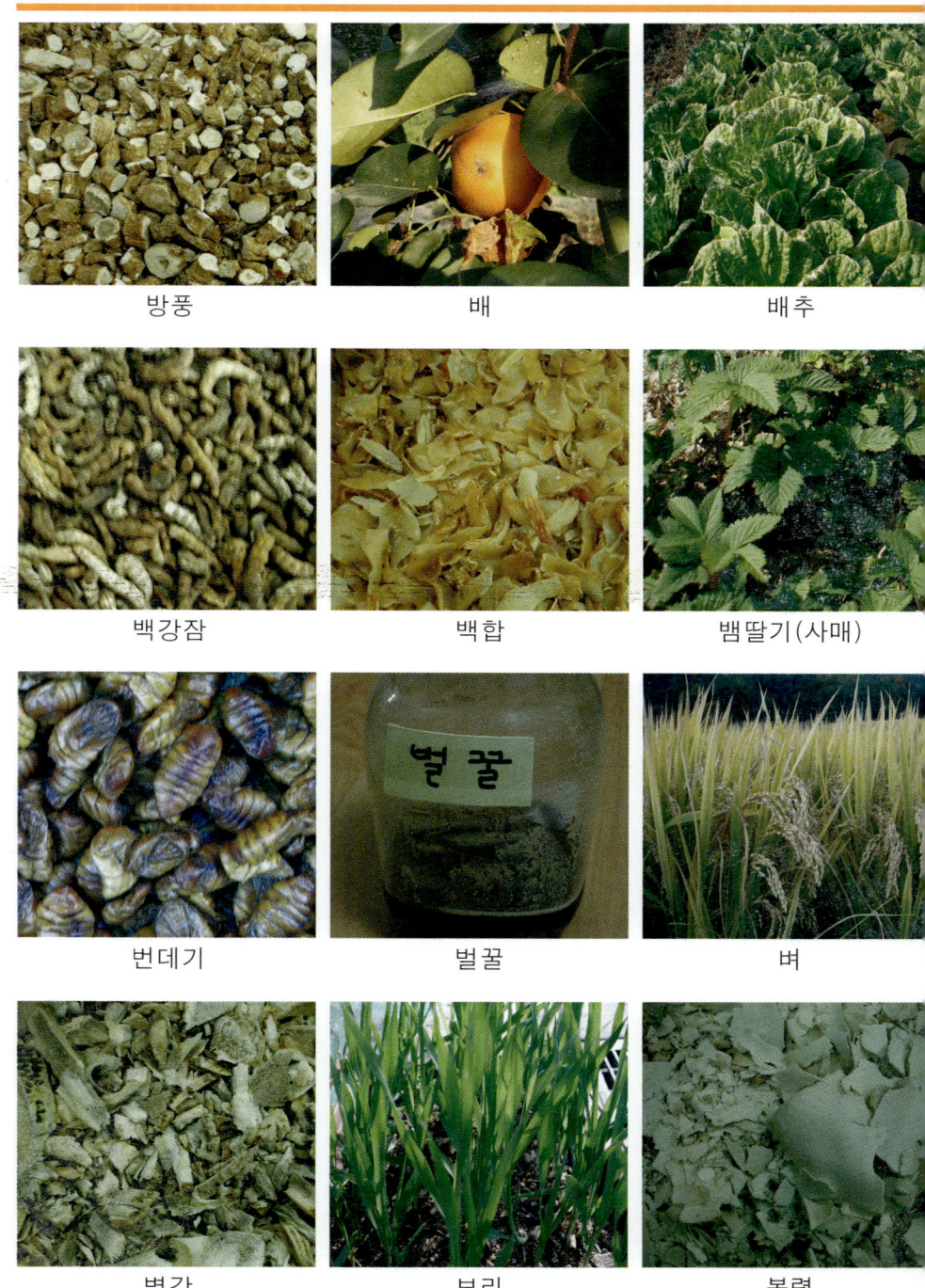

부엌, 논과 밭 오솔길, 등산길에서 만나는 구급약과 약초

방풍	배	배추
백강잠	백합	뱀딸기(사매)
번데기	벌꿀	벼
별갑	보리	복령

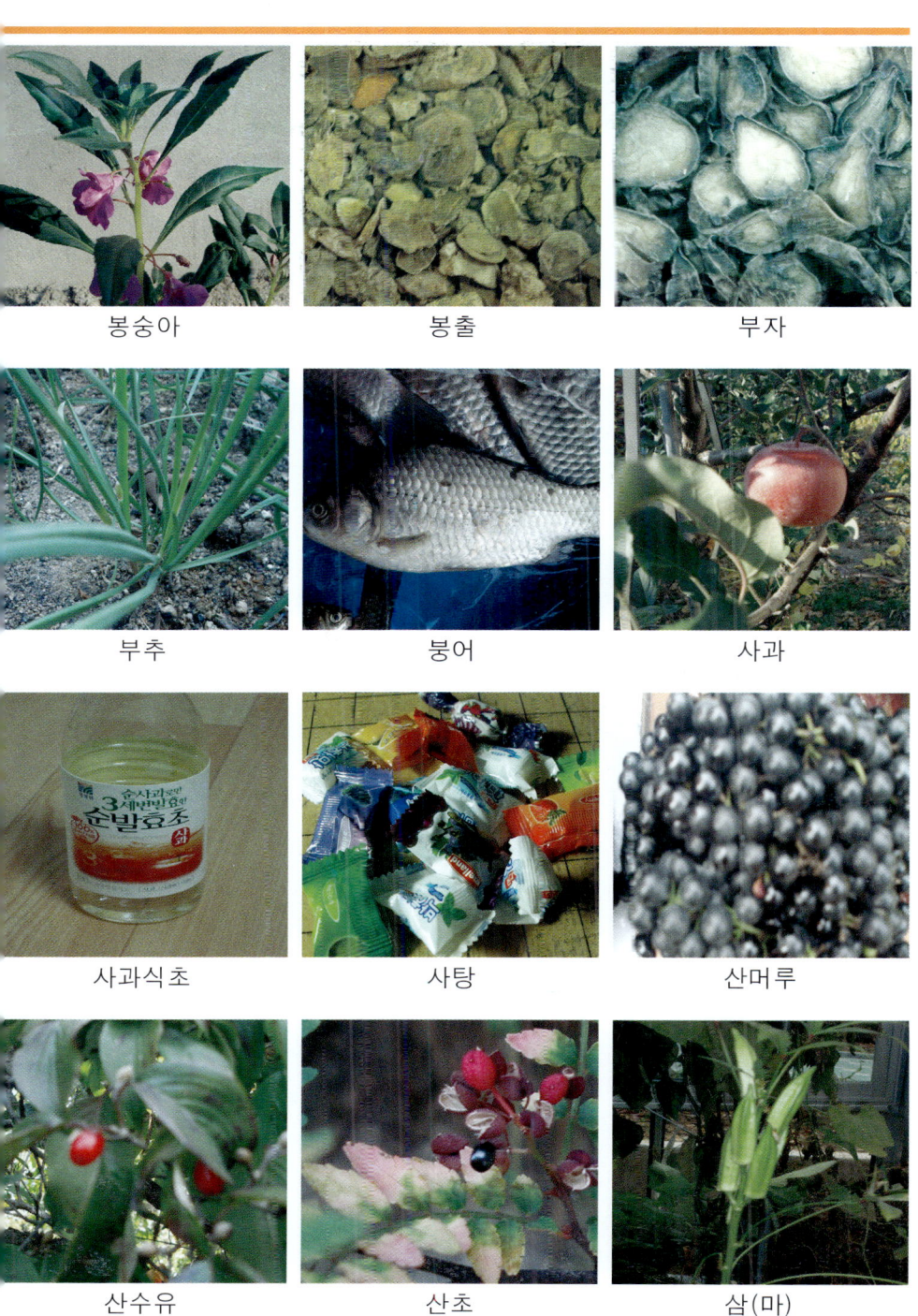

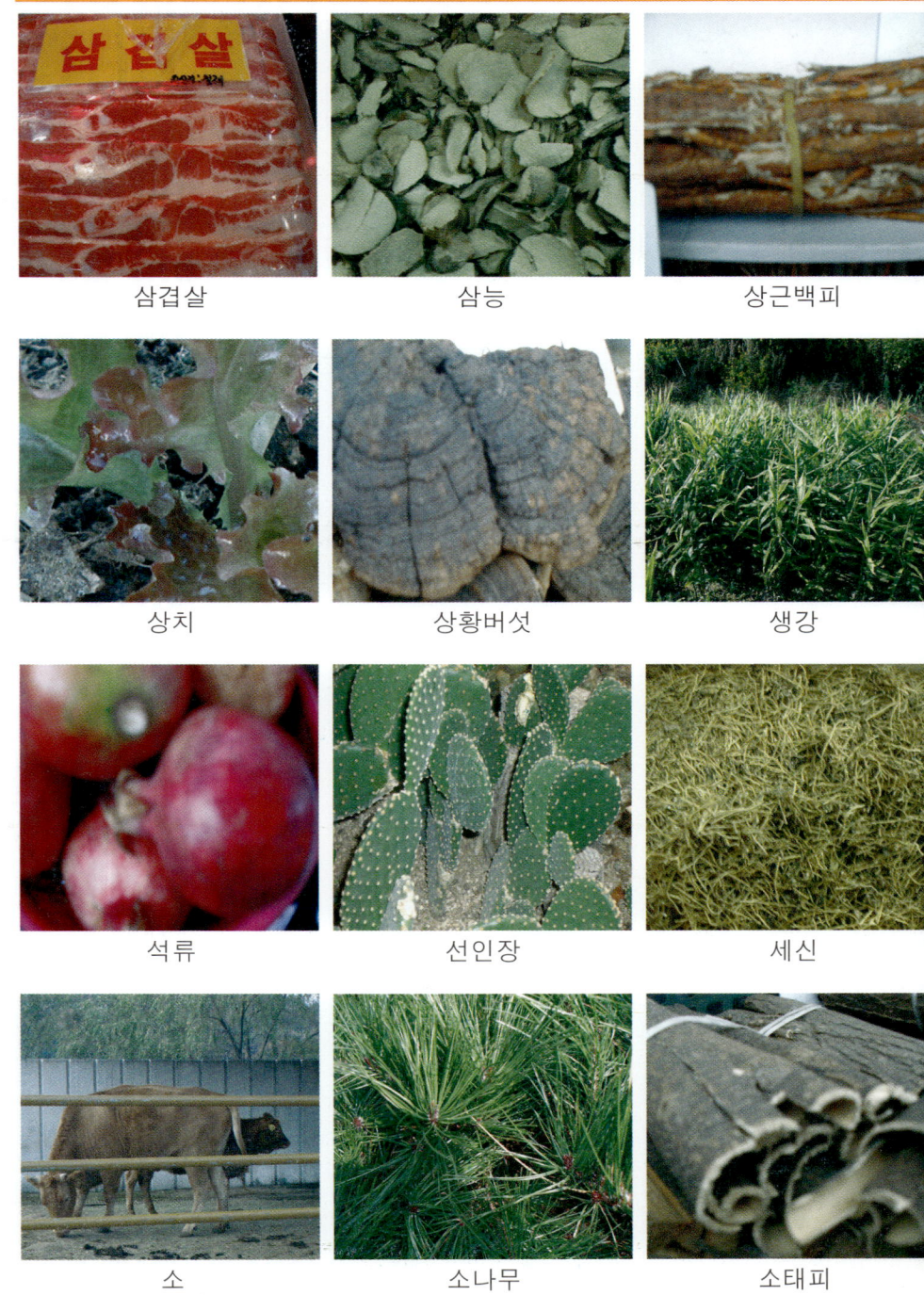

부엌, 논과 밭 오솔길, 등산길에서 만나는 구급약과 약초

삼겹살   삼능   상근백피

상치   상황버섯   생강

석류   선인장   세신

소   소나무   소태피

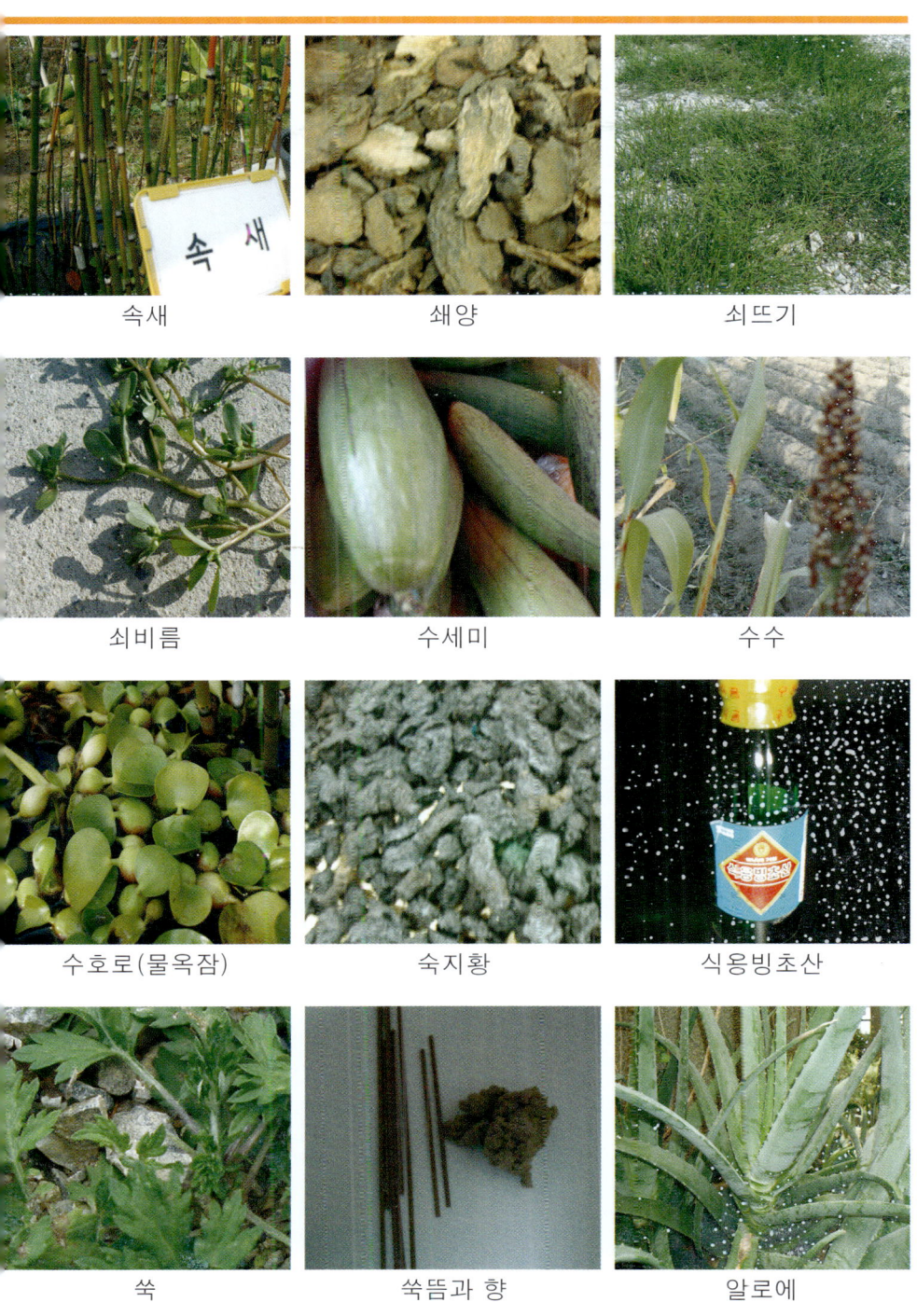

부엌, 논과 밭 오솔길, 등산길에서 만나는 구급약과 약초

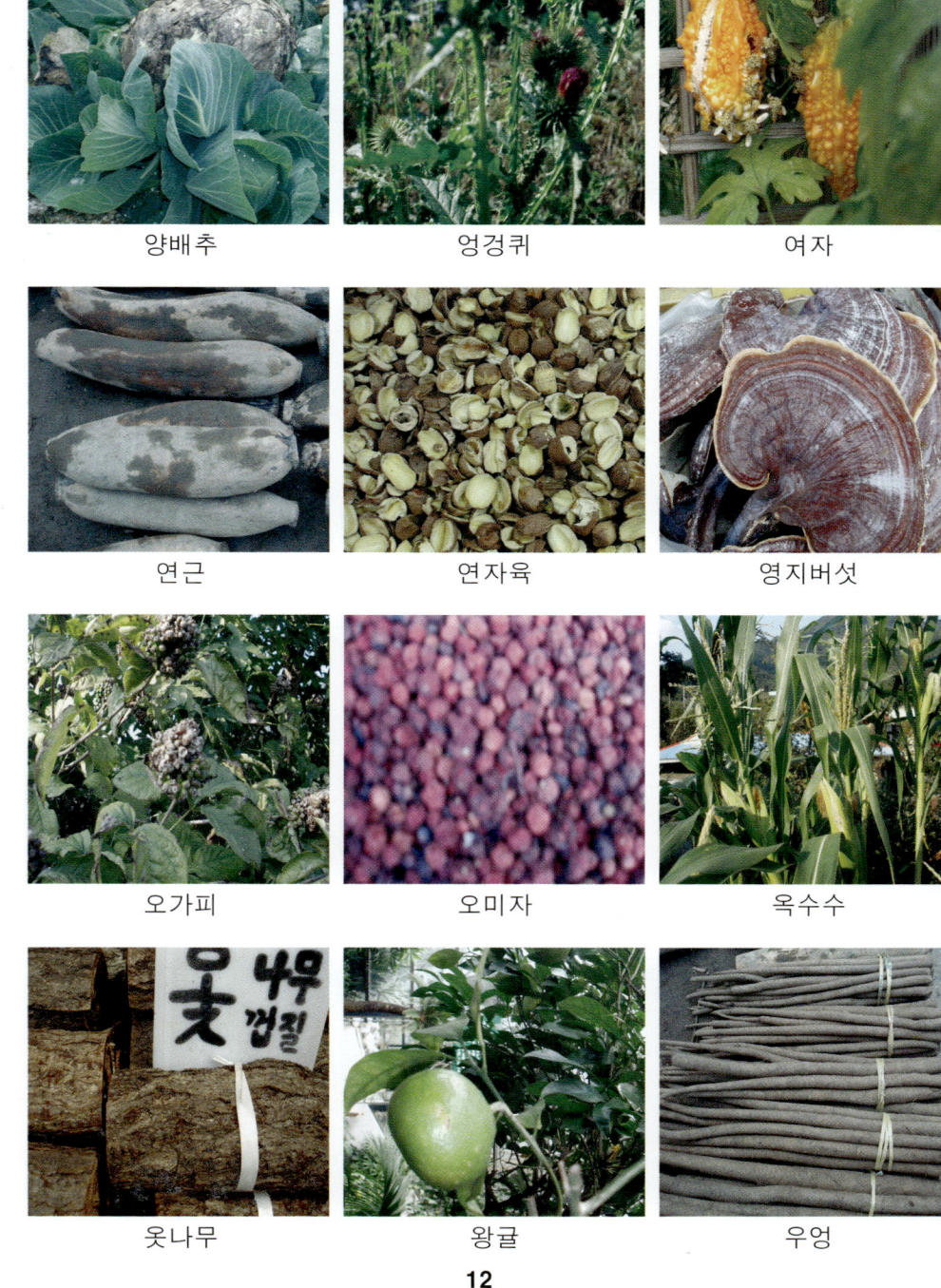

양배추 엉겅퀴 여자

연근 연자육 영지버섯

오가피 오미자 옥수수

옷나무 왕귤 우엉

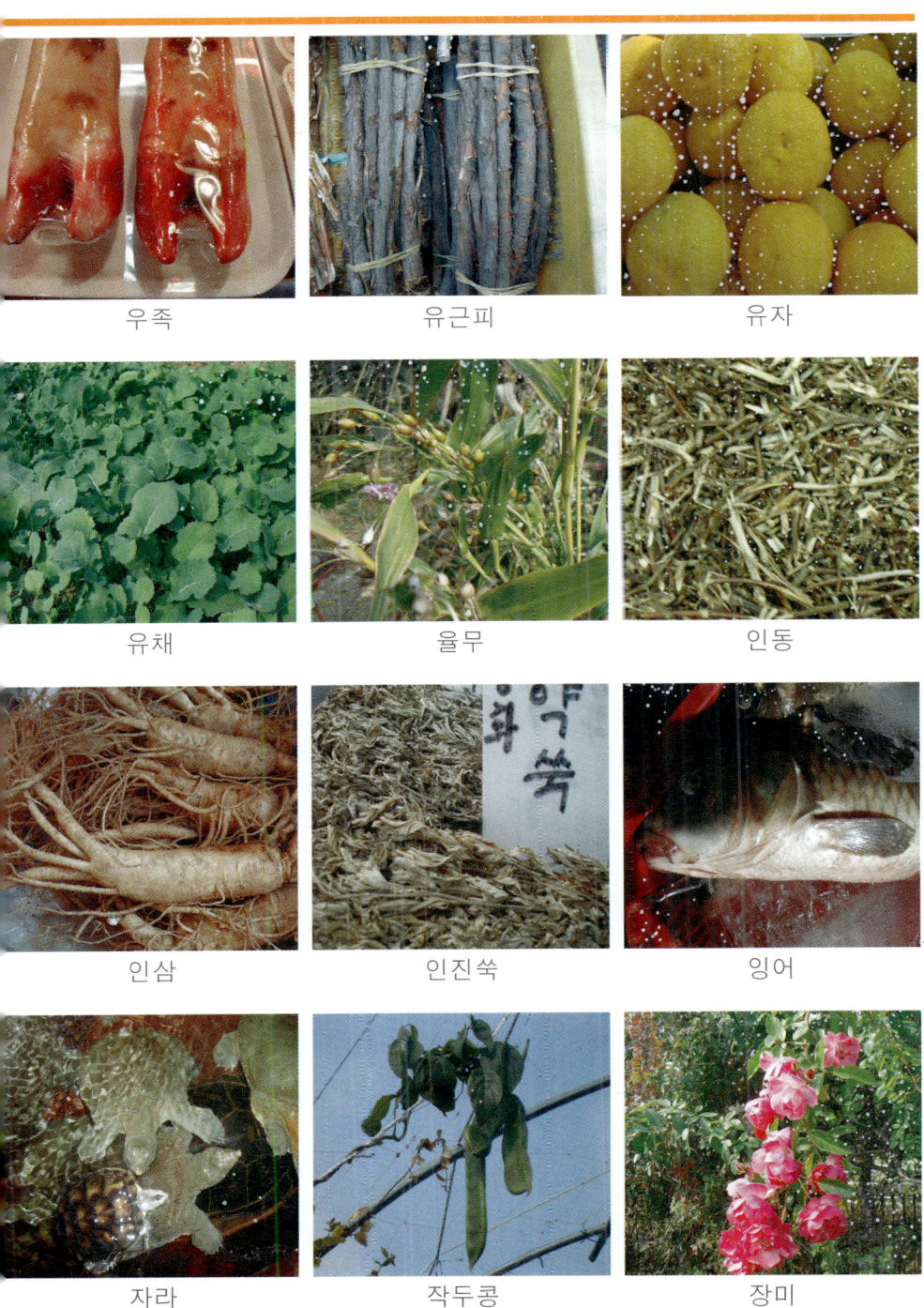

부엌, 논과 밭 오솔길, 등산길에서 만나는 구급약과 약초

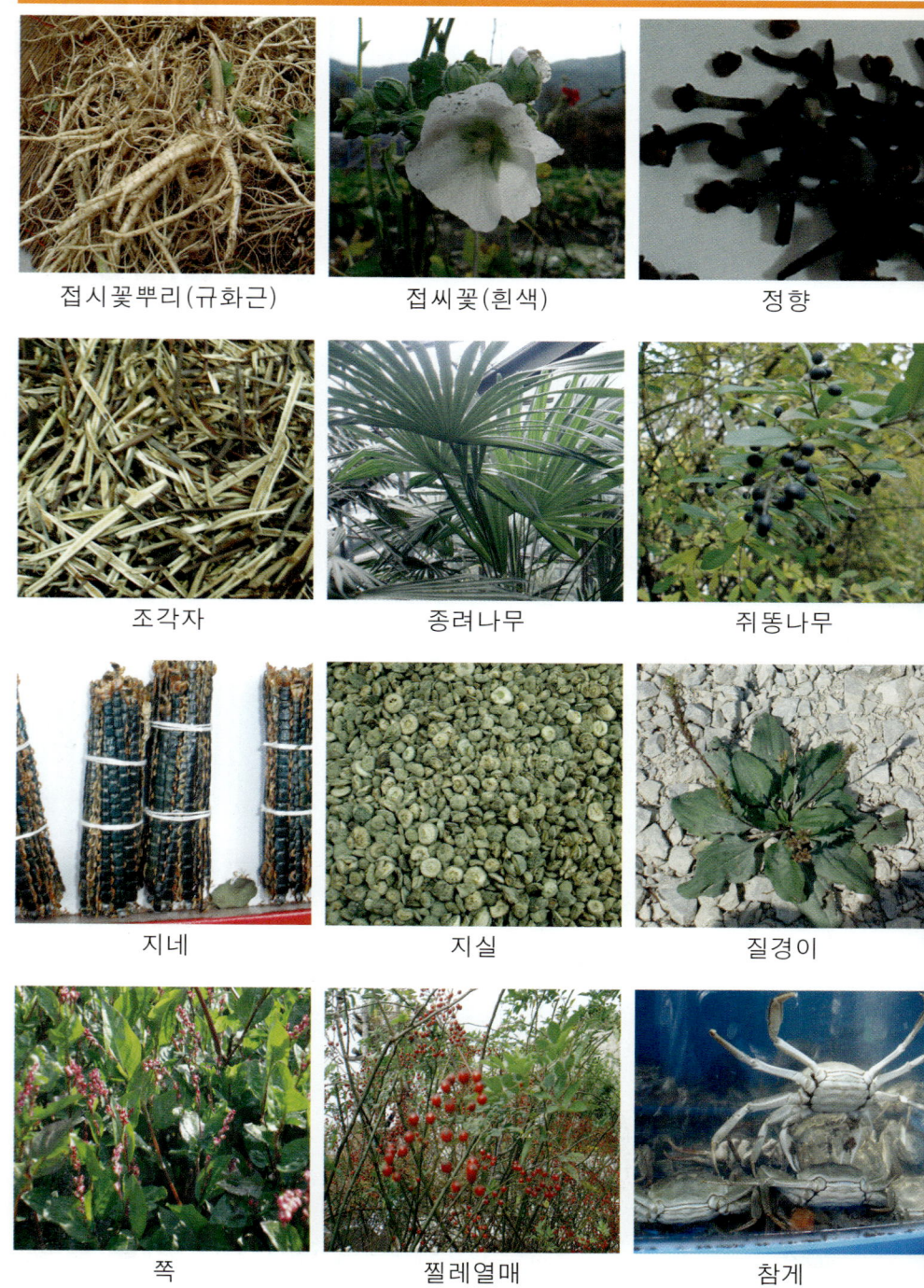

접시꽃뿌리(규화근)   접씨꽃(흰색)   정향

조각자   종려나무   쥐똥나무

지네   지실   질경이

쪽   찔레열매   참게

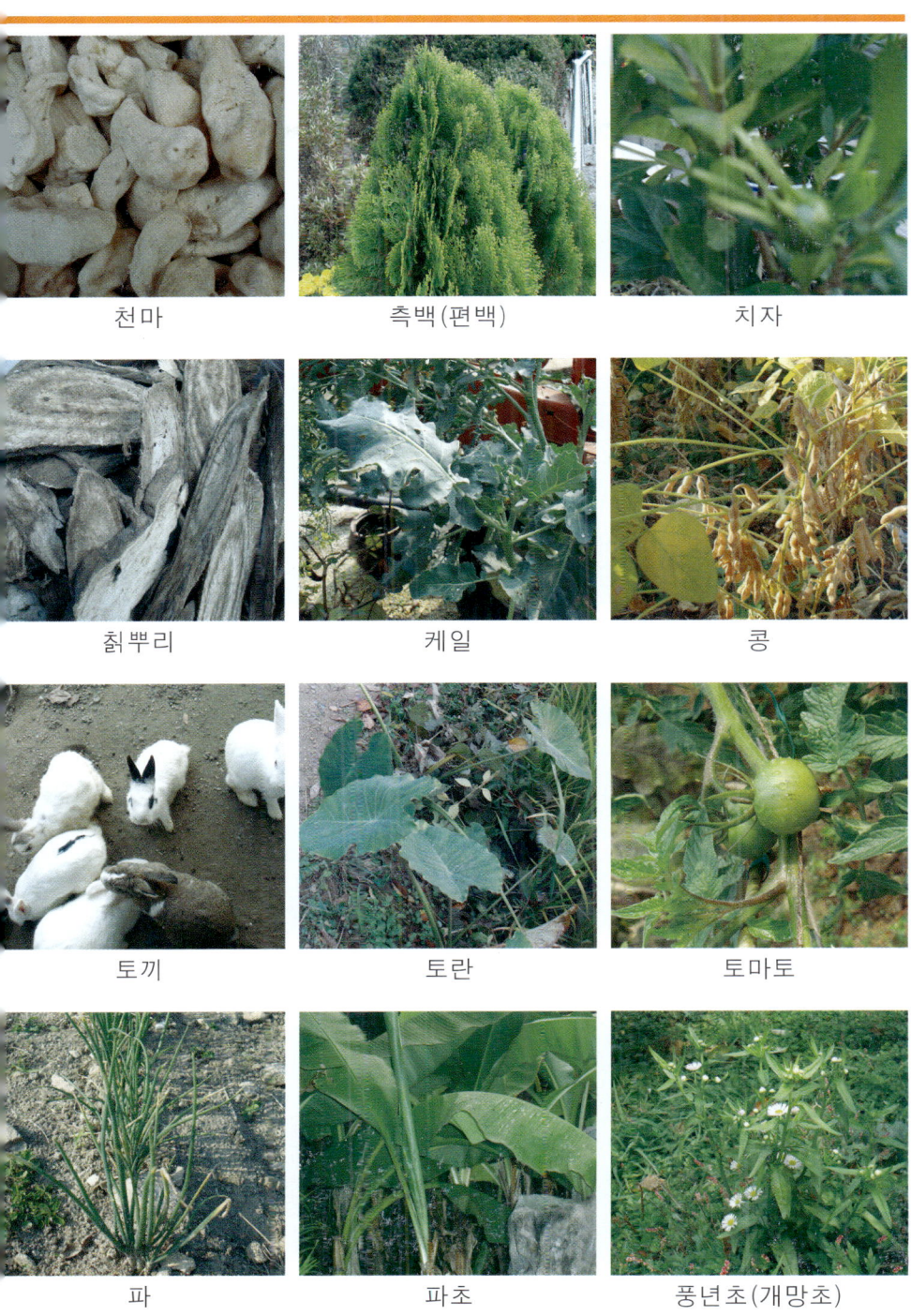

천마 측백(편백) 치자
칡뿌리 케일 콩
토끼 토란 토마토
파 파초 풍년초(개망초)

부엌, 논과 밭 오솔길, 등산길에서 만나는 구급약과 약초

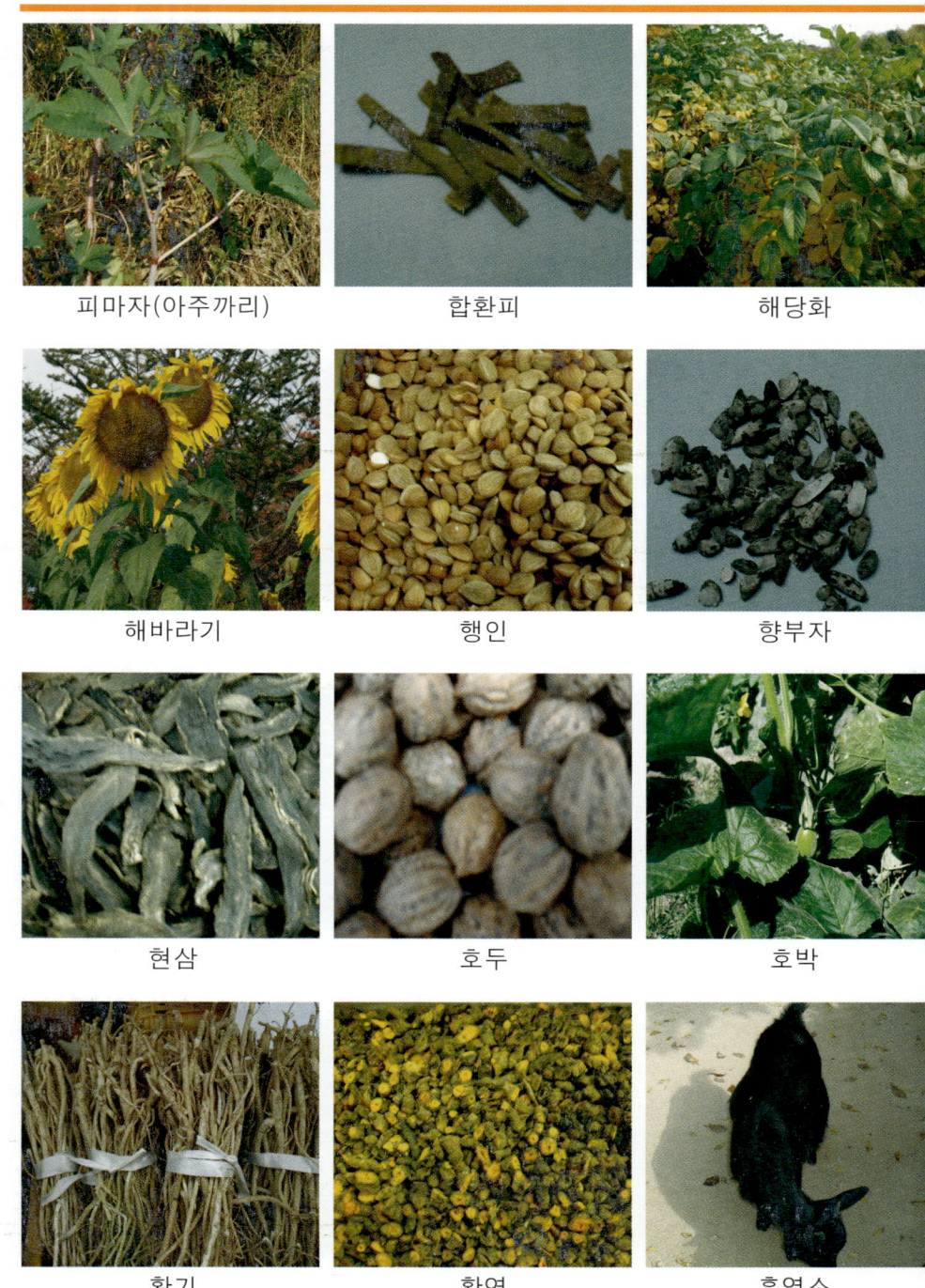

피마자(아주까리)	합환피	해당화
해바라기	행인	향부자
현삼	호두	호박
황기	황연	흑염소

인체
Mechanism

共平 조대일

프롤로그

감개가 무량하다.
인체 Mechanism이라는 제목부터가 좀 이상하지 않은가?
나는 세숫대야를 뒤집어 쓴 돈키호테다.
나는 하회탈을 쓴 갓바치 정승이다.
나는 도깨비 탈을 쓴 백중대왕이다.
필자는 천지신명에게 "이 세상에서 질병이 없는 세상으로 바꿀 수 있는 기술을 빌려달라."라는 기도를 드리고 또 드렸다. 소백산에 올라 눈썹에 고드름이 붙어 딸랑딸랑 소리가 나는 것도 모른체 기도를 드렸었다.
그리고 25년! 四半紀가 흘렀다.
지금 인류는 신종플루라는 질병으로 너나 할 것 없이 전전긍긍하고 있다. 어떤 질병인가? 를 떠나서 면역력이 약한데 가장 큰 원인이 있고, 면역력의 약화는 부적성 음식에서 기인한다. 한 예로 지금 신종플루도 사망 집계를 보면 그 답이 보인다. 동양보다는 서양쪽에 그 피해가 많다. 이 글에서 주장하게 될 동서양의 구분에 의하면 서양에 열성체질쿤포가 70%이다. 열성체질은 선천적으로 폐기능이 약하여 결핵이나 감기, 조류독감, 신종플루 등에 약할 수 밖에 없고 그 피해 또한 클 수 밖에 없다. 또한 서양인들이 즐겨먹는 양고기, 소고기, 엘드, 노루, 사슴고기 등은 이를 더욱 부채질하는 양상이다. 이것이 바로 인체메커니즘의 주요골자다. 즉 인체의 재원(財源)을 알아야 하고, 그 재원에 맞는 에너지선택 기준이 있을 때 비로소 의학이라는 학문이 출발할 수 있고, 그 이후라야 제약과 의술이 성립될 수 있다. 고로 의성이라 불리는 히포크라테스는 "음식으로 못 고치는 질병은 의사도 못 고친다.", "환자에게 해로운 짓을 하지 말라."라고 했다. 그러나 문제는 히포크라테스도 어떤 음식이 질병을 만들고, 어떤 음식이 질병을 치료하는지에 대한 내용을 정립시키지 못했다는 점이다. 이로 미루어볼 때 지금까지의 의학의술은 수박겉핥기에 불과했다는 결론에 도달하게 된다. 여기에 대한 실증은 의료인들이 너무나 잘 알고 있는 사실이자 현실이다. 이 세상 어느 나라 어느 의료인을 막론하고 "내가 의사다."라고 세상을 향하여 소리칠 수 있는 의사가 어느 나라 어느 곳에 단 한 사람이라도 있는가? 물론 필자도 예외일 수는 더더욱 없다. 하지만 필자는 동서고금의 의료선인들이 연구한 기록들을 바탕으로 3대 실험을 감행했다. 思考實驗(사고실험)과 觀察實驗(관찰실험)과 臨床實驗(임상실험)이 그것이다. 그럼 지금까지의 의료인들은 이러한 실험들을 하지 않았다는 말인가? 아니다. 절대 그럴 리가 없다. 오히려 이러한 실험실적을 비교한다면 필자는 티끌보다 못하지만 그간의 동서고금 의료인들의 실적은 태산보다 높고, 바다보다 깊고, 우주만큼이나 넓다. 그렇다면 도대체 무엇이 문제란 말인가?

　基準設定(기준설정)이 문제점이다.

　지금까지의 의료인들이 환자를 치료하는 기준을 살펴보면 대략 다음 같은 상황이다.

- 질병기준

감기(면역력) / 전염병(세균분석) / 위장병 / 간염A, B, C, D 등

- 위치기준

위염 / 간염 / 장염 / 뇌염 / 대장염 등

- 환자기준

소아과, 피부과, 안과 / 부인과, 비뇨기과 /
내과, 이비인후과 / 외과(수술 등) / 치과 / 정신신경과 등

- 기능기준

임상학과(혈액, 세균, 조직의 분석 등) / 마취과 / X선과 / 재활의학과 등

　이러한 의료분리기준을 필자는 물리학을 응용한 물리학적 기준이라고 판단한다. 그럼 필자의 기준은 무엇인가?

◎ 몸짓을 읽어라
• 혈액형기준

열성체질(혈액형 O형과 AB형) / 냉성체질(혈액형 A형과 B형) / 맥(질병진행)기준 - 질병의 깊이와 전이상황을 분석

• 음식기준

음극체음식과 먹을거리

양극체음식과 먹을거리 등으로 질병의 발생 원인을 분석하고 재발방지의 프로그램을 제공한다. 이를 생명학이라 한다. 환자의 몸이 말하고자 하는(하소연) 몸짓을 읽어내는 방식이다. 물론 이러한 새로운 인체를 읽는 방법은 기존의 현대의학과 한의학을 주춧돌 삼아서 업그레이드 시킨 W이론이라 말할 수 있을 것이다.

아무쪼록 이 글이 현직 의료인들에게 많이 읽히고 또한 의료인들의 관심이 많았으면 하는 바램이 있다. 그럼으로써 보다 많은 이웃들과 인류의 건강을 보다 더 증진시킬 수 있는 기회로 바로 연결된다면 이보다 더한 영광이 어디 있겠는가!

필자가 처음으로 쓴 책명이 "당신도 의사가 될 수 있다."로 1990년 출판했다. 하지만 혈액형만 정확히 알고 있다면 그 누구라도 필자가 제시한 음식표에 의하여 체질에 맞는 음식만 먹어준다면 면역력이 강화되어 질병치료와 질병예방의 지름길일 수 있다는 내용이었다. 그리고도 여러 권의 책을 쓰면서 개정 보완하여 더욱 정밀해졌다. 또한 이글은 인류가 앓고 있는 37.500여종의 제반 질병들을 치료하고 예방학에 있어서 이정표가 되고 등대가 되었으면 하는 필자의 희망이 깃들어 있다.

2009년 문경에서 共平

Contents

1   29 | 제1장 生命學

30 | • 생명학의 태동
31 | • 生命의 發見에 대한 소고
31 | • 생명과 생명체
32 | • 생리와 물리
33 | • 人體와 人間
34 | • 人間과 自然
36 | • 인체의 생명기전
37 | • 빛과 열
37 | • 공기
38 | • 물
38 | • 기와 혈
39 | • 노동과 운동
40 | • 음식
40 | • 잠과 휴식
41 | • 밤과 낮
42 | • 공부
43 | • 시험
43 | • 꿈 (희망)
44 | • 소질

| 45 | • 적성
| 46 | • 직업
| 46 | • 취미
| 48 | • 기타
| 48 | • 인체의 방어기전
| 50 | • 피부
| 51 | • 손과 발
| 51 | • 통증
| 52 | • 면역력
| 53 | • 지질 (지방, 인지질, 콜레스테롤)
| 54 | • 활성산소
| 56 | • 가래
| 56 | • 기침
| 57 | • 구토
| 58 | • 설사
| 59 | • 변비
| 59 | • 복부가스
| 60 | • 백내장과 가는 귀
| 61 | • 피로
| 62 | • 빈혈
| 62 | • 졸도 (기절)
| 64 | • 宇宙의 作用과 人體
          (물리학적 克은 생명학적 生이다.)
| 67 | • 인체에 나타난 우주의 상징성
| 68 | • 우주의 變化(변화)
| 70 | • 물리와 생리의 생과 극
| 72 | • 適者生存(적자생존)
| 74 | • 우주를 자질하는 기본 척도
          (옛 선인들이 하늘을 읽었던 공식)
| 75 | • 符號解說

77 | • 우주와 그 작용을 읽는 표
79 | • 태양의 전설
　　　　(옛 선인들이 하늘을 읽었던 공식 二)

2　83 |　　　제2장 人體器官機能의 作用
　　　　　　　(몸은 마음의 집이다)

83 | • 天氣器官機能係(천기기관기능계)
89 | • 地氣器官機能係(지기기관기능계)
91 | • 火氣器官機能係(화기기관기능계)
94 | • 水氣器官機能係(수기기관기능계)
98 | • 木氣器官機能係(목기기관기능계)
101 | • 인체의 부분기관과 그 작용

3　115 |　　　제3장 心家之身과 身運之心
　　　　　　　(主身客心)

116 | • 心治(심치)
116 | • 걱정과 근심
117 | • 슬픔
118 | • 고독
118 | • 치욕(恥辱)
119 | • 모욕(侮辱)
120 | • 울화와 스트레스
120 | • 불안, 초조
121 | • 신경쇠약증

122 | • 불행
122 | • 기쁨
123 | • 공포
123 | • 행복
124 | • 희열
124 | • 욕심
125 | • 재앙
125 | • 충격
126 | • 덕(德)

4   127 | 제4장 人命在天(living mechanism)

128 | • 결혼
131 | • Sex
133 | • 임신
133 | • 탄생
134 | • 산모관리
135 | • 성장
136 | • 운명(運命)
136 | • 적성과 소질
137 | • 책임과 의무
138 | • 권리
138 | • 윤리와 도덕
139 | • 환경
139 | • 자유와 속박
140 | • 성공과 실패
141 | • 한 우물을 파라
141 | • 기다림과 인연

| 5 | 143 | 제5장 히포크라테스의 꿈 (에너지의 길잡이) |

144 | • 오곡
145 | • 과일(백과)
145 | • 야채
145 | • 발효식품
146 | • 다류
146 | • 약초
147 | • 쳇증의 유형별 대처법
148 | • 음식물 유형별 식중독
148 | • 민방에서 단방으로 사용하는 약초들
149 | • 일반 질병에 잘 듣는 단방약초

| 6 | 155 | 제6장 질병과 병원 그리고 의사 |

155 | • 질병발생의 요인
156 | • 삼만칠천오백여종의 질병이 있다
157 | • 병원을 찾는 자는 모두 환자다
157 | • 병원은 의술을 파는 마켓이다
158 | • 의사는 누구인가
159 | • 진단
159 | • 약은 무엇인가

| 7 | 161 | 제7장 大自由(몸으로부터 자유를!) |

- 161 | • 몸으로부터의 자유
- 163 | • 食(밥으로부터 자유)
- 165 | • 衣(옷으로부터의 자유)
- 166 | • 住宅(집으로부터의 자유)
- 168 | • 幸福은 어디에 있는가
- 168 | • 마음으로부터의 자유
- 170 | • 질병의 자가진단 비결
   (기본은 알아야 한다)
- 171 | • 서양인과 동양인
- 172 | • 여자와 남자
- 172 | • 운동으로 건강이 좋아지는 경우와
   운동으로 건강이 나빠지는 경우
- 173 | • 질병의 열쇠는 어디에 있는가
- 174 | • 냉성체질과 열성체질의 특징
- 175 | • 질병의 자가 진단비결
- 179 | • 인체의 피로누적을 측정하는 계량기
   (심장)

| 8 | 181 | 제8장 양생의 도(養生의 道) |

- 181 | • 적성을 개발하자
- 182 | • 세상을 보는 눈을 떠라
- 183 | • 꿈을 심어라
- 184 | • 궁합을 맞추어라
- 185 | • 양택(陽宅)을 찾아라
- 186 | • 인생 목표를 최소화하라

| 187 | • 인내하는 자가 성공한다
| 188 | • 세상을 품어라
| 189 | • 人生을 즐겨라
| 190 | • 콩 한쪽도 열 사람이 나눠 먹는다
| 191 | • 나는 위대한 단군의 후예이다
| 192 | • 一占風이 전하는 이웃과 함께하는 삶을 위하여

9 | 197 | 　　　제9장 응급상황발생시 대처법

| 199 | • 체했을 때 처치법
| 199 | • 타박, 골절, 멍든데, 삔데의 처치법
| 200 | • 고혈압환자의 응급처치법
| 201 | • 기침해소시의 비방
| 202 | • 관절염과 신경통의 비방
| 203 | • 피곤할 때의 응급처치법
| 203 | • 눈꺼풀이나 입술주위 떨림에 대한 비방
| 204 | • 딸꾹질, 장마비, 심장마비의 응급처방
| 204 | • 차멀미나 배멀미의 비방
| 205 | • 어린이 급성황달증 비방
| 205 | • 열상, 화상, 탕상, 욕창 비방
| 206 | • 독사에 물렸을 때, 농약을 마셨을 때, 방부제나 기타 독극물에 중독되었을 때, 또는 그 후유장애가 있을 때의 비법
| 207 | • 중금속 중독시의 비방
| 208 | • 장폐색증의 비방
| 208 | • 상처가 덧나지 않고 빨리 아무는 비법
| 209 | • 빈혈이나 현기증 비방

| 211 | • 부록

The Flesh Mechanism
－ 人體機轉 －

제1장 生命學

　生命學이란 무엇인가?
　지구상의 모든 존재 중 생명이 있는 것들에 대한 연구이며, 관찰하고 기록하는 학문이라 할 수 있다.
　여기서는 인체와 인간에 관한 메카니즘을 밝히고자 시작된다. 현재 의학계의 통계에 따르면 지금까지 밝혀진 질병의 숫자는 무려 37,500여종에 이르며, 이 중 기전이 밝혀진 질병은 500여종에 불과하며, 37,000여종(98.66%)은 아직도 미궁에 빠져있다. 그럼 기전이 밝혀진 질병들은 어떠한 것들이 있는가?
　그것은 세균성 질환들이다. 현미경이 발달된 덕분이다. 최근(2003년) 인체게놈 지도가 완성된 후 획기적 의학발전을 기대해 왔으나 유전자 치료부분에서 세포를 배양하고 이식함으로써 다소의 효과는 보고 있지만, 인간의 기대치는 아직도 머나먼 그리고도 험난한 길일 수 밖에 없는 현실이다. 여기에 현대 의학적 난치병 5,000여종(13.5%)은 의학적 접근이 불가능한 것으로 나타나 있다.
　이렇게 된 근본 원인은 서양의학과 동양의학 공히 생명학적 접근이 아니고 물리학적 접근으로 빚어진 결과가 아닌가싶다. 필자는 여기서 생명학적 접근의 필요성을 느끼고, 인간은 어디에서 와 어디로 가는가? 왜 생로병사라는 인간 공식을 벗어날 수 없는가? 등의 수많은 의문들을 품게 된다. 물론 선인들이 외쳐대던 질문들이다. 이러한 해답없는 질문들을 잔뜩 짊어진 채 40여년을 달려왔다. 요행히 지성이면 감천이었든지 작은 실마리를 잡게된다.

 그 첫 단추가 물질과 생명의 메카니즘이 다르다는 것이다. 그 두번째 매듭은 생명체는 환경에 의하여 태어나기도, 죽기도, 변하기도 한다는 점이다. 세번째의 매듭은 생명체의 종에 따라 생김이 다르고 수명이 다르다. 네번째 매듭은 생명체의 종에 따라 생존과 번식 방법이 다르다. 그 다섯번째 매듭은 모든 생명체는 정보유전과 본능에 충실하다. 여섯번째 매듭은 모든 생명체는 인간과 차별된다는 점이다. 여기까지는 생명체 전반에 대한 해답의 대강이다. 이제부터는 철저하게 "인간"에 대한 관찰이며 연구부문이다.

▼ 생명학의 태동

생명학은 무엇인가? 생명학은 생명체의 전반에 대한 접근이다.
생명의 발현에 대한 연구이며
생명이 갖는 특성에 대한 연구이며
생명의 유지에 대한 관찰이며
생명체의 성장과 노화, 번식에 대한 지속적 관찰을 함으로써
생명에 대한 경이로움을 일깨우고
생명에 대한 존귀함과 소중함에 대한 PR을
널리 하므로서 의학에 이바지 하고
생명과 자연이 따로가 아님을 인식시키므로서
(天地人合一, 人乃天, 天人無間) 환경을 보호하고
인간심리에 접근함으로써 인성을 함양시키고
인간관계를 돈독히 할 수 있는 기틀을 마련하여
보다 더 많은 사람들에게
행복지수를 높여 주는 기회를 만들고자 "생명학"을 아우르고자 한다.

▼ 生命의 發見에 대한 소고

우주는 눈에 보이는 세계와 눈에 보이지 않는 세계가 있다. 전(前) 세계는 동서고금을 통하지 않더라도 억측이 난무하다. 후(後)세계는 누구나 보는바와 같다. 하지만 보고도 모르는 현상이 생명세계다. 이를 뉘라서 감히 부인할 수 있으랴!

이에 사람들은 생명세계를 우주의 섭리라 한다. 이 시대의 최고라 하는 학문이 과학이다. 그러나 과학은 물질을 분석하는 행위일 뿐, 생명을 아는 데는 역부족이다. 고(考)로 생명은 분석하는 것이 아니고, 느껴야 하는 것이다. 세상에는 만사가 있되, 천금을 주고도 할 수 없는 일이 있고, 무일푼으로도 할 수 있는 일이 있다. 생명을 아는 일이 바로 그러하다. 따라서 생명을 아는 일이란, 그 시작을 곰팡이로부터 하고, 그 끝은 지금이다. 물질은 분석하면 그 근본이 나타나지만, 생명은 분석하면 보이지 않는 세계로 사라져 버린다. 이것이 알 수 없는 원인이다. 考로 생명은 그 이전을 묻지 말고, 그 이후를 살피는 일이 생명을 위하는 옳은 일일 것이다. 우리 모두의 목적은 우리 자신의 안녕과 행복에 있다. 안녕과 행복의 기초는 건강에 있고, 건강은 참의학이 있어야 하며, 의학이란 그 기초가 온전해야 우리의 미래를 기약할 수 있다.

▼ 생명과 생명체

생명은 살아 있는 모든 것이며, 생명체는 생명의 종을 일컫는다. 여기서 생명학의 중심은 생명체의 종(種)중 인체이다. 인체를 알고나면 인간을 알게 되고, 인간을 알게 되면 의학의 기초가 정립될 것이다. 생명은 우주섭리에 의한 자동시스템을 갖추고 있다. 생명학은 이 시스템을 연구하는 것이다. 과학적으로는 물질의 분석과 이동을 알 뿐, 생명의 정보는 알기 힘들다. 생명의 정보는 해부나 분석이 아니고 관찰을 통한 이치, 그리고 명상을 통하여 얻어질 수 있다.

▼ 생리와 물리

1. 생명생리에서의 물과 불의 작용   2. 물질물리에서의 물과 불의 작용

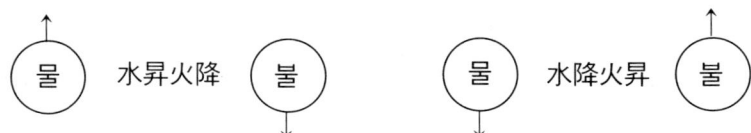

※ 나무의 뿌리는 물을 잎으로 보
  내고 나무의 잎은 불(햇빛, 열)
  을 뿌리로 보낸다.

※ 물은 내리고 불은 오른다.

3. 수승화강(水昇火降)은 생명 생리의 기초 원리이자 생명존재의 개념이다. 만약 생명체의 생리작용이 수강화승(水降火昇)이 된다는 현상은 무슨 의미가 되는가?
 · 인체의 건강에 대한 조화가 무너졌다.
 · 인체의 축인 심장과 신장의 조화가 무너졌다.
 · 인체가 이길 수 없는 질병이 발생했다.
 · 인체 갱년기가 도래했다.
 · 늙었다.
 · 노병사(老病死)의 길목으로 접어들었다.(자연으로 (물질) 회귀하는 과정)

4. 음양(陰陽)

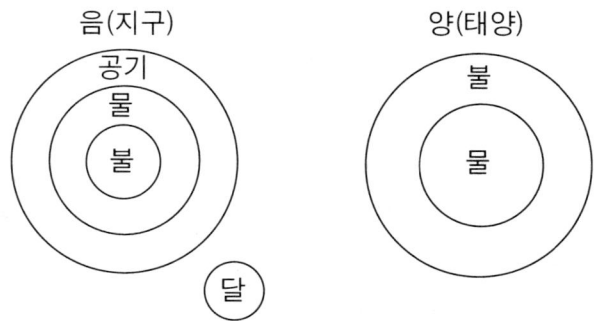

5. 오행(五行)

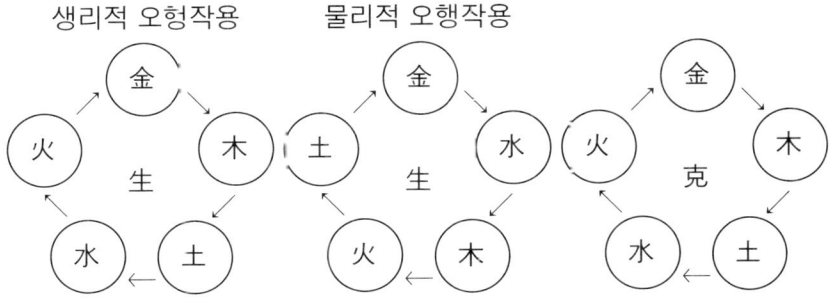

▼ 人體 와 人間

　인간이라 함은 육체와 정신이 하나된 상태를 일컫는다. 따라서 인간으로서 올바름을 유지하기 위해서는 인체관리에 만전을 기해야 한다. 인체는 살아 있는 즉 생명이 있는 몸뚱이를 말한다. 몸뚱이 간수를 잘못하면 정신이 혼란을 겪는다. 옛글에 "건강한 육체에 건전한 정신이 깃든다." 라는 말이 있다. 먼저 몸이 건강하면 정신이 건전한 것은 사실이다. 몸이 건강한 사람은 어떤 일에 있어 생각보다 몸이 먼저 움직인다. 그리고 고지식하고 우직함이 있다. 무슨 일이든 몸으로 행동하기를 좋아한다. 격식보다는 실용적이다. 헌신적이고 봉사적이다. 그렇다면 몸이 불편한 사람은 어떻게 되는가? 몸이 불편하게 되면 몸보다는 생각이 앞장선다. 그리고 최대한 몸을 쓰지 않는 방법을 생각해낸다. 그래서 사람들은 지혜가 많다든가, 영리하다든가, 꾀가 많다는 등의 표현을 한다. 또 몸이 불편하면 화를 잘 내고, 짜증을 잘 내므로 주의사람들 특히 가족들이 불편을 겪게 되고 지속적으로 시달리게 된다. 이 세상에 사람이 태어나면 몸뚱이와 본능작용만 있다. 몸뚱이가 성장하면서 5감(시각, 청각, 후각, 미각, 촉각)이 열리게 된다. 오감이 열리게 되면 마음이 응기(凝氣)되어 자리하게 된다. 마음이 자리하면 오감이 발달하고, 오감이 발달하면 비로소 마음이 생각으로 변환하게 된다. 이때가 바로 인체가 인간이 되는 순간이다. 여기에서 오감의 발달과 더불어 생각이 습(習)을 거듭하게 되면 지혜가 나오게 된다. 여기서 지혜가 나오지 못하면 반푼이나 칠득이가 된다. 지혜가 발달하면 제육감(第六感)이 나오게 되는데, 이 육감이 발달하면 많은 사람들의 리더가 되는 것이다. 또 지혜가 발달하면 정신이 깃들게 된다. 또한 정신이 발달하면 도(道)가 깃들게 되고, 도가 깃들어 습을 거듭하게 되면 덕(德)이 깃들게 된다. 덕이 습을 거듭하여 발달하면 성선선경(聖善仙境)에 들게 된다.

▼ 人間과 自然

인간을 생(生)함은 자연이요, 자연을 생함은 천지(天地)요, 천지를 생함은 우주(宇宙)이니~

하늘과 땅사이 억조창생이 자리하고 있으니, 이는 우주의 기(氣)가 응(凝)하여 이루어진 현존실체다. 여기에 인간이 막내둥이로 태어났으니, 부모형제의 은공을 모르고 날뛰듯, 자연의 소중함을 어찌 알겠는가!

생명이 존재하는 세계는 그 생명이 동물이든, 식물이든, 곰팡이든, 먹을 것이 있어야 살 수 있다.

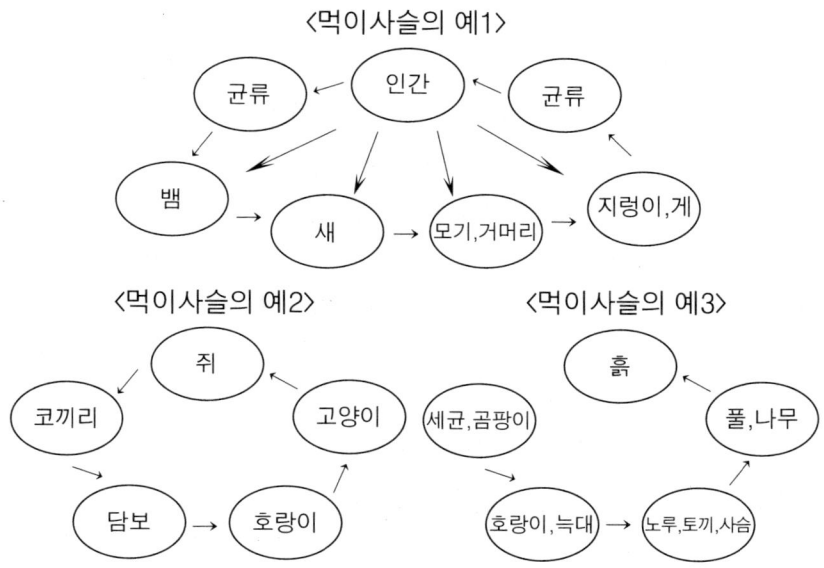

먹이 사슬의 예에서 보듯 생명체는 먹어야 살 수 있고, 먹기 위해서는 필수적으로 먹이 사슬이 존재해야 한다. 인간을 기준했을 때 채소, 과일, 곡식, 짐승이 있으면 먹거리가 된다. 이 먹거리들이 하늘에서 떨어지지도, 땅에서 솟아나지도 않는다. 그 하위(下位)의 존재들이 있었기에 인간의 먹거리들이 있는 것이다. 사람에게 백해무익한 파리나 모기를 예로 들어 보자. 만약 파리나 모기가 없는 세상에서 살았으면 한다고 가정했을 때, 파리나 모기의 상위(上位) 생물이 없어진다. 그럼 뒤따라서 사람의 먹거리가 사라지게 된다. 즉 파리나 모기를 먹거리로 하는 개구리나 두꺼비, 거미류, 액체 섭취동물류(새 등)가 사라지면 또 그 상위 생명체가 먹거리 부족으로 사라지게 된다. 또 한 예로 흙이 없다고 하면 어떻게 될까? 흙 속에 유기물이나 무기물이 없다면 지렁이나 굼벵이나 풀이 살아 있겠는가? 또 지렁이나 굼벵이, 둘이 없다면 상위 동물인 닭이나 오리, 소, 염소, 토끼, 노루, 사슴 등이 존재하겠는가? 이다.

　이처럼 먹이 사슬의 존재는 현존하는 지구상의 모든 생명체의 근간이라 할 수 있을 것이다. 이것이 곧 자연이요, 환경이다. 이러한 자연환경을 누가 파괴하는가?

　자연을 파괴하고, 오염시키고, 생태환경을 교란시키고, 먹이 사슬의 룰을 혼란스럽게 만드는 것은 오직 인간뿐이다. 이처라도 인간이 자숙하지 않으면 그리고 환경이 곧 인간의 생명이라는 사실을 인식하지 못하면 인간과 환경은 공멸할 것이다.

　지금 세상을 보라. 편의 시설을 확보하다 보니 환경이 파괴되고 고기를 원하다 보니 가축을 사육하게 되고 사육업자가 소득을 올리려고 하니 항생제와 성장촉진제를 먹인다. 그 고기를 사람들이 먹고 있으니 세상은 종말을 향하여 질주하고 있음이 보이지 않은가!

　사람은 누구나 맑은 물을 보면 손 씻고 발 담그고 싶은 생각, 꽃피고 새 우는 계곡에 들어서면 쉬고 싶은 생각, 몸속의 탁기와 독기를 뿜어내고 맑은 공기를 가득 마시고 싶은 생각, 여치나 매미, 귀뚜라미가 노래하는 모습을 보면 신기해하는 생각, 맹꽁이나 개구리가 알을 낳아 성장하는 모습을 보고 생명의 경외로움을 느끼지 않는가!

　이것이 세상의 신비다. 이 신비함을 파괴하는 힘도, 보존하는 힘도 인간만이 휘두를 수 있다. 큰 힘에는 큰 책임이 따르고, 큰 권력이 있다 해도 환경을 파괴하며 세상을 괴롭히는 권리는 없다.

▼ 인체의 생명기전

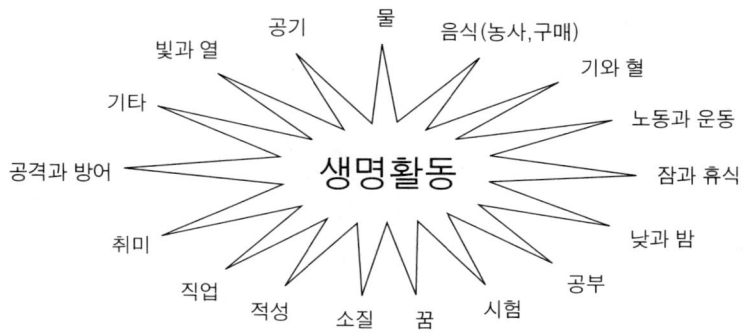

　인체의 생명기전이라 함은 사람이 살아가는 생명활동을 말한다. 사람이 생명활동을 함에 있어서 제일 조건은 자연이다. 자연은 온갖 생명체들이 모여 살면서 양육강식의 진리를 실현하는 마당이다. 혹은 싸우고, 혹은 공생하고, 혹은 도망치고, 혹은 먹고, 혹은 먹히고, 혹은 속이면서, 나름대로의 본능을 충실히 이행하고 있다.

　육지와 바다, 산과 들, 강, 나무와 풀, 빛과 공기, 비, 눈, 바람, 구름, 바위와 돌, 모래, 흙 이 모든 것들을 한데 모아 자연이라고 하고 지구라고도 한다. 사람도 이 자연 속의 생명체 중 하나이다. 문제는 수수만종에 이르는 자연속의 생명체 중 하나인 사람이 온갖 자연을 자기것인양 함부로 다루는데서 출발한다. 늦은 감은 없지 않지만, 사람도 자연의 한 부속품이란 사실을 잊지 않고, 사람이 지구를 구하거나 살려야 한다는 짐도 내려놓고 어렵겠지만 욕심도 좀 줄인다면 우선 인간 자신에게 크게 이롭겠지만, 지구에 있는 온갖 생명처에 평화가 오지 않을까 생각해본다. 이러한 관점에서 인체의 생명기전에 대하여 하나하나 풀어보려 한다.

▼ 빛과 열

빛이라 하면 근본이 햇빛이다. 그 외 달빛, 별빛, 불빛, 화롯불, 모닥불, 산불 등은 모두 빛 가족이다. 빛은 밝음이요, 분별이다. 불은 열이요, 따스함이요, 생명이다. 분열이요, 팽창이요, 폭발이다. 수승화강(水昇火降)과 수강화승(水降火昇)이란 말이 있다. 전자는 생명체의 원리이고, 후자는 물질에서의 원리다. 생명치는 모두가 빛이나 열을 받게 되면 아래로 보내고, 물은 위로 보내는 시스템을 가지고 있다. 하지만 이것이 잘못되면, 빛이나 열은 위로 올라가고 물은 아래로 흐르게 된다. 전자는 건강한 생명체에서의 작용현상이고 후자는 병든 생명체에의 작용현상으로 곧, 물질로 회귀하는 현상으로 볼 수 있다.

지름이 백억 광년이나 되는 넓은 우주에 생명체가 살고 있는 행성은 지구뿐이다. 생명체가 살 수 있는 행성의 조건은 물과 불이 함께 해야 하기 때문이다. 그것도 밖은 굴이고, 속은 불이어야 한다. 태양은 물과 불이 있으나, 밖이 불이고 속이 굴이므로 생명체가 살 수 없어도 태양 그 자체가 생명체다. 지구는 내부가 불이고, 외부가 물이므로 생명체가 살 수 있다. 지구의 육지는 물과 불의 칸막이다. 태양에도 칸막이가 있다. 즉 육지라 할 수 있는데 태양에서는 그것이 흑점이라 불린다.

▼ 공기

공기는 곧 생명과 같다. 공기가 있는 곳에는 생명체가 있고 공기가 없는 곳에는 생명체가 없기 때문이다. 풀도, 꽃도, 나무도, 벌레도, 모기도, 사람도, 한 하늘 아래서 같은 공기로 숨결을 나누고 산다. 공기는 숨만 쉬는 물질이 아니다. 몸속으로 들어가서 영양을 운반하는데 일조를 하고 혈액을 운반하며 인체의 압력을 조절하는데 있어 필수물질이다. 날씨가 화창하면 사람들의 마음이 한층 더 밝고 가벼워지며, 날씨가 구름이 잔뜩끼거나 비가 오는 궂은 날씨에는 사람들의 마음도 무겁고 침울해진다. 그 이유는 무엇일까? 풀과 나무가 날씨가 화창할 때는 산소를 내뱉지만, 날씨가 궂을 때는 산소를 삼켜 버린다. 그러므로 사람과 풀과 나무와 사이에서 산소쟁탈전이 벌어지므로 컨디션 조절이 어려워지기 때문이다. 또 하나는 공기 중의 습도가 높아지면, 습 알갱이들이 인체의 피부 호흡구를 막고 있기 때문에 사람의 몸이 평상시보다 무겁게 느껴진 때문이다.

▼ 물

물은 H^2O의 결합체다. 지구도, 지구의 자식인 인간도 70%가 물이다. 물이 종에 따라서는 90%이상인 생명체도 있다. 그러한 만큼, 생명체 안에서의 물의 역할은 크다. 인체내에서의 모든 정보전달 매체가 물이다. 따라서 인체가 피부의 정보를 수신함에 있어서도 물이 없으면 정보수신이 불가능하다. 우리가 호수에 돌을 던지면 수면에 동그랗게 파문이 번져가듯 어떤 정보가 인체에 접근하게 되면 인체내에서도 파문이 일어난다. 이러한 파문을 육감에 의하여 읽혀지는 것이다. 이러한 정보의 파장이 너무 크면 파문으로 끝나는 것이 아니고 세포를 공격하게 된다. 그래서 사람들은 귀를 막기도 하고, 그 장소를 피하기도 하고, 미처 피하지 못하고 공격을 당하게 되면 "아이고 죽겠네!"하고 비명도 지르게 된다. 우리가 국을 끓이고, 약을 달이고, 차를 끓여서 마시는 행위 등은 사람이 어떤 정보를 물을 이용하여 좀 더 편리하게 얻는 방법이다. 술도 같은 원리이다.

▼ 기와 혈

옛 의서에 이르기를 인체는 기혈(氣血)의 조화로 생명을 유지한다고 했다. 그럼 기혈은 무엇인가? 먼저 기(氣)는 복합체다. 인체에서의 기란 전기와 공기, 열기, 수기, 염기 그리고 음기와 양기다. 이것은 건강한 인체에 순수하게 흐르는 다섯 가지 기운을 말한다. 이 조화가 무너지면 혈에 풍기, 오기, 심기, 병기, 폐기, 살기, 광기, 허기, 노기 등이 있는데 이러한 기운들이 얼굴에 나타나게 된다.

다음은 혈(血)이다. 혈은 무엇인가? 혈액이다. 인체에서의 혈액은 온갖 인체의 정보를 싣고 다닌다. 간단히 말한다면 혈액은 인체의 만물상이다. 따라서 혈액 속에는 인체의 온갖 정보도 들어 있지만 인체가 필요로 하는 온갖 물질도 몽땅 들어 있다. 다시 말하면 혈액은 에너지체계이고 기운은 소통(疏通)의 체계이다. 기가 잘 통하면 몸이 깃털처럼 가볍고, 혈이 충실하면 몸이 실하다. 만약 기가 통하지 않으면 마비요, 혈이 통하지 않으면 괴저(회저)가 일어난다. 즉 살이 썩는다. 순수지기인 오기(五氣: 전기, 증기, 열기, 수기, 염기) 가운데 생명을 유지시키는 절대 기운은 전기다. 전기는 심장에서 발생시킨다. 만약 심장기능이 허약하면 마비(전신마비, 반신불수, 심장마비 등)가 일어나고 폐기능이 제구실을 못하게 되어 숨이 차고, 운신하기가 힘들어진다. 혈액은 신장기능계의 부속인 골수에서 생산한다. 그래서 옛글에 이르기를 "혈액은 신장이 만들고"라고 되어 있다.

▼ 노동과 운동

일반적 개념으로 노동은 직업이고, 운동은 즐기는 것이다. 운동도 직업이라면 노동에 속한다. 노동이나 운동은 다같이 몸을 움직이는 행위다. 몸을 움직이면 에너지 소모가 일어난다. 에너지는 에너지원에서 얻는다. 에너지원은 음식이다. 인체의 건강상태가 최적이라 한다면 에너지 수지가 0이 되어야 한다. 에너지가 체내에 잉여에너지가 쌓이면 비만이 되고 마이너스 에너지면 몸이 야위게 된다. 옛날 농경사회에서는 비만이란 단어 자체가 없었다. 그래서 혹시라도 거리에 살찐 사람만 보면 "사장님, 부잣집 맏며느리감"이라는 단어가 붙었다. 요즘은 어떻게 된 세상인지, 부자는 날씬하고, 가난한 사람들은 비만이라고 한다. 또한 병원에 가면 주처방이 운동처방이라 한다. 하긴 먹고 마시기는 임금님처럼 하고 움직이는 것은 장애인처럼 하니 잉여에너지가 차곡차곡 쌓일 뿐이다. 또 운동하라고 하면 사람들은 프로선수 흉내를 내려고 한다. 운동처방 받았다고 해서 프로 흉내를 내려고 하는 운동은 자살행위다.

▼ 음식

음식은 인체의 에너지원이다. 자동차로 말하면 연료다. 연료 없이 자동차보고 달려라하면 자동차가 달리겠는가? 그렇다. 음식도 주지 않으면서 사람더러 살아가라고 하면 살겠는가? 속담에 "수염이 댓자(다섯 자)라도 먹어야 양반이다"라고 했다. 먹어야 산다. 그러나 적당히 먹고 먹은 만큼 활동함으로써 에너지수지를 제로(0)로 만들어야 한다. 옛날처럼 식사 때를 기다리거나, 지킬 필요가 없다. 배고프면 조금 먹고, 배부르면 때가 되었다해도 먹지 말고, 항상 뱃속을 가볍고 편하게 유지하는 습관이 필요하다.

옛날에는 "떡본 김에 제사 지낸다"라는 속담처럼 언제 밥을 먹을지, 언제 떡을 먹을 수 있을지 모르는 상황이었으므로 먹어두어야 되는 그런 시대가 있었다고 한다. 그러나 지금은 언제 어디서라도 배고프면 배부르게 먹을 수 있는 시대이고 환경이다. 자세히 알지도 못하는 그 옛날의 정보 때문에 지금도 우리들 주위에서는 먹기 위해서 살아가는 모습처럼 비쳐진다. 특히 요즘은 식물인간 사촌들처럼 움직이는 수고를 싫어한다. 땀 흘리고 일하는 건 더욱 싫어한다. 오죽하면 3D업종을 분리했을까? 두뇌노동이나 손가락노동이 아닌 온몸 운동이 필요하다. 그래야 에너지수지 제로에 도달할 수 있다. 그리고 배부르지 않게 기름지지 않게 식사를 하게 되면 오장육부가 활기차게 움직인다. 배터지게 먹고 나면 오장육부가 과부하에 걸려 움직일 생각을 못한다. 그럼 다음코스는 일터가 아닌 병원이란 사실을 잊지 말았으면 하는 바람이다.

▼ 잠과 휴식

세상에는 물질로 만든 기계도 휴식이 필요하다. 몇 달씩 바다를 항해하는 배, 하루 종일 하늘을 나는 비행기, 365일 하루도 쉬어서는 안 되는 발전소, 여기에는 휴식이 있을까? 있다. 대신 엔진을 여러 가 정착시키고 교대를 시킨다.

생명체도 예외는 아니다. 인체에서 볼 때 오장은 휴식이 없고, 육부는 휴식이 있다. 그럼 오장은 어떻게 휴식을 취하는가? 그것이 잠이다. 오장은 사람이 잠을 잘 때, 운동량을 최소화함으로써 휴식을 취한다. 그래서 사람에 따라 차이는 있을지라도 잠을 못 자게 되면 대부분은 큰 병이 발생한다. 인체에 질병이 발생하면 수신정보도 발신정보도 올바르지 않다. 그래서 사람들은 이러한 증상을 정신질환이라 한다. 예로부터 "건강한 육체에 건전한 사고가 깃든다."고 했다. 또 옛글에 이르기를 "심가지신(心家之身)"이라 했다. 즉, 몸은 마음의 집이요, 몸이 건강해야 삶을 올바르게 살아갈 수 있다는 뜻이다. 잠과 휴식은 그만큼 절대 필요한 시간이다. 만약 어떤 사람이 two job이나 three job으로 잠과 휴식시간을 줄였다면 그 만큼 인생도 줄어드는 것이다. 사람들은 그것을 모른다. 혹 짧고 굵게 사는 사람에게는 필요할 지도 모르겠다.

요즘 세상을 보면 아침인간이니, 저녁인간이니들 하는데 그것은 사람에 따라 다르다. 보편적으로 열성체질은 아침인간, 냉성체질은 야행성인데 이것마저 사람들의 생활습관이나 건강상태, 기질, 유전, 정신 상태에 따라서 다르다. 어디까지나 자신의 능력에 맞게 노동, 잠, 휴식을 조절하면서 살아야 한다는 것이 필자가 내릴 수 있는 답이다.

▼ 밤과 낮

밤과 낮은 생명의 조건이다. 즉 밤과 낮이 있는 환경에서 생명체가 태어난 것이다. 따라서 지구상에서 태어난 모든 생명체는 밤과 낮이 있는 조건에서 태어났으므로 태어나기 전부터 이 조건에 익숙해져 있다고 보아야 한다.

밤은 음기의 세계, 낮의 기운은 양기다. 계절에 따라 차이는 있지만 대략 하루를 24시간으로 보면, 양기의 세계가 12시간, 음기의 세계가 12시간이다. 밤이 되면 낮 동안 쌓인 화독을 제거하고(6시간), 더욱 밤이 지속되므로(6시간) 수독이 쌓인다. 낮이 되면 밤 동안 쌓인 수독을 제거하고(6시간), 더욱 낮이 지속되므로(6시간), 다시 화독이 쌓인다. 이러한 반복게임이 시간의 역사다. 밤과 낮은 분명 차이가 있다. 기온의 차이가 있고, 음기와 양기의 차이가 있고, 어둡고 밝은 차이가 있다. 이 차이의 반복 변화로 인하여 모든 생명체는 수축과 팽창을 반복하면서 성장하고, 퇴화한다. 다시 말하면 밤낮의 일교차와 사계절의 변화에 의하여 성장과 노화가 이루어진다는 이야기다. 또 이러한 시간과 공간의 변화 때문에 1분 1초도 쉴 수 없는 생명체의 세포들이 Up과 Down을 함으로써 휴식을 즐기게 된다.

▼ 공부

농경사회에서는 특별히 공부라는 것이 없었다. 보고 배우면 되고, 또 자연스럽게 살아가면서 온 가족이나 이웃들이 살아가는 모습을 보면서, 생활습관에서 익혀진다. 그러나 지금은 농경사회가 아니다. 물론 지금도 농사를 지을 생각이라면 시골에 가서 농사일을 함께 하다보면 자연스럽게 익혀갈 수 있다. 그렇지만 지금은 사람들의 생각이 바뀜으로서 먹고 사는 것으로 만족하지 못함으로서 일확천금은 아니 되더라도 부를 이루고자 함이다. 이 때문에 공부는 필수적이다. 또한 공부를 해야만 더 많은 수확, 더 좋은 품질, 더 많은 판로를 개척할 수 있는 수단으로서의 방법을 찾는 일이므로 더 열심히 할 수 밖에 없다.

공부의 최종 목표는 삶의 기술, 생존의 기술, 여유의 기술, 자유의 기술을 터득하기 위한 훈련이다. 이 훈련을 게을리 한다면 생존자체가 힘들어진다. 공부는 개인으로부터 시작하여 한 가정, 한 사회, 한 국가에 까지 그 영향이 미친다. 한 국가에 인재가 없으면, 그 나라는 굶어 죽어가는 국민들을 안고 살아가야 한다. 이것이 공부다. 공부는 끝없이 훈련해야하며, 끝없이 반복훈련으로 달인이 되어야 한다. 달인을 많이 보유한 국가가 선진국이다. 즉 잘사는 나라다.

▼ 시험

선진국에서는 4만여종이 넘는 직업이 있다고 한다. 사람이 적고, 물자가 풍부하다면, 공부도, 시험도 필요 없는 세상이 될 것이다. 그러나 안타깝게도 사람은 많고 물자는 부족하다. 그러니 부득불 경쟁을 해야만 한다.

"흉년 떡도 많이 나오면 싸진다."는 말처럼 수요는 적은데 공급물량이 많다면, 좀더 좋은 것으로 고르고자 하는 것이 인지상정이다. 그야 말로 생존경쟁의 현장인 것이다. 시험이란, 필요한 인재를 얻고자 하는 방법이기도 하지만 한발 더 나아가 부가가치가 높은 인재를 얻으려는 쪽으로 시험도 변화를 시도하고 있다. 동가홍상이라고나 할까?

옛날에는 벼슬하기 위한 과거시험이 있었고, 지금은 좋은 학교를 가기 위한 입학시험, 좋은 직장을 얻기 위한 취직 시험이 있다. 물론 공무원 시험도 있고, 자격증 시험도 있다. 여기서 가장 치열한 시험은 그래도 취직시험이다. 왜 취직을 해야 하는가? 그것은 결과론적으로 돈이다. 돈이 있어야 생명활동을 할 수 있고, 좀 더 안전한 삶을 살 수가 있기 때문이다.

▼ 꿈 (희망)

사람들은 누구나 꿈이 있어야 한다고 말들을 한다. 그렇다. 사람이라면 반드시 꿈이 있어야 한다. 문제는 가능한 꿈이냐, 불가능한 꿈이냐 하는 것이다. 또 자신에게 맞는 꿈이냐, 맞지 않는 꿈이냐도 문제다. 바꾸어 말한다면 목표다. 인생목표일 수 있다. 목표가 설정되면, 그 목표 달성을 위한 구체적인 계획수립이 필요할 것이다. 계획이 확정되면 목표를 향하여 줄기찬 노력을 해야 하고, 그 노력은 목표가 이루어질 때까지이다.

인생에 있어서 꿈이란, 생명활동을 보다 더 왕성하게 하는 촉진제 역할을 한다. 그러나 꿈이 없다면, 인생에서 의미를 잃어버리게 되고, 의미를 잃은 사람은 생명활동이 급격히 떨어짐으로서 많은 질병에 시달리게 되고, 생존경쟁에서도 낙오자가 될 수 밖에 없다. 경우에 따라서 꿈이란 사느냐 죽느냐 아니면 살아야 되느냐, 죽어야 되느냐 하는 심각한 상황까지 초래할 수 있다. 하지만 꿈을 잃지 않고 늘 꿈을 향하여 느려도 좋다. 한 발짝, 한 발짝 앞으로 나간다면 언젠가는 꿈을 이룰 수도 있겠지만, 설령 꿈을 이루지 못한다 할지라도, 그 사람은 즉 꿈이 있는 사람은 긍정적일 수 있고, 남을 배려할 수 있다. 남을 배려한다고 하는 것은 결국 덕을 쌓는 일이 되어 자신의 생명활동에 커다란 도움이 되는 것이다.

▼ 소질

　소질이란 무엇인가? 타고난 바탕이나 재질이다. 따라서 소질은 적능의 지름길이다. 예를 들면, 어떤 사람이 수년간 노력한 결과보다 어떤 사람이 한 두 번 보고, 앞사람보다 더 좋은 결과를 얻어내는 경우를 보고, 타고난 재능 또는 소질을 타고 났다고 한다. 즉 사람은 자신의 타고난 소질을 개발할 경우 타의 추종을 불허한다. 이를 소질이라 한다. 따라서 경쟁력이란, 타고난 소질을 개발하는 일이다. 타고난 소질을 개발할 경우 최소의 비용으로 최대의 효과를 얻을 수 있다. 다시 말해서 소질을 개발한다고 하는 것은, 생존경쟁에서 우위를 확보하는 일이 된다. 생존경쟁에서 우위를 확보하게 되면, 그 만큼 생명활동을 원활하게 수행할 수 있다.

　그럼 소질은 어디에서 연유하는가? 소질은 조상대대로 전해오는 정보에 의하여 이루어진다. 즉 조상의 정보와 부모님의 정보에 의하여 형성된 재능이 소질인데, 이 소질을 찾기가 쉽지 않다. 이것저것 부딪혀 봐야 어디에 소질이 있는지 알게 된다. 그러나 사람에 따라서는 평생 자신의 소질이 어디에 있는지 조차 모르고 살다가 죽을 수도 있다. 그래서 어떤 사람이 자신의 소질을 찾아 갈고 닦는다면, 그 사람이야 말로 행운아일 것이다. 일찍이 우리 조상님들은 그러한 소질 찾기에도 그 어느 민족보다도 더 지혜로웠던 듯싶다. 사람들이 이런 이야기를 하면, 다들 "웃기는 소리" 쯤으로 취급하곤 하는데 사실은 아니다. 우리 조상들이 찾아낸 우주의 잣대(우주를 측량하는 공식)는 음양오행과 60갑자였다. 필자는 많은 상담고객들에게 이렇게 단언한다. 우리 조상들이 개발한 사주팔자는 어느 날 태양이 서쪽이나 북쪽 또는 남쪽에서 떠오르지 않는 이상, 우주의 이치와 합일하며, 인간이 우주의 자식(피조물, 소우주, 우주환경을 바탕으로 태어난 생명체)인 이상 팔자를 벗어날 수 없다. 그리고 음양오행과 60갑자는 자연과학이므로 추호라도 틀림이 없다. 단 팔자를 읽어주는 사람의 역량에 따라서 다를 수도, 틀릴 수도 있다 라고…

▼ 적성

적성이란 무엇인가? 자신의 성질에 딱 맞는 어떤 것을 적성이라 한다. 소질은 있어도 자기 성질에 맞지 않으면 적성이 아니다. 사람이 적성에 맞는 일을 하게 되면 배고픈 줄도 모르고 힘든 줄도 모르고, 지칠 줄도 모르고, 돈이 적다고 불평도 하지 않는다.

이를 적성이라 한다. 그런데 요즘 우리 사회는 적성검사라는 것을 초등학교 때부터 실시한다. 물론 서구식 적성검사다. 이 적성검사는 점수가 높은 곳에 초점을 맞춘다. 따라서 국어점수나 영어점수가 많이 나오면 언어에 소질이 있다는 등이다. 또 하나는 사회 상황을 반영하여 수익이 많은 쪽으로 인재들이 모인다. 그래서 대학에 들어갈 때 점수가 높으면, 서울대, 연대, 고대 즉 SKY대다. 또는 경찰대. 요즘은 인기 추락이지만 한때는 한의대도 인기가 좋았다. 의대는 여전히 인기가 좋지만 특히 한의대는 인기가 높았다고 한다. 이렇듯 점수로 적성을 만들어 버리는 한심천만한 일이 과거에도, 지금도, 미래도 이어지고 또 이어질 것이다. 이것은 적성이 아니다. TV에도 나왔지만 어떤 치과의사는 스트레스를 견디기 어려워 외도를 하게 되었는데, 지금 자장면집(중화요리)을 운영한다고 한다. 그 분은 인터뷰에서 너무 너무 신나는 일을 하고 있다고 행복하다고 했다. 이것이 적성이다. 너무나 유명한 이야기이지만, 에디슨이나 아인슈타인은 학교에서 적성을 찾아 주지도 못했을 뿐만 아니라 지진아 취급으로 정상적인 학교수업마저 들을 수 없었지만 스스로 적성을 찾아서 개발함으로써 인류의 등불이 된 좋은 예라 할 수 있겠다.

▼ 직업

　사람으로 태어나서 100년을 산다라고 하면 하루 세 끼니를 먹어야 한다. 그럼 36,500일이니 끼니 수로는 108,500번의 식사를 해야 된다. 한 끼니의 식사 값을 1,000원으로 계산하면 1억 850만원이 된다. 기타 간식이나 과일, 음료수 값, 주거 유지비, 전기세, 수도세, 기타 등등 천문학적 거금이 필요하다. 이러한 자금을 조달하는 방법이 직업이다. 먹어야 살고, 굶으면 죽는다는 철칙 아래서 직업을 구하는 일은 말장난이 아닌 현실이다. 그럼에도 불구하고 자신의 적성에 맞지 않으면 직장을 떠난다. 물론 현재는 굶지 않고 산다는 전제조건 아래서다. 그리고 자신의 적성에 맞는 직업을 구하기 위해서 거리를 헤맨다.(경기가 좋을 때)

　이러한 관계로 "돈은 제2의 생명이다."라는 말까지 회자되고 있는 것이다. 그렇다. 특히 요즘시대는 "터널 속의 팔색조" 인간을 양산하는 느낌이다. 게으르고, 자존심 내세우고, 일하기 싫고, 이기적이고, 무책임하고, 변덕이 죽 끊는 듯하고, 추호의 배려도 없고, 남의 것도 자기 것처럼 쓰면서도 큰 소리만 치고 싶은, 상식적으로 상상도 할 수 없는 문제아들로 거리를 메우고 있다.

　내가 잘 살기 위해서는 내 가족이 잘 살아야 하고, 내 가족이 잘 살기 위해서는, 내 이웃이 잘 살아야 하고, 내 이웃이 잘 살기 위해서는 우리 사회가 잘 살아야 한다. 이러한 이치로 우리의 선인들은 이런 속담을 남겼다. "내 딸집 농사 잘 될 것이 아니라 내 딸 사는 고을에 풍년들게 해 주십시오."라고 친정부모가 기도했다는 것이다. 먹고 살기 위한 근원, 먹고 살기 위한 재원의 확보는 사느냐 죽느냐의 갈림길의 선택이다. 하여 직업확보는 생명활동의 절대기전이라 할 수 있을 것이다.

▼ 취미

　지난 4~50년전, 사람들의 배고픔이 사라질 쯤, "밥만 먹고는 못 살아."라는 말이 유행 되었었다. 왜 그랬을까? 그 전 배고플 때는 '밥만 배부르게 먹고 살아도 행복할 것이다.'라는 생각을 했었다. 그러나 정부의 식량증산 정책에 따라서 볍씨를 개량하고 그래서 통일벼라는 벼를 심어 수확량이 2~3배 증가되니 당장 있는 자나 없는 자나 쌀밥을 먹게 되었다. 너도 나도 쌀밥으로 배가 부르고 또 풍년이 연속되니, 배고플 걱정이 사라졌다. 그렇게 되니 인간 심리는 배고픈 환경을 벗어나, 배부른 환경으로 바뀐 상황을 설정하기에 이른다. 이제 인간의 마음속에 배고픈 기억은 사라졌다. 지금 부터는 배부른 환경 아래서 인간 심리가 작용하기 시작한 것이다. "개구리가 올챙이 적 기억을 못하는 것과 같다." 배부른 환경에서의 인간들은 너도 나도 목표를 수정해야 할 상황에 이른 것이다. 그렇지만 갑자기 상황이 바뀌어, 당황하게 된 것이다. 한 번도 생각해 본 일이 없는 세상이 된 것이다. 무엇인가는 새로운 목표를 세워야 하겠는데, 좋은 목표가 떠오르지 않으니, 얼떨결에 나온 말이 "밥만 먹고는 못살아."다. 무언가 있기는 한데 또렷하게 머릿속에 떠오르지 않는 것이다. 이러한 혼돈의 세월이 10년, 20년, 30년 흐르다 보니, 사람들의 마음속에 인생관이 사라지고 세파에 시달리는 부평초 사회가 된 것이다.

취미란 정상적인 사람이 정상적인 삶을 살아가면서, 자신의 직업 외에 하고 싶은 무엇인가를 찾아서 즐기는 일이다. 사람들은 누구나가 다 다양성을 지니고 있다. 즉, 여러 가지 소질들을 가지고 태어났다. 혹은 2가지, 혹은 3가지, 혹은 4가지… 그래서 어떤 사람은 조각을 하고, 어떤 이는 화초를 기르고, 어떤 이는 노래를 부르고, 어떤 이는 산을 오르고, 그러다가 취미가 직업으로 바뀌는 경우도 종종 발생하고 있다. 취미생활은 인생을 좀 더 여유롭고, 풍요하게, 부드럽고, 원만하게, 무엇인가 삶에서의 부족함을 채워주는 역할을 한다. 그러므로 삭막하기만 한 현대인의 삶을 좀 더 행복하도록 도와주고 있다. 하지만 사람들은 사람에 따라서, 경우에 따라서, 악취미를 갖는 경우도 있어서 가끔씩은 사회에 물의를 일으키고, 탈이 나기도 하지만…

어쨌든 취미생활은 현대사회에서의 인간의 내면에 부족함을 조금이나마 채워주는 일조를 하고, 욕구불만을 누그려 트리는 역할임에는 틀림이 없다. 인간의 브레이크 없는 욕심 때문에 많은 사람들이 악의 질곡에서 헤매고 있을 시간에 그래도 취미생활을 하고 있는 사람들은 욕심의 분산으로 그나마 평화를 유지하는 현명하고 지혜로운 자로 보일 것이다.

▼ 기타

만물의 다양성은 존재(먹이사슬)에 의하지만 종의 다양성은 기회의 이기적 활용에서 비롯 되는 것 같다. 인간의 수명은 길어야 백년인데, 천년만년을 걱정하고, 그 살아가는 과정은 만고 풍상을 다 겪어야 하는 듯 싶다. 울다가도 웃는 일이 있는가 하면, 울다가도 웃어야 할 때도 있는 것이 인간의 삶이요, 체면이요, 처세요, 현실이니 말이다. 인간의 생활기전이란 인생의 형상과 형태를 조명해 보는 것이다. 인간은 누구나 본능과 내면과 외면의 각기 다름을 환경과 상황에 따라서 자신의 능력만큼 대처하고, 적응하면서 삶을 유지해 가는 선후천적 기술인이라 말할 수 있을 것 같다. 참으로 황당할 때도, 기상천외하기도, 놀랍기도, 때로는 두렵기조차 한다. 그 만큼 인간사회에 다양성이 존재한다는 의미이기도 하다.

▼ 인체의 방어기전

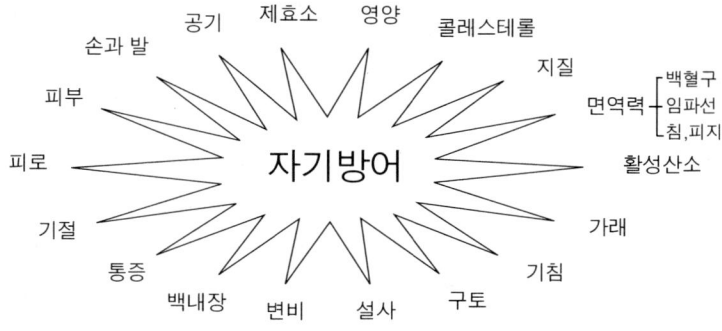

인체는 다른 모든 생명체들과 마찬가지로, 스스로 모든 문제를 해결할 수 있는 능력을 가지고 있다. 그러나 언제부터인가 그 능력이 축소되기

시작했다. 능력이 축소된 원인은 무엇인가? 지배자의 권력과 지식의 집적이었다. 지식의 집적이 쌓일수록 지혜는 사라져가기 시작했다. 그리고 오늘날처럼, 환자가 넘쳐나는 사회로의 변화는 영양학의 출발과 대를 같이 한다. 이 장에서는 인체의 방어에 대한 기전을 살피고자 한다. 사실이지 세상에는 공격이 없다면 방어는 애초 없었다. 그러나 생명체는 생존경쟁이라는 대열을 벗어나 존재할 수가 없다. 공격의 방법이 다양한 만큼 방어의 기술도 다양하게 변한다. 특히 화학약품이 출현하면서 방어기술은 최후의 자폭으로 이어진다. 이렇게 되기까지는 의학계의 책임이 크다. 즉, 인체에 대한 기초지식이 너무 빈약할 뿐만 아니라, 대책 또한 으로지 물리력에만 의존한 때문이다. 사실 요즘은 전문가들도 공격인지, 방어인지조차 잘 모르는 실정에 이른 것이다. 더욱이 기초의학의 부재도 인하여, 인체에 무엇이 좋고, 무엇이 나쁜지를 모르고 있으니, 공격과 방어에 대하여 알고 있다한들 무슨 소용이겠는가!

더군다나 요즘은 핑계거리가 너무도 많다. 이러한 핑계거리들도 깊숙이 들여다보면, 결국 의료인들이 만들어낸 바가지일 뿐이다. 이 바가지의 용도는 환자용이다. 요즘 더 가관인 것은 환자의 "알권리"란 조항이다. 의사도 모르는 사안을 알면 질병이 낫는가? 또 안다한들 의사가 되겠는가? 환자가 알 것 다 알아서 의사가 된다고 하자. 그럼 그 의사는 무엇을 아는가? 이 세상 모든 의사들이 처음 의대에 들어가서 의학 공부를 시작할 때는 모두가 천사였다. 그러나 의학기전이 부족해서 명의 수업을 받고 싶어도 받을 곳이 없는 현실을 어떻게 할 것인가? 결국 환자에게 뒤집어씌우고 오리발 내미는 행위는 양심이 있건 없건 결과는 같다. 양심이 있다고 해서, 환자 대신 죽어줄 수도 없고, 양심이 없다고 해서 환자를 죽이는 의사는 더더욱 없다. 의학계의 현실일 뿐이다.

필자는 이러한 안타까운 현실을 해결해 보고자 30여 년 전부터, 인체에 대하여 매달려 왔다. 그 결과가 혈액형 의학이요, 생명학적 인체기전이요, 인체 생리학적 기초정보 확립이다. 행인지 불행인지 아직 단언하기에는 이른 감이 있지만, 이제야 비로소 질병치료의 지름길을 발견하게 되었으며 예방의학의 실현이 가능하게 되었다. 하지만 이러한 인류 최초의 위대한 발견도 결과는 알 수 없다. 정부나 능력 있는 선구자가 나타난다면 빛을 보겠지만, 그렇지 않는다면 옥에 흙이 묻어, 오는 이 가는 이 흙이라 할 것이기 때문이다.

인체방어기전을 특별히 다루는 이유는 요즘 대체의학이란 바람을 타고 기능성 건강식품 시장이 후끈 달아올랐는데 원인도, 공격도, 방어도 거두절미하고, 만병통치인양 일방적 줄달음만 치고 있는 현실이 너무나 위험하고 안타까워서이다.

요즘 시판되고 있는 건강 기능성 식품들을 살펴보면 화학약품만 빠진 식물성 조합이다. 문제는 각 식물의 성질을 고려하지 않고 있다는 점이다. 즉 비빔밥이다. 예를 들면, 자동차에 연료를 넣는데 휘발유, 등유, 경유 등을 섞어 넣는 경우와 같은 방식이다. 모르면 몰라도 알고 보면 황당 그 자체이다. 사람들은 모두다 건강에 관심이 있다는 사람들은 대부분 몇 가지씩의 건강식품을 복용하고 있었는데 모두가 그런 식이었다. 서양에서 만들어진 건강식품은 대부분 열성체질 위주이고, 동양에서 만들어진 건강식품은 대부분 냉성체질 위주로 되어 있었다. 상당부분은 열성도, 냉성도 먹어서는 안 되도록 구성된 식품도 있었다. 이러한 기능성 식품들을 복용하고, 건강이 향상된다면 지금 이 글을 쓰고 있는 필자는 지구를 떠나야 할 사람이다. 정말이지 너무나 안타깝다. 돈 주고 병을 사는 일이…

▼ 피부

"피부는 내장의 얼굴이다(거울이다)."라는 말이 있다. 피부는 눈에 보이는 외피부와 눈에 보이지 않는 내피부가 있다. 피부는 생명주머니다. 인체를 감싸고 있는 자루나 보자기와 같다. 피부를 확대하면 그 조직이 드러나는데 7Å이라는 그물망으로 되어 있어, 그 어떤 작은 생명체도 함부로 접근할 수가 없다. 심지어 물과 공기도 함부로 접근은 안 된다. 길이 있고 규칙이 있을 뿐이다. 또한 그물망 안쪽에는 파수꾼들이 있으며, 그물망 밖으로는 피지라고 하는 기름 성분이 피부를 감싸고 있다. 이 피지의 살균력은 130°의 끓는 물과 맞먹는다. 그럼에도 불구하고 우리 몸 피부의 1cm² 안에 기생하고 있는 세균 수는 무려 500만 마리가 존재하며, 한 사람의 몸에는 약 2,000억 마리의 세균이 기생하고 있다. 당신이 지금 목욕탕에서 때를 말끔히 벗기고 나왔다고 해도 그 숫자는 줄어들지 않는다.

이처럼 인간의 상상을 초월하는 현장이 바로 생명체 세계라는 사실을 잊어서는 안 될 것이다. 피부를 경계로 하여 인체를 먹고자 하는 세균과 이들을 방어하기 위한 피부의 조직적 대응전략을 상상해 보라. 가히 신기묘산이라 말하지 않을 수 없을 것이다.

▼ 손과 발

인체에서의 손은 만능기구다. 필요한 것은 구하고, 만들며, 공격하고, 방어하는 전천후무기임에 틀림없다. 발은 인체를 여행시키는 자가용이며, 공격과 방어 또한 강력하다. "도둑질도 손발이 맞아야 해먹는다."라는 말이 있다. 손과 발은 뗄래야 뗄 수 없는 유기적 관계를 맺고 있다. 걸을 때, 운동할 때, 달릴 때 등을 유심히 살펴보면 손과 발은 언제나 한 팀을 이룬다. 어떤 사람은 입과 혀도 같은 장단을 맞추는 사람이 있다. 손과 발은 상황여하에 따라서 도구를 사용하기도, 무기를 사용하기도 하는데, 상황이 불리하면 "걸음아 나 살려라."하면서 36계 줄행랑을 치기도 한다. 이때 손이 발과 보조를 맞출 때 속도가 빠르다. 만약 손은 가만히 있고, 발 너만 뛰어라 하면 적에게 잡히기 쉽다. 느리므로…

▼ 통증

만약 사람에게 통증이 없다면 어떻게 될까? 만약 통증이 없다면 먼저 손이나 발이 떨어져 나간다 해도 모를 일이고, 어느 날 어머나! 내 손이 없네! 할 수도 있을 것이다. 그 뿐이 아니다. 언제 죽을지, 왜 죽는지 조차 알 길이 없을 것이다. 그렇다면 통증이란, 인체를 안전하게 보존하는 방어기능임에 틀림이 없지 않은가? 그렇다. 통증이란 인체에서의 옐로카드와 같은 것이다. 경고메세지다. 지금 당장 하던 일을 멈추고 인체를 정비하라 하는 명령이다. 이 명령을 수행하지 않으면, 레드카드가 나올 것이다. 레드카드는 퇴장이다. 즉 삶의 모든 행위를 멈추고 병원에 입원하든가, 아니면 긴 나무 궤짝 속에 들어가 영원히 잠을 청하는 일일 것이다. 이러한 현상으로 보아 통증이란 얼마나 고마운 존재인가! 통감할 것이다. 발이 아프면 더 이상 걷지 말고 쉬라는 뜻이요, 머리가 아프면 누워서 쉬라는 뜻이요, 허리가 아프면 더 이상 허리를 사용하지 말고 쉬라는 뜻이다. 쉬라는 명령을 어기고, 계속 사용하다 보니 수리가 안 되는 지경까지 가게 된다. 병원은 인체를 수리하는 정비소이고, 의사는 인체를 수리하는 정비공, 간호사는 정비공 보조다. 고장 날 때마다 정비를 잘하면 늘 새것 같고 정비를 잘못하면 늘 헌 것 같다.

▼ 면역력

면역력이란 저항력 즉 방어력이다. 인체에서의 방어수단은 참으로 많다. 일반적으로 면역력하면 백혈구나 임파선 또는 면역성의 유무를 말할 것이다. 그러나 여기서는 인체의 방어기전을 논한다. 즉 백혈구는 분명 인체의 면역계다. 따라서 백혈구의 증가나 임파선의 동향을 살피노라면, 인체에서 어떤 문제가 발생하고 있음을 알 수 있다는 것이다. 예를 들면, 어떤 사람에게 백혈구가 증가하고 있다면? 백혈병을 의심할 것이 아니라 세균이 대거 인체를 공격하고 있다는 증거가 된다. 그럼 무엇 때문에 세균이 대거 출몰하게 되었는지를 살펴야 할 것이다. 또 임파선에 문제가 발생했다면? 이는 곧 과로다. 곧 휴식을 취해야 한다. 이를 무시하면 임파선 암이 될 수도 있다. 앞으로 돌아가서 세균의 공격이 강해지면, 인체에서 어떤 일이 벌어지는지에 대하여 살펴보자. 인간의 생각하는 세균이라면 눈에 보이지도 않는 생명체라고도 할 수 없는 무시해도 될 만한 미물

중의 미물이다. 하지만 이러한 미물인 세균도 살 곳과 죽을 곳을 안다. 그러한 세균이 인체를 공격할 때는 이미 그 인체에는 방어력이 없다는 사실을 알고 있다는 뜻이 된다. 방어력이 없어진 이유는 무엇일까? 그것은 과로다. 과로에는 또 수십 가지 이유가 있다. 부적성 음식의 섭생이나 피로 누적, 휴식 없는 노동, 스트레스, 중독(음식, 약물, 공기, 물), 놀램, 배신, 가족의 애경사 등등 헤아릴 수 없이 많은 이유들이 있을 것이다. 이러한 이유로 인한 체력 소모다. 기진맥진한 인체는 호시탐탐 노리고 있는 세균들의 먹잇감에서 벗어나기 힘들다. 이때 백혈구는 대량 생산되는 것이다. 그런데 우연히 이때 혈액검사를 하게 되고, 결과 백혈구 수치가 높아 백혈병을 의심하게 된다는 것이다. 고로 과로는 만병을 부르는 신호가 된다. 과로한 몸은 에너지가 고갈된 상태이며, 에너지가 없는 인체는 방어체계가 작동하지 않는다. 물 없는 독을 깨트리면 물이 쏟아지는가? 발전소가 멈추었는데 전기 줄이 있다고 전기가 흐르겠는가?

▼ 지질 (지방, 인지질, 콜레스테롤)

여기서는 지방과 콜레스테롤의 방어기전에 대하여 논하려 하는데, 지방과 콜레스테롤은 분류상 지질 속에 있다. 따라서 지질에는 지방과 인지질, 콜레스테롤이 있다. 지질에서 주요 성분은 필수지방산과 콜레스테롤이다. 이하 편의상 습관상 지방이라 칭한다. 지방은 성장과 신체발육에 필수요소이며, 콜레스테롤은 담즙의 주원료이며, 많은 종류의 호르몬 주원료이기도 하다. 의학계에서는 이를 안 좋은 면만 강조하고 있다. 살찐다. 동맥경화를 만든다. 심장병을 만든다는 등이다. 요즘은 TV나 메스컴, 지상 등을 통하여 "살과의 전쟁"을 치루면서 지방이 마치 만병의 원인인 것처럼 부각시키면서 강조하고 있는 실정이다. 만약 인체에 지방이 없으면 인간생명은 어디로 가는가? 천국 아니면 지옥일 것이다. 당신은 지금 당장 천국으로 달려 가고 싶은가? 지방은 에너지다. 에너지 없는 인체가 살아 있는 것인가? 죽어 있는 것인가? 또 지방은 성장을 도모하는데 당신은 난쟁이로 살고 싶은가? 또 지방은 각종 호르몬의 주원료로 사용되는데, 당신은 자식도 없고, 식물인간으로 살고 싶은가?

이외에도 지방은 살균하며, 인체를 보호하고, 기관을 보호하는데 최일선에서 작용하고 있다. 인체에 상처가 나면 제일 먼저 달려와 인체 내부로 감염이 되지 않도록 벽을 친다. 그리고 세포의 세력권을 벗어나면 "고름"이 된다.

간에 문제가 발생하면, 간주위에 지방이 모여 간을 보호하고, 심장에 문제가 발생하면, 심장 주위로 모여 심장을 보호한다. 문제는 이러한 인체기전에 대하여 의사가 모르고 있다는 사실이다. 만약 알고 있다면, 간에 지방이 모이거나 신장에 지방이 모일 때, 이를 저지시키는 방법을 실행할 것이다. 즉 지방이 모이는 원인을 제거하면 되는 일이다. 그러나 어찌하랴, 원인도 모르고 방법도 모르니 한다는 소리가 심장에 또는 "간에 지방이 많습니다. 음식을 조심하세요."하고 아는 척을 한다. 그럼 환자는 "예에 알겠습니다."라고 대답한다. 이러한 어처구니없는 연극을 우리는 묵인하고 있다. 의사도 모르는 인체의 기전을 어떻게 환자가 알겠는가?

하나의 예를 든다면, 고기를 일체 먹지 않는 환자에게 지방간이 발견되었다고 치자. 그럼 이 환자를 진단한 의사는 "지방섭취를 줄이세요."라고 하자. 그럼 환자는 "저는 고기라고는 입에 대지도 않는데요."라고 할 것이다. 여기에 대하여 의사는 무슨 말을 할까? 필자의 연구에 따르면, 지방섭취를 일체 하지 않는다 하더라도 지방이 필요하다면 인체 기관에는 언제든지 지방이 쌓인다. 왜냐고요? 인체는 지방이 필요한데 지방섭생을 하지 않으면, 탄수화물을 지방으로 변환시켜 사용한다. 또한 냉성체질이 녹차를 자주 마신다거나, 열성체질이 인삼차를 자주 마신다면 그 사람 몸에는 지방이 넘칠 만큼 여기저기 쌓이게 된다. 이것은 인체의 생명센서가 인체를 보호하고, 어떤 외부의 힘이나 독성을 방어하는 본능적 현상이라는 사실이다.

▼ 활성산소

최근 들어 활성산소에 대한 이야기가 전문가와 비전문가를 막론하고 회자되고 있으며, 특히 건강기능 식품회사나 의료인들 사이에서조차 활성산소는 만병의 원인이라고 단정 지어 버린다. 대략적으로 질병의 역사를 살펴보면 60년대까지는 영양실조와 세균, 70~80년대는 지방, 90년대 이후는 스트레스, 2000년 이후로는 활성산소가 질병의 주범이다. 2010년 이후에는 또 어떤 종류의 주범이 탄생할지 기대가 된다. 활성산소는 잘은 모르겠지만 인체가 흡수한 산소 중 1~2%가 활성산소로 변한다고 한다. 용도는 인체를 보호하고, 외부의 적으로 부터의 공격을 방어하는 기능으로 알고 있다. 또한 활성산소가 발생하는 원인으로는 식품첨가물, 화장품, 농약, 약품 등의 화학물질에 의해서 또는 자외선, 핸드폰, TV, 전기담요 등의 전자기 기에 의해서 또 수돗물, 음주, 염증, 방사선, 스트레스, 쇼크 등으로 인하여 활성산소가 발생한다고 한다. 그럼 활성산소가 발생하는 행위를 중단하거나 피하면 될 것이 아닌가? 하지만 현대인으로서 그럴 수는 없다. 결국 병주고 약주는 격인가!

상식적으로 활성산소라 하면 인체가 필요로 하여 만들어진다. 만약 인체가 필요로 하지 않는다면 활성산소도 만들어지지 않을 것이다. 그러나 안타깝게도 인간은 무지하여 인체의 정보를 읽지 못한다. 그러다 보니 자신의 몸에 활성산소가 쌓이는지, 마는지 전혀 알 길이 없다. 이쯤 되면 인체에서 질병이 발생하기 전에는 자신도, 의사도, 그 누구도 모른다. 다만 의학자들이 결과론적으로 활성산소가 질병발생의 주범이지 않을까? 하는 성향분석일 뿐이다.

이젠 결론을 말하자. 활성산소가 발생하는 원인은 무엇인가로부터 인체를 방어하고 보호하고자 하는 목적이다. 그렇다면 인체를 공격하는 "그 무엇"이라는 환경을 개선할 필요가 있다. 그것이 바로 예방이다. 즉 "인체에 해로운 것"을 멈추는 일이다. 지금 현재는 생명의 에너지인 음식으로부터도 보호를 받지 못하는 현실로 인하여 활성산소는 오늘도 쌓이고 있다. 산소가 사람을 죽이는 총칼이라고 하면 활성산소는 전차나 탱크를 파괴하는 대포다. 활성산소가 몸에 많이 쌓여있다면 그 몸에는 총칼로 제압할 수 없는 강력한 그 무엇이 몸을 공격하고 있다는 증거다. 그 무엇에 대한 대책을 바로 세우지 않으면 활성산소는 계속 쌓일 것이다. 이 현상이 활성산소의 진면목이다.

▼ 가래

침에는 소화제와 살균기능 외에 먼지나 독 기운을 포획하는 기능이 있다. 독이라 해서 반드시 맹독이나 화학성분이 아니라도 좋다. 자신의 몸에 해롭다고 판단되거나, 과잉 섭생된 기운도 함께 포획한다. 침이 독기를 포획하면 끈끈해진다. 이를 가래침이라 한다. 가래는 뱉지 않으면 식도를 통하여 장으로 가서, 대변으로 나오게 되어 있다. 그 과정에서 장이 흡수하지 못하도록 끈끈하게 봉인을 해 두지만 장벽에 붙어 숙변과 함께 장의 대사기능에 장애물이 될 수도 있다. 그래서 숙변제거 약을 복용시키거나, 강염탕 등을 먹이면, 변속에 가래가 많이 섞여 있음을 볼 수 있다. 특히 틱장애나 간질환자의 숙변에는 하얀 가래가 바가지로 나오는 경우가 많다. 이처럼 침은 혀가 운동을 하고, 음식을 삼키고, 몸의 안전을 도모함에 있어 지대한 역할을 한다. 또 사람이 노동이나 운동 등으로 몸이 지극히 힘들 때 침이 끈끈해 지는데 이는 열을 흡수한 결과다. 또한 사람이 병들거나, 쇠약해지면 가래가 많아진다. 힘들 때 생기는 가래는 물을 마시면 해결되는데, 병들어 죽음이 임박해지면 목구멍에서 그르렁 그르렁 하는 가래 끓는 소리가 난다. 이는 가래가 숨구멍을 봉인하고자 하는 과정이다. 이럴 때 병원에서는 suction기를 통하여 가래를 뽑아낸다. 이처럼 침은 몸을 방어하고, 운영하는데 절대적 역할을 하지만 침이 가래로 변하는 것은 생명과 반비례한다. 생명이 약해지면 많아지고 생명이 강해지면 사라진다. 또한 먼지가 많은 곳이나 공해가 많은 곳에 가면 가래가 많아진다.

▼ 기침

기침은 일반적으로 감기기침이 제일 많고 노인들의 해소기침, 천식 기운이 발동할 때, 사래가 들렸을 때 등 목구멍이나 기관지의 이물질, 또는 세균이나 바이러스 등을 쫓아낼 때 등 몸을 방어하는 수단의 하나이다. 목으로 열이 올라와 목구멍이 건조해져도 기침이 나온다. 또 몸이 허약해지면 잔기침이 자꾸 나온다. 따라서 "기침"이란 목구멍(기관지와 식도의 갈림길)이 무엇인가에 의한 부자연스러움을 해결하고자 하는 인체의 자위수단이다. 따라서 기침의 정도에 따라 휴식을 할 것인지, 몸을 보호해야 할 것인지 또는 약을 먹어야 될 것인지를 선택해야 한다. 또 기침에는 가래를 뱉기 위한 기침도 있고, 헛기침이라 하여 목소리를 가다듬으려할 때, 또는 분위기를 바꾸기 위하여 하는 기침이 있다.

▼ 구토

인체는 살아 숨쉬는 생명체다. 그러므로 외부의 정보는 내부로, 내부의 정보는 외부로 전달 되게 되어 있다. 그럼 구토의 메시지는 무엇일까? 사람이 토한다고 하는 것은 체내에 무엇인가 가득차고 넘친다는 뜻이 있다. 체내의 압력이 높아도 음식 들어갈 공간이 없으므로 토할 수 있다. 가래가 많아도 토할 수 있다. 옛날에는 뱃속에 회충이 많아도 토했다. 많이 먹은게 없는데 토한다는 것은 간기능이 약하여 시달리다가 간을 보호하려는 목적으로 체압을 높여서 구토를 유발시킬 수 있다. 여자가 임신을 하고 "입덧"을 할 때 구토증이 난다. 이를 "헛구역질"이라 한다. 그런데 암 말기 환자도 구토를 한다. 그래서 태아가 자궁에서 착상을 하는 것은 인체의 이질적 종양이 발생하는 것과 유사점이 있고, 구토하는 증상이 같은 것은 결국 인체의 메시지가 동일성을 갖는다는 점을 발견하게 되었다. 물론 그 중에는 임신부가 전혀 입덧을 하지 않는 경우도 말기 암환자가 구토증을 일으키지 않을 수도 있다. 이러한 여러 가지 구토에 대한 인체의 메시지는 "먹지 말라"이다. 물론 음식을 먹지 말라 이다. 내부의 어떤 사정으로 인하여 "출입금지" 또는 "외부인 출입금지" 또는 "관계자외 출입금지"라는 푯말과 같은 의미다. 또 하나 차멀미와 배멀미가 있다. 이 또한 구토증이다. 차멀미와 배멀미는 왜 나는가? 일반적으로 장이 약한 사람이 많고, 비위가 약한 사람이 많다. 장이 약한 사람이나 비위가 약한 사람은 장이 출렁거리고 그로 인하여 체액균형이 쉽게 무너지며 체액이 어떤 정보에 의하여 쉽게 요동하고, 쉽게 평정되지 않는 경우다. "귀미테"라는 멀미 방지 스티커가 있다. 이것은 귀 뒤편 7시나 8시 방향에 부착하는데 귀의 평형관에 영향을 주는 것 같다. 필자가 그 동안 많은 임상결과로는 청각, 후각, 시각에 의한 인체내부의 파장이었다. 즉 외부정보에 의한 내부의 파장으로 안정을 유지하면 상관이 없으나 안정을 잃으면 멀미를 하게 된다. 또 사람에 따라서는 미각에 의하여 구토하는 경우도 있다.

▼ 설사

사람들은 설사를 하면, 큰 병으로 알고 있다. 또는 큰 질병의 전조쯤으로 생각한다. 하지만 설사는 극소수를 제외하고는 나쁜 증상이 아니다. 즉 설사는 인체의 정보 분석에 의하여, "독"이라고 판단되었을 때 장을 세척하는 현상이다. 인체의 방어기능이 얼마나 뛰어난지 놀랄 뿐이다. 장염에 걸려도 설사를 한다. 그것은 음식물이 염증부위에 닿으면 치료가 되지 않고 통증을 유발하므로 인체가 치료하는 동안 음식을 먹지 말아 달라는 신호다. 이 신호를 파악하지 못하고 음식을 먹게 되니 고통이 지속될 따름이다. 언젠가 식중독 환자가 밤새 설사를 20여 차례나 했다고 하면서 기진맥진한 상태에 있었다. 그래서 그의 부인에게 맑은 물을 한 주전자와 컵1개를 가져오라 했다. 그리고 앉아서 물 한 컵을 따라 주면서, 천천히 마시라고 했다. 그리고 시계를 보면서 1분에 한 컵씩 계속 마시라고 했다. 그랬더니 채 10분도 안되어 설사가 멎었다고 하면서 신기해하였다. 이것이 인체의 정보를 읽을 줄 아는 사람과 모르는 사람의 차이점이다. 의사는 의학적 지식이랍시고 보리차를 마시게 한다. 그럼 설사를 더 부추기는 결과를 낳는다. 옛날 사람들의 음식이 부실하고, 일은 고되고, 환경은 위생적이지 않음으로써 이질이라는 질병이 많았다. 그 옛날의 기억 때문인지는 모르겠지만, 환자나 의사나 설사라고 하면 모두들 겁을 먹는다. 반복하지만 설사는 인체를 보다 더 안전하게 방어하는 수단의 하나임을 알면 앞으로 겁내는 일은 없을 것이다. 부적성음식, 해로운 음식이 설사를 유발시킨다.

▼ 변비

"변비"하면 의사나 환자나 대장의 이상으로 알고 있다. 그렇지단 절대 아니다. 신장의 기능 저하에서 변비증이 유발된다. 웬 생뚱맞은 소리! 할지도 모른다. 그러나 변비는 신장의 문제다. 참고로 신장의 기능은 체온조절, 정혈, 체압조절, 심장박동, 생식, 배뇨, 배변, 혈압, 장압 등의 작용을 관장한다.

이런 정보가 있다. 사람이 추운 곳에 가면 오줌 마렵고, 더운 곳에 가면 똥 마렵다고… 이것은 신장이 체온과 체압을 조절하는데 추운 곳에 가면 체온이 떨어지므로, 수분을 줄여서 체온을 유지하려는 방어의 작용이다. 또 더운 곳에 가면 체온이 올라가므로 자연스레 체압이 올라간다. 물론 장에 들어 있는 공기도 팽창하여 장압을 높인다. 여기에 대한 방어 용의 하나로 배변을 보게 하는 것이다. 이러한 정보를 응용해 사람을 관찰해 보면, 보편적으로 열이 많은 열성체질은 대변을 자주 보고, 추위에 약한 냉성체질은 소변을 자주 보는 것이 보편적이다. 물론 사람의 건강상태에 따라서, 예외일 경우도 있지만 그것은 어디까지나 건강상태에 따른 현상일 뿐이다.

▼ 복부가스

복부에 가스가 발생하는 이유는 무엇일까? 일반적으로는 간기능에 문제가 발생하면 가스가 발생하는 것으로 알고 있다. 복부에 가스가 차게 되면 밥맛이 떨어지고, 조금만 먹어도 과식한 것처럼 느껴진다. 그리고 힘이 들고, 무기력해지며, 늘 피로를 느끼게 된다. 간기능이 떨어지거나, 간에 이상이 발생하게 되면 분해효소(발효제)의 분비량이 줄어진다. 분해효소의 양이 적어지면 십이지장(발효실)에 음식물이 머무는 시간(보편적으로 2시간)이 길어지면서 가스가 발생한다. 이는 간을 빨리 수리해 달라는 몸의 메시지다. 또한 몸이 간을 수리할 때까지 음식을 먹지 말라는 의미도 포함된다. 이 외에 복부에 가스가 발생하는 이유가 또 있다. 냉성체질이 추위에 노출되면 복부에 가스가 발생한다. 이 메시지는 빨리 몸을 따뜻하게 해줄 것을 요구하는 뜻이다. 또 하나는 변비에 의해서다. 즉 체압이 올라가는 것이다. 빨리 대장을 비워달라는 메시지인데 조치가 늦으면 정신이 혼란해지고, 몸을 쓰러뜨려 치료를 재촉하게 된다. 복부에 가스가 몸으로 스며들게 되면 모든 인체의 기능이 떨어지고, 몸은 물 먹은 솜이나 천근처럼 느껴진다. 전자의 간문제로 복부에 가스가 발생했는데, 이를 소홀이 경우, 그 빈도와 정도가 심해질 경우 몸은 가스대신 물로 대체하는 상황을 만들 수도 있다. 이것이 복수라는 것이다. 이는 몸이 마음에게 전하는 최후의 레드카드일 수도 있다. 몸의 기능이 저하되면 인체의 내외에서 호시탐탐 기다리고 있는 인체의 적들로부터 무방비 상태로 노출될 수 있다. 말 그대로 바람 앞의 촛불이 되는 것이다.

▼ 백내장과 가는 귀

옛말에 나이 40은 불혹이요, 50은 지천명이요, 60은 이순(耳順)이라 했다. 이순이란 귀가 순해진다는 뜻이다. 귀가 순해진다는 것은 무엇을 말하는가? 귀가 부드러워지거나, 귀가 순해지거나, 귀가 말랑말랑 해지는 것이 아니다. 세상소리를 부드럽게 듣는다는 뜻이다. 즉 나이 60이 넘으면, 누가 욕을 해도 칭찬하는 소리나 노래 소리쯤으로 들어야 한다는 뜻이다. 이는 곧 늙은 몸을 안전하게 방어하는 즉 시비를 떠나서 살아가야 한다는 지혜의 가르침이다. 그럼 백내장은 무엇인가? 하얀 콩꺼플이 눈을 가리고 있다는 질병이다. 곧 시비하지 말고 대충 짐작(어림)만 하고 살아달라는 주문이다. 누가 누구에게 하는 주문인가? 몸이 마음에게 주문하는 것이다. 그래야만 몸도 마음도 안전하다는 뜻이다. 인체는 몸이 주인이지만 운전수는 마음이기 때문이다. 다시 말하면 주인인 몸이 먼저 말한다.

기사에게 안전운행하라고…

　그렇다 혈기가 왕성할 때는 자세히 듣고, 자세히 보고, 시비를 가리지만, 나이가 들고, 몸이 늙으면 시비를 떠나 원만한 삶을 살라는 자연의 가르침을 잊지 말라 한다. 하지만 인간이란 몸이 늙을수록 마음을 젊어지는 반비례 현상을 낳는다. 그래서 서양에서는 사람이 늙으면 "제2의 어린이가 된다."는 속담이 있다고 한다. 사탕 좋아하고, 울기 좋아하고, 삐지기 좋아하고, 고집부리고, 배려를 잊어버리고, 안하무인하는…

　이 또한 자신의 몸을 안전하게 하면서 삶을 도모하고, 외인으로부터 자신을 방어하는 빼어난 기술이라 말할 수 있을 것이다.

▼ 피로

　서양의학에서는 "감기"를 만병의 근원이라 하고, 동양의학에서는 "변비"를 만병의 근원이라고 한다. 이는 무엇이 옳고 무엇이 그르다가 아니고 서양인 체질과 동양인 체질상의 문제이다. 즉 열성체질이 많은 서양인의 첫 피로감지 장부가 폐기능이고, 냉성체질이 많은 동양인의 첫 피로감지 장부가 신장기능이란 점에서 볼 때, 동서양 공히 옳은 표현이다. 하지만 감기나 변비는 피로의 누적이 몸으로써 표현된 질병의 시작인 셈이고, 피로는 그 전단계이다. 피로가 누적되면 과로가 된다. 과로는 곧 질병으로 연결될 수 있다. 필자는 처음 의학공부를 시작할 때부터 기초의학의 부재를 알고 기초의학의 기탄을 확보하려 노력해왔다. 이글이 바로 "기초의학의 벌거벗은 모습"으로 그 자체이다.

　피로는 몸이 느끼는 평상시와 다른 어딘가 기대고 싶고, 어딘가 앉고 싶고, 어디선가 한숨 붙이고 싶고, 왠지 노곤하고, 졸리고, 짜증이 조금 날 것도 같고, 표현하기는 좀 그렇고, 무엇인가 좀 개운치 않는 느낌, 그것이 곧 피로의 시작이다. 이러한 피로의 시작을 읽을 수 있다면 풀 수도 있게 된다. 물론 알고도 해결 못하는 경우도 있지만, 그러나 알고 있는 문제는 모르고 있는 문제보다 풀기가 쉽고, 또 잘 풀릴 수 있다. 따라서 피로는 쌓아두는 것이 아니고, 그때그때 풀어서 버려야 한다. 가능하다면…
　그리고 피로는 노동에서만 오는 것이 아니고 먹거리에서 올 수 있는 조건이 훨씬 더 많다. 먹거리의 선택에 따라서 피로가 쌓일 수도, 쌓인 피로가 사라질 수도 있다.

▼ 빈혈

　빈혈은 원인도 많고, 환자도 많다. 빈혈과 관계되는 비타민을 찾아보면 비타민 B2, B6, 엽산, B7, B9, B10, B11, B12, B17, 비타민C, E, F, K, M 등이 빈혈과 관계가 있다. 비타민 B12, B17 은 악성빈혈과 관계가 깊고, 특히 비타민K와 비타민 F는 꿀류, 인삼류, 녹용, 사슴류와 함께 빈혈의 직접 원인이 될 수 있고, 선인장과 알로에, 녹차도 직접 관계가 있다. 이는 먹거리중 부적성과 직관된다. 다음 빈혈이 일어날 수 있는 조건에는 임산부, 성장 중인 어린이와 청소년, 그리고 노인들이다. 임산부와 성장 중인 어린이 청소년들은 에너지 과다소모로, 영양부족에 의한 빈혈이라 할 수 있으며, 노인들은 흡수기능의 노화에 의한 영양부족중 빈혈이라 할 수 있을 것이다. 이로 미루어 볼 때 임산부와 어린이, 청소년들은 간식이 필요하고, 노인들은 소화기관의 기능을 향상되도록 도와줄 필요가 있다. 이외에도 빈혈환자는 너무도 많다. 그러나 대부분은 부적성 식품과 식용보약의 오남용에 의한 결과로 분석되었다. 빈혈에 대한 조치가 늦어지면, 악성빈혈로 발전하며, 악성빈혈을 방치하면 재생불량성 빈혈로 골수이식을 하지 않으면, 생명의 위협을 느낄 만큼 위험해진다.

▼ 졸도 (기절)

　인체가 생명을 방어하는 기술 중 단연 최고라 할 수 있는 기술이 졸도다. 남녀노소를 불문하고 언제 어디서라도 졸도하는 사람을 버리고, '나 몰라' 라 하고 가는 사람 없고, 또한 왕의 몸처럼 받들어 모신다. 그래서 속담에 '이웃사촌'이란 말이 있다. 즉 옆에 있는 사람이 도와주고 살려준다는 의미다. 만약 평상시 이웃에게 못되게 굴었다면, 이러한 위기를 맞았을 때 도와주는 손길이 없을 것이다.

졸도는 평상시 졸도에 이를 만큼 몸 관리를 하지 않았다는 증거다. 사람들은 세상에서 하나님이나 절대자를 찾아 헤매는데, '내 몸이 절대자 하나님'이라는 사실을 잊어서는 안된다. 내 몸이 없으면 이 세상 또한 없는 것이다. 세상 사람들은 이러한 간단한 진리를 알지 못하고, 자신의 몸을 소홀히 하는 행위는 개가 고기를 물고 내를 건너다가 물속의 개가 고기를 물고 있는 것을 발견하고 짓는 것이나 같은 이치다. 사람이 갑자기 졸도할 수 있는 가능성은 간질환자, 고혈압환자, 당뇨환자, 심장병환자 등이다. 여기서 간질환자는 생명의 위험이 가장 적고, 다음은 당뇨환자로 갑자기 저혈당이 될 때 졸도할 수 있으나 생명을 건질 확률은 높다. 그리고 고혈압환자는 생명을 건질 확률은 높지만 반신불수를 면하기가 어렵다. 마지막으로 심장병환자는 생명 그 자체를 잃을 확률이 매우 높다. 하지만 공히 주위에 있는 사람들 중에 지혜로운 자가 있어서 손가락 사혈을 해준다면 고혈압환자는 반신불수를 면할 수 있고, 심장병 환자는 생명을 건질 확률이 높아진다. 이러한 상황을 흔히들 복불복(福不福)이라 한다. 이야기 끝에 한 마디 더하자. 사주팔자에 왕운이 오면 대개 사람이 죽는다. 졸도 또한 왕운을 가지고 다니는 사람에게 일어날 확률이 매우 높다. 일반 사람에게 왕운이 온다는 것은 얼핏 생각하면 지극히 좋은 운명 같은데, 실은 죽음을 의미한다. 왜냐하면 일반 사람에게 왕운이 온다하여 왕이 될 일은 없다. 하지만 운 땜을 하기 위해서는 죽음 밖에는 없기 때문이다. 그럼 왜 죽어야 왕운 땜이 되는가? 옛날 왕들은 연을 타고 다녔다. 즉 왕의 일상생활이다. 그러나 일반인은 연을 탈 일이 없다. 하지만 일반인도 죽으면 연을 탄다. 곧 상여가 연이다.

▼ 宇宙의 作用과 人體 (물리학적 克은 생명학적 生이다)

인체는 소우주(micro cosmos)다.

인체가 우주의 축소판이라고 하는데 당신은 이 말을 이해하고 믿을 수 있는가? 믿으면 어떤 계기가 있어서 믿게 되었는가? 그저 남이 그렇다고 하니까 믿지도 않으면서 믿는 척 하는 것인가? 아니면 남들은 다 믿는데 당신만 믿지 않는다고 하면 무식하게 보일까봐 믿는다고 하는 것인가? 그렇다. 어떻게 하다 보니 습관적으로 동의를 할 뿐이다. 동서고금을 통 털어서 철학자라고 하면, 아니 일반인이라도 상식이 통하는 사람들은 누구나 "인체는 소우주다."라고 말한다. 언제부터 그렇게 되었는지는 필자도, 당신도 모르는 일이다. 그럼 이제부터 왜 인체가 우주의 축소판이라고 하는지에 대하여 알아볼 필요가 있다. 먼저 지구를 인체라고 생각해 보자. 지구는 어떻게 구성되어 있는가? 지구 속에는 마그마가 끓고 있고, 지구 피부에는 바다와 육지가 있다. 그 바다와 육지에는 무한대의 물질들이 널려 있고 무한대의 생명체들이 꿈틀거리고 있다. 인간도 그 꿈틀거리는 생명체 중의 일부일 뿐이다. 또한 지금까지 과학자들이 밝힌 우주 가운데 생명체가 존재하는 별은 지구뿐이다. 그럼 왜 금성이나 화성에는 생명체가 존재하지 않는 것인가? 그것은 분명히 지구와 다른 별이고 다른 점, 즉 생명체가 존재할 수 있는 조건의 유무다.

여기에서 하나의 예를 들어보자. 여기 두 개의 소라나 전복이 있다고 가정하자. 하나는 살아 있는 소라이고, 하나는 죽은 소라다. 이 두 개의 소라는 파도에 쓸려 다닌다. 그 중에는 살아 있는 소라는 틈틈이 먹을 것을 찾고 이동을 한다. 그러나 죽은 껍데기뿐인 소라는 파도에 쓸려 다닐 뿐 다른 활동은 하지 않는다. 지구와 금성이나 화성도 같은 이치다. 지구도 금성도 화성도 태양계의 행성으로 천체를 즉 우주공간을 맴도는 양태는 같다. 그러나 지구는 생명체이고 금성이나 화성은 죽은 소라껍데기와 같이 생명체가 아닌 물질일 뿐이다. 그렇다면 지구와 금성이나 화성과는 어떻게 다른가? 지구는 생명이 존재할 수 있는 조건을 갖추었고, 금성과 화성은 그 조건이 없다. 그 조건이라는 것은 무엇인가? 물과 불이다. 물과 불의 공존체가 바로 생명체이기 때문이다. 그럼 물과 불이 어떻게 공존할 수 있는가? 여기서 해답은 뚜렷해진다. 물과 불이 공존하지 않는 세계는 그 자체가 생명을 기를 수 없는 물질, 즉 돌멩이일 뿐이다. 그러나 물과 불이 공존하는 세계는 그 자체가 생명체이다. 예를 들면 태양은 물과 불의 공존체이다(필자주: 1985년 밝힘). 태양의 내부는 물이고 외부는 불이다. 그리고 태양의 흑점이라고 하는 부위는 지구의 육지와 같은 것이다. 즉 물과 불의 공존을 위한 벽이요, 연결고리인 셈이다. 지구를 보자. 지구도 물과 불의 공존체이다. 지구는 태양과 반대로 내부는 불이요, 외부는 물이다. 지구의 육지는 물과 불의 공존을 위한 벽이다. 그럼 금성이나 화성, 목성과 같은 다른 행성들은 어떠한가? 지구를 제외한 모든 행성들은 그냥 돌멩이에 불과할 뿐이다. 그래서 태양빛이 비추는 곳은 뜨겁고 안 비추는 곳은 차가울 뿐이다. 자 이제는 소우주인 인체(Microcosm)에 대하여 왜 우주의 축소판인지를 찾아보자. 과학자들의 측정 값에 따라 우주의 지름은 300억 광년이라고 한다. 지구와 달 사이의 거리는 얼마나 되는가? 근일점과 원일점의 차이가 있지만, 약 389,114.4Km이다. 지구의 둘레는 동서로 약 40,000Km이다. 빛의 속도는 1초에 300,000Km를 간다. 그래서 빛은 1초에 지구를 7바퀴 반을 돈다고 하는 것이다. 만약 사람이 태어난 날로부터 매일 40Km씩 걸어서 백년을 걷는다면 얼마나 갈 수 있을까? 공식을 만들어 보면 "40Km X 365일 X 100년 = 1,460,000Km"를 갈 수 있다. 이 거리를 빛이 간다면 5초가 채 안 되는 시간이다. 이러한 빛의 속도로 300억년도 아니고 300억 광년이니 우주의 넓이가 얼마나 넓은지 상상하기 조차 어렵다. 이처럼 넓은 우주에 무엇인들 없겠는가? 이러함에도 불구하고 인체를 우주의 축소판이라고 한다면, 이 말의 근원에는 무엇인가? 또는 무슨 이유가 있을 것이다. 인체를 연구한 과학자들의 설에 따르면, 인체 피부는 7옹스트롬의 그물망으로 조성되였다고 한다. 1옹스트롬은 1/1억cm이고 1나노미터는 1/1000만cm이며, 1미크론은 1/100만cm이다. 여기서 인체 피부를 만(10,000)배로 확대해 본다면 어떤 현상이 나타날까? 또 백 만 배로 확대해 본다면 어떤 현상이 나타날까? 먼저 만 배로 확대 한다면 인체 피부의 전경은 산과 계곡이 있으며 물이 흐르고 폭포가 있고 여기저기 물이 솟아나는 샘이 있고, 기름이 흘러나오는 유전도 있고 그 사이사이에는 무수히 많은 생명체들이 생명활동을 하고 있다. 남자의 정자 길이는 50~60μ(미크론)이고, 여자의 난자 지름은 약 150μ인데, 만 배로 확대하면, 남자의 정자는 물속에서 꿈틀거리는 모기의 유충(약5mm)과 같다. 이러한 환경에서 한 남자가 한번 사정한 정액을 놓고 보자. 5mm크기의 정자가 2~3억 마리가 꿈틀거린다고 생각해 보라. 난자 하나는 이보다 몇 배나 큰 지름 1.5cm에 둘레 4.7cm정도의 큰 공이 있다. 이제 수정과정이 진행되고 있는 장면이라고 생각해보자. 수 억 마리의 정자들이 난자인 큰 공을 굴리는지, 굴을 파는지, 먹이를 먹는 건지, 알기 어려운 전쟁을 벌일 것이다. 여기에 한 사람을 똑같이 만 배로 확대해보자. 키 1.7m(170cm)인 사람을 만 배로 확대하면 어떻게 될까? 지상에서 가장 높다는 히말라야 산 두 배 높이의 거인이 나타날 것이다. 그 거인이 번식을 위해서 사정을 하면 그 정자의 크기는 5mm밖에 안 된다.

七常: 五行十日月 → 五行(오행)＋日月(일월)
七情: 희노애락애오욕
六神: 耳, 目, 口, 鼻, 舌, 皮(六感)
四端: 仁義禮智(측은, 수오, 사양, 시비)
八節: 다리, 팔, 목, 허리, 다리(3), 팔(3)
七瀉 : 耳, 涕, 泗, 汗, 糞, 尿, 唾
八風: 東西南北, 間方風

▼ 인체에 나타난 우주의 상징성

인체는 우주의 축소판이니 닮은꼴이 있어야 한다.
사람이 자식을 낳으면 자식이 그 부모를 닮는 것과 같은 이치다.
宇宙(우주)에는 天地(천지)가 있으니 인간에겐 男女(남여)가 있고
우주에는 陰陽(음양)이 있으니 생명에는 雌雄(자웅)이 있고
우주에는 五行(오행)이 있으니 인체수족에는 五指(오지)가 있고
우주에는 四時(사시)가 있듯 인간에게는 四端(사단)이 있고
우주에는 七常(칠상)이 있듯 인간에게는 七情(칠정)이 있고
하늘에 雷電(뇌전)이 있듯 인간에게는 喜怒(희노)가 있고
하늘에 雨露(우로)가 있듯 인간에게는 涕泗(체사)가 있고
하늘에 晝夜(주야)가 있듯 인간에게는 悟昧(오매)가 있고
하늘에 日月(일월)이 있듯 인간에게는 두 눈이 있고
하늘에 瑞光(서광)이 있듯 인체에는 生命(생명)이 있고
하늘에 彩虹(채홍~무지개)이 있듯 인체에는 七瀉(칠사)가 있고
하늘에 일월의 出沒(출몰)이 있듯 인체에는 口肛(구항)이 있고
하늘에 五運(오운)이 있듯 인체에는 五管(오관)이 있고
땅에 六氣(육기)가 있듯 인체에는 六神(육신)이 있고
천지에 四方(사방)이 있듯 인체에는 四肢(사지)가 있고
하늘에 북두칠성이 있듯 인체에는 頭七竅(두칠규)가 있고
하늘에 九星(구성)이 있듯 인체에는 九竅(구규)가 있고
천지에 八風(팔풍)이 있듯 인체에는 八節(팔절)이 있고
하늘에 十二時(십이시)가 있듯 인체에는 十二經絡(십이경락)이 있고
하늘에 二十四節氣(이십사절기)가 있듯
인체에는 二十四推(이십사추)가 있고
태양속에 물이 있듯 인체 머리에는 뇌수가 있고
지구속에 불이 있듯 인체 가슴속에는 심장이 있고
지구에는 오대양이 있듯 인체에는 오장이 있고

지구에는 육대주가 있듯 인체에는 육부가 있고
땅에 泉水(천수)가 있듯 인체에는 血脈(혈맥)이 있고
땅에 草木(초목)이 있듯 인체에는 毛髮(모발)이 있고
땅에 金石(금석)이 있듯 인체에는 齒骨(치골)이 있고
지구에 흙이 있듯 인체에는 皮肉(피육)이 있고
바다에 조수가 있듯 인체에는 동맥, 정맥이 있으니 이를 수우주라 함이다. 이는 인간이 천지조화로 천지와 같은 性稟(성품)을 받았음이니 四人(사대)로 인한 五常(오상)을 갖춘 형상이 곧 小宇宙體(소우주체)인 사람인 것이다. 바꾸어 말하면 天父地母(천부지모)의 이목구비와 성품을 받아 자식이 태어나니 자식의 이목구비와 성품 또한 부모(天地, 천지)와 같다는 뜻이다.

▼ 우주의 變化(변화)

우주의 변화는 말 그대로 천변만화다. 즉 우주가 움직이므로 변화가 일어나고, 그 변화에 따라서 작용이 꼬리에 꼬리를 물고 나타난다. 일찍이 우리의 조상님들은 이러한 우주를 관찰하고 宇宙常數(우주상수)를 발견하였다. 여기에 符號(부호)를 附與(부여)하였으니 이름 하여 韓國哲學(한국철학)이다. 다시 말해 大韓哲學(대한철학)인 것이다. 대한철학은 인류문명 가운데 最上數哲學(최상수철학)이다. 이 常數(상수)로서 우주의 변화를 읽을 수 있다. 여기서는 목적이 인체기전이므로 우주의 기초변화인 六變(육변)에 대해서만 간략하게 짚고 넘어갈 것이다. 만약 당신이 상수철학에 대하여 관심이 있다면, 우리의 고전 중 "황제내경"이란 책 속에 運氣大論(운기대론)편이 있다. 그 글을 읽고 이해한다면 필자의 필설을 알아볼 수 있을 것이다.

먼저, 하루의 변화가 일변이다. 또는 一天世界(일천세계)라고도 한다. 두 번째 변화는 한 달의 변화다. 한 달의 변화 속에는 1/73인 一候(일후)가 있고 1/24인 二節(이절)이 있으며, 1/12인 一月(일월)이 있다. 삼변은

1년의 변화로 二至二分(이지이분)과 四季(사계), 二十四節氣(24절기), 十二月(12월), 七十二候(칠십삼후)가 있다. 이것이 우주의 기초변화이다. 또한 三天(삼천)세계라고도 한다. 이제 삼천세계를 기본으로 하여 60회의 변화를 겪게 되는데 天變(천변) 6회, 地變(지변) 5회로 이뤄지고, 이것이 네 번째 변화이며, 다섯 번째 변화는 네 번째의 변화가 360°변화하는 것인데 이를 21600°수라고 한다. 마지막 여섯 번째 변화는 다섯 번째의 변화가 6회 반복하는데 129,600度數(도수)라 하여 大天世界(대천세계)의 始終点(시종점)이 된다.

여기에서 논하고자 하는 범위는 삼천세계의 변화와 그 작용이다. 그럼 삼천세계는 어떻게 변화하며 그 작용은 어떻게 나타나는가? 이다. 가장 알기 쉬운 변화가 춘하추동의 사계절변화이다. 봄에는 만물이 소생하고, 여름에는 만물이 번창하며, 가을에는 열매를 맺고, 겨울에는 만물이 고통을 이겨낸다. 만약 겨울이 없다면 봄도 없다. 즉 겨울의 압박이 없으면 봄의 폭발이 일어나지 않는 것이다. 이것이 사계의 변화이며 물리학적 해설을 붙인다면 봄은 폭발이요, 여름은 배기요, 가을은 흡입이요, 겨울은 압축이다. 한 가지 예를 든다면, 무씨를 심으면 무가 되는 것이 당연하다. 하지만 해묵은 무씨를 심으면 무가 되지 않고 장다리가 된다. 즉, 압축(압박)이 강하면 강한 만큼 폭발도 크게 일어난다. 따라서 하루의 변화는 지구의 자전운동이요, 한해의 변화는 지구의 공전운동이다. 한해의 변화가 일어나는 매개체는 지구를 우주공간에 띄우고 있는 대기의 수축과 팽창과정에서 일어난다. 대기가 팽창하면 태양의 빛 집합점이 지표로 이동하고, 대기가 수축하면 그 집합점이 지구 중심으로 이동하는 원인이다. 그럼 작용은 무엇인가? 작용이란 우주의 변화 그 자체일 수도 있지만, 현실작용은 만물의 생명력과 비례한다. 예를 들면, 생명력이 매우 미약한 한 그루의 나무가 있다고 가정하자. 봄에 새싹이 돋아야 하는데 그러지 못하고 늦봄에 가서야 겨우 새싹이 돋는 나무가 있다. 아마 당신도 그러한 나무를 보신 일이 있을 것이다. 또 비가 오려고 습도가 높아지고 날씨가 구물거리면, 젊은이는 성력이 높아지고 늙은이는 신경통이 일어난다. 그리고 1년 중 사망률이 가장 높은 달은 4월달이다. 그래서 서양속담에 "4월은 잔인한 달"이라 하는데 그 이유를 정확히 아는 사람도 설명해 주는 사람도 없다. 그것은 우주의 이치를 모르기 때문이다. 여기 한 농부가 있다. 가을에 벼를 수확할 때는 풀무질을 하여 완전 쭉정이는 버리고, 반 쭉정이는 식량으로 사용하기 위하여 거둔다. 그러나 봄에 모를 기르기 위해서는 볍씨를 소금물에 담근다. 그럼 씨앗으로서 완전한 볍씨는 물에 가라앉고 10%나 5%라도 부족한 볍씨는 물 위에 뜬다. 물 위에 뜬 부족한 볍씨는 짐승을 먹이는데 쓰이고, 물에 가라앉은 온전한 볍씨는 모를 기르기 위하여 모판에 뿌려진다. 여기서 왜 소금물에 담글까? 한 가지 이유는 소독하는 것이다. 또 하나의 이유는 우주의 이치를 활용하는 것이다. 그것은 무엇인가? 소금물에 담금으로써 마지막 압박을 가하는 것이다. 무엇 때문인가? 발아를 촉진하는 것이다. 이는 우주의 이치가 그러하기 때문이다.

▼ 물리와 생리의 생과 극

生(생)과 克(극)은 무엇인가? 거둠과 버림이요, 낳음과 죽음이요, 짐과 이김이요, 잃음과 얻음이다.

物理(물리)는 물질의 이치요, 生理(생리)는 생명의 이치다. 즉 물리의 이치와 생리의 이치가 다름을 설명하고자 한다. 물리와 생리의 공식은 다음 그림과 같다.

공식1.

物質 : 水降火昇(수강화승)   生命 : 水昇火降(수승화강)

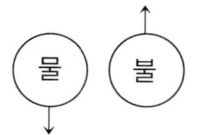 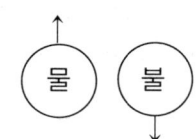

공식2.

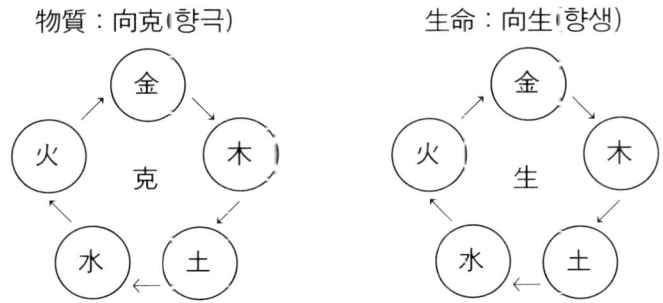

먼저 공식1을 보자. 물질의 이치는 수강화승이다. 즉 물은 위에서 아래로 흐르고 빗방울은 하늘에서 땅으로 떨어진다. 이것을 물리라고 한다. 생명의 이치는 수승화강이다. 熱氣(열기)는 위에서 아래로 향하고, 水氣(수기)는 밑에서 위로 흐른다. 예를 들어서 여기 나무가 한 그루 서 있다. 잎은 햇빛을 받아서 뿌리로 주고 뿌리는 수분을 흡수해서 잎으로 보낸다. 이 작용은 나무가 살아 있을 때 나무 내부에서 일어나는 생명활동이다. 만약 잎이 빛을 받아 뿌리로 보내지 않고, 뿌리는 수기를 흡수하여 잎으로 보내지 않는다면 그 나무는 이미 죽어 있는 것이다. 이것이 생명의 이치이다.

다음은 공식2를 보자. 당신은 음양오행과 相生相克(상생상극)이란 말을 많이 들었을 것이다. 하지만 그 작용의 원리는 듣기 어려웠을 것이다. 그리고 理致(이치)상 상생상극이란 있을 수 없는 말이다. 만약 상생상극이 존재한다면, "물이 나무를 낳고(水生木 수생목), 나무가 물을 낳는(木生水)다."가 될 것이다. 이럴 수는 없음이다. 또 상생이라 함은 "어머니가 자식을 낳고, 자식이 어머니를 낳는다."가 될 것이다. 이치의 원리는 먹이사슬처럼 向生向克(향생향극) 또는 行生行克(행생행극)이 맞다. 다만 활용의 작용을 설명함에 있어서 선택이 잘못 되었음을 발견할 수 있을 것이다. 음양오행의 生克(생극)관계를 살펴보면 "공식2"의 표와 같다. 먼저 물질관계를 살펴보면 금극목, 목극토, 토극수, 수극화, 화극금으로 쇠는

제1장 生命學

나무를 이기고(다스리고), 나무는 흙을 이기고, 흙은 물을 이기고, 물은 불을 이기며, 불은 쇠를 이긴다가 정론이다. 다음으로 인체(생명체)내에서의 오행관계를 살펴보면, 금생목, 목생토, 토생수, 수생화, 화생금이 된다. 이는 무슨 말인가? 즉 폐가 튼튼할 때 간이 온전하고, 간이 튼튼할 때 비장이 온전하고 비장이 튼튼할 때 신장이 온전하며, 신장이 튼튼할 때 심장이 온전하고, 심장이 튼튼할 때 폐가 온전하다는 뜻이다. 이는 현대의학적으로 확인이 가능한 이치이며 우주이치와도 부합되는 원리다. 예를 들어, 신장이 병이 들면 심장이 커지고, 심장이 병들면 폐가 커지고, 폐가 병들면 간이 커지고, 간이 병들면 비장이 커지고, 비장이 병들면 신장이 커진다. 즉 장기관이 커진다는 것은 또는 크다는 것은 병들기 전단계를 말하는 것이다. 또한 크다는 것은 병들기 쉽다는 뜻도 된다.

서양인을 살펴보라. 서양인은 피부가 희고, 코가 크고, 폐기관이 크고, 피부 모공이 크다. 유방이 크고, 대장도 크다. 이 기관은 모두 폐기능계 이다. 이 기관이 크므로 병들기가 쉽다. 그럼 실제 상황은 어떠한가? 서양의 학계의 통계에 따르면 폐, 대장, 유방에 암이 발생하면 사망률이 92.5%에 달한다고 한다. 이것이 바로 우주의 섭리이자 이치라는 것이다.

▼ 適者生存(적자생존)

宇宙(우주)의 理致(이치)란 아군도 적국도 아니고, 내 편도 네 편도 아니다. 우주가 존재하는 원리이며, 법칙이며, 작용일 뿐이다. 따라서 우주는 또는 세상은 생명을 낳기도 하고 죽이기도 하고, 또 살 수 없게도 하고, 죽지 못하게도 하는 것이 우주의 섭리이며, 세상의 이치이기도 하다. 이를 "양날의 칼"이라고도 표현한다. 이러한 우주 속에서 생명을 가진 생명체로서 어떻게 하면 살아남을 것인가? 가 문제다. 그럼 나만 살아 있으면 되는가? 그것은 아니다. 그래서 문제다. 우리의 역사 속 인물 중에서 三遷甲子東方朔(삼천갑자동방삭)이란 인물은 자손들에게 남긴 유언으로 "나라 안에서 가장 큰 세력의 울타리 안쪽에 있어라"라고 했다 한다.

또 처세의 달인으로 불리는 범려는 재상의 자리에 오른 지 3일 단에 사표를 쓰고, 타국으로 가서 재물을 모아 여생을 편안히 보냈다고 한다. 이들은 모두 세상을 앎으로써 생존의 법칙을 실천했다고 보여 진다. 그렇다 세상은 홀로 사는 것이 아니다. 함께 사는 것이다. 함께 살면서도 싸워야 하고, 싸워서 지지 않아야 한다. 이것이 삶의 기술이고 생존의 법칙이다.

봄이 열리고 해동이 되면 논밭 갈아서 곡식을 심고 가꾸어야 한다. 여름이 열리면 옷을 가볍게 하고, 가을이 오면 봄여름 심고 가꾼 곡식을 거두어 갈무리해야 하고, 겨울이 열리면 옷을 두터이 하고 안전과 난방에 신경을 써야 한다. 이것은 시간의 변화에 적응하며 살아가는 법칙이다. 일찍이 공자께서는 악명 높은 도척을 교화시킬 꿈을 가지고 있었다. 그러던 중 노자를 만나게 되었다. 도척이 노자의 조카라는 사실을 알고 있었으므로 노자와 헤어지는 길에 도척이 살고 있는 곳을 물었다. 노자 왈, "왜 묻는가?"하니 공자 왈, "선생님과 인척관계가 된다고 하는데, 선생님의 체면을 생각해서라도 제가 꼭 교화를 해보고 싶습니다."라고 했다. 듣고 있던 노자께서 하시는 말씀, "그대의 고집을 꺾기 어려워 가르쳐는 주겠지만 시간낭비일 걸세!"라고 했다. 공자는 마음속으로 다짐을 했다. 내 이번 여행길에 도척을 교화시켜 나의 진면목을 노자에게 보여주리라. 도척을 본 공자는 땅바닥에 넙죽 엎드려 도척에게 인사를 올리고 아무런 말도 못하고 물러 나왔다. 밖에서 기다리던 제자들이 물었다. "도척을 만나보니 어떠했습니까?" 고개를 절레절레 흔들고 손 사례를 치면서 "너무도 큰 고목나무와 같아서 내가 어찌해볼 그런 분이 아니었다." 이 일화를 보면 노자도, 공자도 위대하다 하지 않을 수 없다. 물론 공자는 처음에 허세와 욕심을 부렸었다. 그러나 민첩하게 사태파악을 함으로써, 욕심도 허세도 버리고 진퇴를 결정하고 안전을 도모했던 것이다. 공자가 만년에 제자들로부터 질문을 받는다. "선생님의 장점은 무엇입니까?" "나의 장점은 학습에 있다. 그래서 옳은 것은 더욱 학습하고, 옳지 않는 것은 즉시 고치고 있다."라고 했다.

적자생존이란 최후의 목표가 살아남는데 있다. 특히 생명이 있는 모든 만물이 그러하고 그것은 본능이다. 그러나 사람들은 상식에 없는 특성이 있다. 사람들은 살기 좋은 환경을 만들기 위하여 나무를 심고, 산을 가꾸고, 정원을 만들며 꽃을 심는다. 그러면서도 순간의 욕심으로 패가망신한다. 즉 알면서도 요절의 길을 가고 있는 것이다. 그것은 무엇 때문인가? 학습이 없기 때문이다. 좋은 일도 학습이 없으면 할 수가 없다. 따라서 학습이란 적자생존에 있어서 최고의 기술이라 말할 수 있을 것이다.

▼ 우주를 자질하는 기본 척도(옛 선인들이 하늘을 읽었던 공식)
알아야 면장 한다.

이 도표는 한국학(동양학)의 출발점이자 우주의 구성과 그 작용을 나타내는 기준표이다. 보는 바와 같이 복희 8괘와 문왕(주나라: 중국 역사상의) 8괘도와 정역 8괘도(一夫 金恒 先生作)이다. 이 符號는 건, 곤, 감, 리 4방과 간, 손, 진, 태 4간방을 합하여 8방을 나타내고 있다. 이 표에 바람을 붙이면 팔풍도가 되고 시간을 붙이면 춘하추동 사계절을 나타내고, 2지2분(동지, 하지, 춘분, 추분)과 4립(입춘, 입하, 입추, 입동)을 나타낸다. 여기에 궁(宮)을 붙이고 중앙에 초요궁(招搖宮)을 더하면 구궁도(九宮圖)가 된다. 또 이 괘에 각8(各八)하면 주역 64괘가 된다. 다시 말하면, 하나가 둘되고, 둘이 셋 되고, 셋이 넷 되고, 넷이 여덟 되고, 여덟이 예순 넷 되는 것인데 이는 곧 우주가 팽창 수축하는 원리를 담은 부호이며 도식이다.

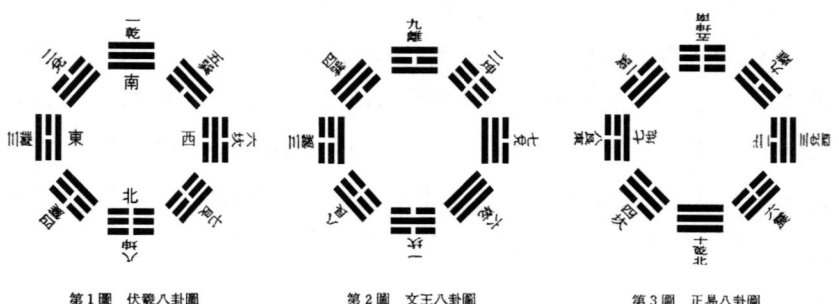

第1圖 伏羲八卦圖　　第2圖 文王八卦圖　　第3圖 正易八卦圖

▼ 符號解說

符號	伏羲八卦(先天) 基本表					
☷	坤	北方	冬至	中男	坤三絶(곤삼절)	水
☰	乾	南方	夏至	中女	乾三連(건삼련)	火
☲	離	東方	春分	長男	離中虛(이중허)	木
☵	坎	西方	秋分	小女	坎中連(감중련)	金
☱	兌	東南	立夏	長女	兌上絶(태삼절)	土
☴	巽	西南	立秋	母	巽下絶(손하절)	土
☳	震	東北	立春	小男	震下連(진하련)	土
☶	艮	西北	立冬	父	艮上連(간상련)	土

符號	文王八卦(現在) 參考表					
☷	坤	西南	立秋	母(妻)	純陰(一陰三生)	八坤地
☰	乾	西北	立冬	父(夫)	純陽(一陽三生)	一乾天
☲	離	南方	夏至	中女	內虛外實(一陰中生)	三離火
☵	坎	北方	冬至	中男	內實外虛(一陽中生)	六坎水
☱	兌	西方	秋分	小女	陰下二陽(一陰上生)	二兌澤
☴	巽	東南	立夏	長女	二陽下陰(一陰下生)	五巽風
☳	震	東方	春分	長男	二陰下陽(一陽下生)	四震雷
☶	艮	東北	立春	小男	陽下二陰(一陽上生)	七艮山

符號	正易八卦(來天) 參考表					
☷	坤	南方	夏至	中女		土
☰	乾	北方	冬至	中男		土
☲	離	西南	立秋	母		金
☵	坎	東北	立春	小男		木
☱	兌	西方	秋分	小女		土
☴	巽	東南	立夏	長女		火
☳	震	西北	立冬	父		水
☶	艮	東方	春分	長男		土
符號	卦名	方位	節期	人稱(家族)	卦의 構成形式	卦異名

八卦의 부호는 無(무)에서 출발한다. 이를 無極(무극)이라 하고, 무극의 첫 번째 변화가 兩儀(양의)로 흑백(밤낮)으로 표현하고 이를 음양이라 한다. 자연(우주)을 상징한다. 또 다른 모습은 太極(태극)이라 하는바 紅靑(홍청)으로 표시하고, 물과 불을 상징하며 S자의 곡선은 운동을 상징하며 생명을 상징한다.

무극의 두 번째 변화는 四象(사상)이며 괘명은 건곤감리(乾坤坎離)라 하고, 방위로는 동서남북이며, 계절로는 춘하추동을 의미한다.

무극의 세 번째 변화는 八象(팔상)이며, 8괘, 8방이다.

현재 우리가 활용하는 8괘도에서 방위와 절기는 복희팔괘도이고, 가족구성형식은 문왕8괘도를 기준으로 하고 있다. 여기서 정역8괘는 참고사항이다. 또 괘의 구성형식에서 문왕8괘에 해설을 붙였는데, 가족구성을 기준한 의미다.(필자주)

▼ 우주와 그 작용을 읽는 표

〈六十甲子五運氣行主歲之紀〉

紀年		司天	中運	在泉	邪化三		災宮	正化日			藥食宜		
					勝氣	復氣		司天	中運	在泉	司天	中運	在泉
甲子	甲午	少陰火	太宮土運	陽明金	土	木		熱化二	雨化五	燥化四	鹹寒	苦熱	酸溫
乙丑	乙未	太陰土	少商金運	太陽水	熱化	寒化	七	濕化五	清化四	寒化六	苦熱	酸和	甘熱
丙寅	丙申	少陽相火	太羽水運	厥陰木	水	二		火化二	寒化六	風化三	鹹寒	鹹溫	辛涼
丁卯歲會	丁酉	陽明金	少角木運	少陰火	清化	熱化	三	燥化九	風化三	熱化七	苦小溫	辛和	鹹寒
戊辰	戊戌	太陽水	太徵火運	太陰土	火	木		寒化六	熱化七	濕化五	苦溫	甘和	甘溫
己巳	己亥	厥陰木	少宮土運	少陽相火	風化	清化	五	風化三	濕化五	火化七	辛涼	甘和	鹹寒
庚午同天符	庚子同天符	少陰火	太商金運	陽明金	金	火		熱化七	清化九	燥化九	鹹寒	辛溫	酸溫
辛未同歲會	辛丑同歲會	太陰土	少羽水運	太陽水	雨化	風化	一	雨化五	寒化一	寒化一	苦熱	苦和	甘熱
壬申同天符	壬寅同天符	少陽相火	太角木運	厥陰木	木	金		火化二	風化八	風化三	鹹寒	酸和	辛涼
癸酉同歲會	癸卯同歲會	陽明金	少徵火運	少陰火	寒化	雨化	九	燥化九	熱化二	熱化二	苦小溫	鹹溫	鹹寒
甲戌歲會同天符	甲辰歲會同天符	太陽水	太宮土運	太陰土	土	木		寒化六	雨化五	濕化五	苦熱	苦溫	甘溫
乙亥	乙巳	厥陰木	少商金運	少陽相火	熱化	寒化	七	風化八	清化四	火化二	辛涼	酸和	鹹寒
丙子歲會	丙午	少陰火	太羽水運	陽明金	水			熱火二	寒化六	清化四	鹹寒	鹹溫	酸溫
丁丑	丁未	太陰土	少角木運	太陽水	清化	熱化	三	雨化五	風化三	寒化一	苦溫	辛和	甘熱
戊寅天符	戊申天符	少陽相火	太徵火運	厥陰木	火	木		火化七	火化七	風化三	鹹寒	甘和	辛涼
己卯	己酉	陽明金	太宮土運	少陰火	風化	清化	五	清化九	雨化五	熱化七	苦小溫	甘和	鹹寒
庚辰	庚戌	太陽水	太商金運	太陰土	金	火		寒化一	清化九	雨化五	苦熱	辛溫	甘熱
辛巳	辛亥	厥陰木	少羽水運	少陽相火	雨化	風化	一	風化三	寒化一	火化七	辛涼	苦和	鹹寒
壬午	壬子	少陰火	太角木運	陽明金	木	金		熱化二	風化八	清化四	鹹寒	酸和	酸溫
癸未	癸丑	太陰土	少徵火運	太陽水	寒化	雨化	九	雨化五	火化二	寒化一	苦溫	鹹溫	甘熱
甲申	甲寅	少陽相火	太宮土運	厥陰木	土	木		火化二	雨化五	風化三	鹹寒	鹹和	辛涼
乙酉天符	乙卯天符	陽明金	少商金運	少陰火	熱化	寒化	七	燥化四	清化四	熱化二	苦小溫	酸和	鹹寒
丙戌天符	丙辰天符	太陽水	太羽水運	太陰土	水	土		寒化六	寒化一	雨化五	苦熱	鹹溫	甘熱
丁亥天符	丁巳天符	厥陰木	少角木運	少陽相火	清化	熱化	三	風化三	風化三	火化七	辛涼	辛和	鹹寒
戊子天符	戊午太乙天符	少陰火	太徵火運	陽明金	火	木		熱火七	熱化七	清化九	鹹寒	甘和	酸溫
己丑太乙天符	己未太乙天符	太陰土	少宮土運	太陽水	風化	清化	五	雨化五	雨化五	寒化一	苦熱	甘和	甘熱
庚寅	庚申	少陽相火	太商金運	厥陰木	金	火		火化七	清化九	風化三	鹹寒	辛溫	辛涼
辛卯	辛酉	太陽水	少羽水運	少陰火	雨化	風化	一	清化九	寒化一	熱化七	苦小溫	苦和	鹹寒
壬辰	壬戌	太陽水	太角木運	太陰土	木	金		寒化六	風化八	雨化五	苦溫	酸和	甘熱
癸巳同歲會	癸亥同歲會	厥陰木	少徵火運	少陽相火	寒化	雨化	九	風化八	火化二	火化二	辛涼	鹹溫	鹹寒

九宮	災方
1.叶蟄宮	北方
2.玄委宮	西南方
3.倉門宮	東方
4.陰洛宮	東南方
5.招搖宮	中央
6.新洛宮	西北方
7.滄果宮	西方
8.天留宮	東北方
9.上天宮	南方

八風

1. 東北風 (炎風)
2. 南風 (條風)
3. 東南風 (惠風)
4. 南風 (巨風)
5. 南西風 (涼風)
6. 西風 (飂風)
7. 西北風 (麗風)
8. 北風 (寒風)

제1장 生命學

앞의 표는 우주변화와 그 작용을 나타내는 표이다. 이 표는 60년을 주기로 한다. 즉 천운 10년 지기 12년의 최소공배수인 60년 주기다. 이것을 우주의 기본변화라고 한다. 이 변화의 축은 은하계이고, 은하계의 1°변화다. 참고로 은하계는 은하군을 축으로 변화하며 은하군은 은하단을 축으로 변화하고, 이 은하단에는 그레이트 어트렉터라는 거대 중력원이 존재하며, 국부초은하단은 우주를 축으로 변화하고 있다.

태양계의 변화시간은 129,600년으로 이 시간이 지날 때마다 지구의 남북축이 뒤바뀐다고 한다. 앞의 운기표를 참고하기 바란다.

60갑자중 양년(陽年)은 태과(太過)요 음년(陰年)은 불급(不及)이다. 태과의 해라함은, 과일은 이미 익었는데 추석은 아직 오지 않았다 함이요, 불급이라 함은 추석은 왔는데 과일은 아직 익지 않았다는 뜻이다.

또한 2007년 정해년(丁亥年)은 목천부(木天符)의 해로 하늘과 땅에 목기운이 가득함으로 간기능계 환자들이 많았고, 사망의 원인도 많은 수가 간에 기인하였다.

2008년 무자년(戊子年)은 火天符(화천부)의 해로 하늘과 땅에 화기가 넘치므로 심장기능계 환자들이 많고, 사망의 원인도 심장에 기인하는 수가 많으므로 심장마비로 쓰러진 사람들이 많다.

2009년 기축년(己丑年)은 토천부(土天符)의 해로 하늘과 땅에 토기운이 왕성함으로 위장병 환자들이 많아질 것이다.

이 같은 예가 변화에 따르는 작용현상이다. 그래서 옛 명의들은 다음해 질병의 다소를 예측하고, 금년에 그 해당 약재들을 준비했다고 한다. 이것이 곧 우주의 변화를 읽고, 그 변화를 생활에 응용하는 지혜이다. 또한 자연을 읽는다는 것은 생명을 알고 인체를 안다는 뜻이다. 만물은 물과 공기를 서로 마시고 숨을 나눈다. 같은 하나의 하늘 아래에서 물이건, 벌레건, 새건, 사람이건, 하나이고 한 가족이다. 서로 모르고서야 어찌 서로를 도울 수 있겠는가? 우주는 생명이 있는 모든 만물에게 차별하지 않고, 바람으로서 생명을 일깨우고, 햇볕으로서 따스이 안아주고, 공기로서 숨 쉬게 하고,

물로서 배를 채우게 한다. 이러한 이치를 깨달아 앎으로서 우리는 서로를 도와줄 수 있다. 우주의 작용을 알고 생명의 이치를 알고 인간의 몸과 마음을 알았을 때, 비로소 우리는 의술(醫術)을 행할 수 있을 것이다. 또한 인체에 영향을 미치는 직접적인 자연환경은 개화춘풍, 염천태풍, 지제추풍, 북풍한설이요, 월4회의 즈금치와 그믐치 이다. 달은 매월 4상을 그리면서 겨울은 삼한사온이요, 여름은 삼서사량(三暑四凉)이니, 이를 알지 못하면 건강관리에 빈틈이 생길 수 밖에 없다. 질병은 그 빈틈을 이용한다.

▼ 태양의 전설(옛 선인들이 하늘을 읽었던 공식 二)

단군의 후예인 우리 민족은 수많은 천재 선인들을 배출하였다. 그 선인들은 지혜를 모아 하늘을 읽어내는 공식을 만들었으니 이름하여 음양과 오행 그리고 십간십이지를 조립하여 六十甲子를 만들어냈다. 그러나 아쉽게도 우둔한 우리들이 조상의 빛나는 얼을 알지 못하고, 전설이나 상상상의 우화쯤으로 생각하거나, 원시 샤머니즘으로 치부하는 오늘의 세계를 볼 때 애석함을 금할 수 없어 우매하지만 필자가 아는 만큼이라도 공개하지 않을 수 없어, 지면이 허락하는 대로 틈틈이 기록할 것이다.

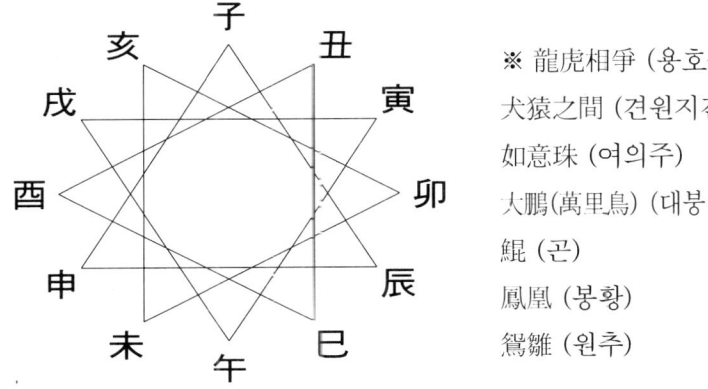

※ 龍虎相爭 (용호상쟁)
犬猿之間 (견원지간)
如意珠 (여의주)
大鵬(萬里鳥) (대붕(만리조))
鯤 (곤)
鳳凰 (봉황)
鴛雛 (원추)

제1장 生命學 79

이표는 12지신을 그렸다. 여기서 세인들이 이해 못하는 神중에 辰神이다. 辰은 쉽게 이야기하면 구렁이다. 구렁이는 뱀이 크다는 뜻이다. 좋은 뜻으로 표현하면 龍이 되고 (용상, 개천에서 용 났다.) 나쁜 뜻으로 표현하면 구렁이가 된다.(능구렁이, 구렁이 담 넘어간다. 저 사람 속에는 구렁이가 몇 마리나 있는지!)

또한 이 표는 궁합을 보거나 음택이나 양택을 정하는 잣대이다. 이 표는 동양학이나 철학을 한다는 사람들은 잘 아는 표이다. 하지만 정확하게 읽는 사람을 필자는 아직 보지 못했다. 그럼 龍虎相爭부터 풀어보자. 卯酉를 연결하면 지구의 적도선이다. 자오를 연결하면 지구의 90°선이다. 이 90°선이 동양과 서양의 분기점이다. 寅戌을 연결하면 북회귀선이고, 辰申을 연결하면 남회귀선이다. 丑亥를 연결하면 북극선이고, 巳未를 연결하면 남극선이다. 즉 하지의 태양은 寅方에서 뜨고, 冬至의 태양은 辰方에서 뜬다. 따라서 용과 호랑이가 다투는 것은 태양을 다툰다는 뜻이다. 그 외 의미로는 호랑이도 구렁이도 토끼를 먹기 위해 다툰다는 뜻도 된다. 다음으로 犬猿之間은 원수지간을 뜻하는 말로 쓰이며, 고사성어라 하는데, 어원은 일몰 즉 넘어가는 태양을 다툰다는 뜻이며, 그 외 의미로는 酉金은 陰金이니 비철 즉 황금을 뜻하므로 이익을 다툰다는 뜻이다. 다음은 모두 太陽의 異名이다. 여의주는 태양을 뜻하는데, 용이 여의주를 얻으면 승천한다고 하는 말은 곧 "용이 여의주를 다툰다"라는 말의 변화인데 원래는 "나토다(나타내다의 옛말)"라는 말인데 시대의 흐름과 함께 음이 변하여 나툰다로 나툰다가 다툰다로 변한 것이다.

大鵬은 이명이 만리조이다. 대붕이 한번 날개짓을 하면 만리를 날아간다하여 생긴 이름인데 이는 하루의 태양을 의미하는 철학적 용어다. 鯤은 北冥의 깊은 바다에서 산다고 한다. 다시 말하면 이 또한 태양을 의미하는데 북명이란 무엇인가? 북쪽 하늘이다. 즉 밤을 이야기하는 것이다. 이를 옛 철인들이 이르기를 "곤이 붕새가 되면 구만리장천을 날아간다."라고 표현한 것이다.

또 봉황새와 원추가 있다. 봉은 수컷이고 황은 암컷인데 바꾸어 말하면 봉은 동지에서 하지를 향하여 날아오르는 태양이고, 황은 하지에서 동지로 날아가는 태양을 말한다. 원추는 역시 봉황새인데 동지에서 하지까지의 태양을 말한다.

원추는 동지에서 하지까지의 태양 즉 새끼 봉황이니 젊은 태양을 말한다. 옛글에 이르기를 "원추는 남명에서 나와 북명으로 가는데 오동나무가 아니면 쉬지를 않고 멀구슬 열매가 아니면 먹지를 않는다."라고 했다.

제2장 人體器官機能의 作用(몸은 마음의 집이다)

▼ 天氣器官機能係(천기기관기능계)

• **참고** : 서양인은 사물의 접근에 있어 분석적이고, 동양인은 전일(소一)적 또는 집일(集一)적이다.

천기는 하늘의 기운이요, 바꾸어 말하면 금기운(金氣運)이다. 인체는 모든 기관 기능, 세포의 하나까지 천기작용하에 있다. 그러나 육안(눈)으로 확인 가능하고, 동양학적 상식에 의한 테두리 안에서 인체를 설명하고자 한다. 천기 작용의 중심기관은 폐이다. 폐를 중심으로 기관지, 기도, 성대, 인후, 코, 대장(맹장, 상행결장, 횡행결장, 하행결장, S결장, 직장, 항문), 피부, 뼈, 이빨, 손톱, 발톱, 유방 등이 폐기관계열이다. 일반적으로 폐기능은 천기 즉 공기를 흡수하여 필요성분을 취하고 나머지는 버린다. 여기서 인체가 생명을 유지하기 위하여 숨을 쉬는데 폐호흡만으로는 혈액순환을 원활하게 할 수가 없다. 그래서 피부호흡이 보조 역할을 담당한다. 다음으로 인체가 영양을 흡수하는데 필요한 장호흡이 있다. 다시 말하면 폐호흡은 97%로 혈액이 산소를 전신에 공급하고, 각종 호르몬을 전신에 배달한다. 이것이 동맥작용이다. 다음엔 동맥의 임무가 끝나면, 정맥을 통하여 쓰임이 끝난 혈액을 신장으로 흡수하는데 2%의 피부호흡이 그 추진력을 담당한다. 1%의 장호흡은 내부의 기(氣)를 소통시키고 에너지 대사가 원활하도록 그 추진력을 발휘한다. 이렇게 삼자가 협력하여 인체의 구석구석을 혈액이나 치액이 고이거나 머물러 있지 않도록 순환시키고 있다. 이것이 폐기관계의 1차적 기능이다.

폐기관계의 2차적 기능은 인체의 모형을 유지해주는 골격이다. 총 206개의 뼈조각들이 모여 인체를 형성하며 걷기, 달리기, 뛰기, 그리고 노동을 한다. 또 인체 내의 주요기관을 보호한다. 뇌, 골수, 척수, 심장, 폐, 신장, 간장, 비장, 생식기관 등이다.

폐기관계의 3차적 기능은 이빨이다. 이빨은 얼굴의 모형을 바르게 해주고, 발음을 도와주며, 저작 작용으로 인체의 에너지 유입작용을 도와준다.

여기서 잠시 의학상식의 허실을 짚어 볼 필요가 있다.

동양인과 서양인의 신체적 구조면에서 다르다는 것은 이미 알고 있는 사실들이다. 그러나 문제는 의학적으로 어디가 얼마만큼 다른가? 이다. 또 다르다면 어떤 장점과 단점이 있는지? 살펴볼 일이다. 또 왜 다르게 태어났는지? 어떤 원인에 의하여 그렇게 될 수 밖에는 없는 것인지에 대해서도, 필자가 관찰하여 발견된 내용들을 나열할 것이다.

• **참고** : 인체기관 중 크다는 것은 약하다는 것이다. 그 이유는 같은 수의 세포로 만들어졌기 때문이다. 예를 들어 같은 100g의 흙으로 한 홉짜리 컵을 만들고 하나는 한 되짜리 컵을 만든다면 어떤 컵이 약할까? 이래서 장단점이 발생하는 것이다.

먼저, 동서양의 구분이 필요할 것 같다. 인위적 구분이 아닌, 지구 환경적, 생태학적 구분이다. 지구생태학적 구분에 따르면 지구 자오선 90°가 분기점이 된다. 이는 공기 밀도의 차이에 의하여 형성되는데, 공기밀도가 차이나는 현상은 달과 지구의 사상운동(四象運動)에 기인한다. 즉 동양은 공기 밀도가 높고, 서양은 공기 밀도가 낮다. 따라서 지구생태학적 동서구분은 영국을 기준으로 좌우 90°까지가 서양이고, 지구 자오선 180°에 위치한 날짜 변경선을 기준으로 좌우 90°까지가 동양이 된다. 이 원칙 하에서만 동양인과 서양인의 신체적 구조의 다름이 의학적으로 풀릴 수 있다. 그 실상(實相)을 하나하나 살펴볼 것이다.

하나 : 조석과 사계절의 기온편차가 동양을 기준하여 크다. 서양은 기준하면 동양의 기준편차가 낮다. 이로 인하여 발생하는 생태학적 차이는 무엇인가? 서양의 동식물은 크고, 동양의 동식물은 작다. 닭이나 소, 곤충, 풀, 사람 등에서 모두 대소의 차이가 있다. 실례로 토종닭과 외래종을 보라. 돼지도 대소의 차이가 있다. 난초도 동양난과 서양난은 확연하게 그 모양의 크고 작음에 차이가 뚜렷하다.

둘 : 서양인은 코가 크고 동양인은 코가 작다. 코는 폐와 직결된다. 즉, 서양인은 폐도 크다는 뜻이다. 크다는 것은 공기 밀도가 낮기 때문에 많은 양을 마셔야 되므로, 키우고 싶어서 크게 키운 것이 아니고, 지구환경학적으로 커진 것이다. 그럼 장점과 단점은 무엇인가? 장점은 폐활량이 많다는(크다는) 것이고, 단점은 약하다는 것이다. 그래서 서양인들은 장점을 살려 달리기, 수영, 권투, 등을 잘한다. 단점으로는 비염이 많고, 울 때는 눈물보다는 콧물이 먼저 나온다.

- **참고** : 서양인은 폐기관기능계에 암이 발생하면 92.5%가 사망한다고 한다. 그것은 폐기능계 기관이 커서 약하다는 단점을 보여주는 실제상황이다.

셋 : 서양인은 오목눈이고, 동양인은 볼록눈이다. 눈은 간기능계 기관이다. 따라서 서양인은 코가 약한 반면 눈이 강하고, 폐가 약한 반면 간이 강하다. 동양인은 폐가 강한 반면 간이 약하다. 그래서 눈이 크면 겁이 많고, 눈이 작으면 겁이 없다는 말도 생겨난 것이다. 이로보아 서양인은 모험을 즐기고 동양인은 모험을 싫어한다. 이것이 신체적, 환경적 정서다.

넷 : 서양인은 심폐가 크고 동양인은 심폐가 작다. 가슴은 흉막기관 부위로 하늘을 상징하여 공기를 요리하는 폐와 태양을 상징하는 심장이

들어 있다. 크다는 것은 좋지만 약점이 있다. 서양인은 폐가 큼으로 하여 폐기능계 기관에 질병이 발생하면 치명적일 수가 있다. 예를 들어 감기라든가, 비염, 기관지염 등에 약하고, 담배의 장점은 없고 단점만 있다. 서양인은 심폐가 크므로 인하여 젊어서는 매우 활동적이지만 늙으면 심폐질환으로 많이 시달림을 받는다. 하나의 예로 서양인은 담배를 피우는 중 쓰러져 죽는 사람이 많다. 미국 통계만 보아도 1년에 4~5천명이 담배를 피우다가 쓰러져 죽는다고 한다. 그래서 담배를 마약 다음으로 위험물 취급을 하는 것이다. 담배는 심장을 살리기도 하고 멈추게도 한다.

- **참고** : 서양인은 폐가 약하므로 진폐증에 걸릴 확률이 동양인에 비해 훨씬 높다. 그래서 석탄이 주에너지 시대인 5~60년대 동양인들을 대거 수입해서 석탄을 캤다. 독일 석탄 광부 수출이 그 실례이다.

다섯 : 서양인은 산후풍이 없고, 동양인은 산후풍이 있다. 산후통은 임신한 여성에게만 일어나는 특수변화이다. 서양여성은 산후 피부모공이 커지고, 동양여성은 산후 피부모공이 작아진다. 이로 인하여 서양여성은 산후 얼음을 씹어 먹고, 피부에 얼음 마사지를 하여 모공을 줄이는 일이 산후조리다. 여기에 반하여 동양여성들은 산후 뜨거운 방에서 찜질을 해야 한다. 바람을 쏘여도 안 되고, 찬물을 묻혀도 안 된다. 좁아지는 모공을 확보해야 하기 때문이다. 앞에서 설명했듯이 피부호흡(약2%)이 작지만 혈액을 신장으로 회수하는 정맥에 추진력을 주기 때문이다. 만약 바람을 쏘이거나 찬물을 묻혀 모공이 오그라들면 피부호흡량이 줄어들고 이로 인하여 정맥의 혈류 속도가 느려져 몸이 붓게 된다. 피부모공이 작아져 몸이 붓게 되면 혈액이 정체되고, 기(氣)가 정체됨으로 신경통이 일어난다. 이를 산후풍이라 하는데 서양에는 이러한 병명이 없다. 또, 모공이 작아져 있음으로 하여 습도가 높아지면 공기 중에 습 알갱이가 많고 굵어짐으로 피부호흡에 장애가 발생한다. 이때 인체 피부세포는 생명 본체의 위기를

감지한다. 이 위기감지 시스템에 의하여 젊은이는 갑자기 성욕이 증가하고, 늙은이는 신경통이 발생한다. 이것은 날 궂이 병이라고 한다. 특히 동양여성 중에서도 혈액형A형이나 B형에게 두드러지게 나타난다.

여섯 : 서양인은 모공이 크고 동양인은 모공이 작다. 무엇으로 알 수 있는가? 습관으로 알 수 있다. 목욕탕에 가면 때밀이 수건이 있다. 서양에는 없는 물건이다. 뜨거운 물에 피부를 불려 때밀이 수건으로 힘차게 문지르면 소위 각질이라고 하는 때가 나온다. 특히 성장기대는 국수발처럼 밀려 나온다. 필자는 가끔 아들의 때를 밀어주면서 "이 때는 모아서 박물관에 전시해야할 명품이다."라고 말하면 아들은 웃는다. 여기서 문지는 서양인의 몸이다. 만약 서양인에게 때밀이 수건을 사용하면 어떨까? 서양인의 몸은 손톱으로 할퀸 것처럼 피부가 상처를 입는다. 그 이유는 모공이 크기 때문이다. 그래서 서양인들은 거품목욕을 한다. 즉, 몸에서 때가 녹거나 문지르지 않아도 자연스럽게 때가 떨어져 나오도록 비누를 개발한 것이다.

이제 천기기관계로 돌아가보자. 폐의 안테나 격인 코로부터 천기를 흡입하게 된다. 코의 기능은 공기를 정화하는 작용과 곧기 기감센서가 있고, 냉난방에어컨이 설치되어 있다. 기감센서에서 5장의 정보요원이 파견되어 있고, 향기의 종류에 따라서 각 요원들은 자신이 소속 장기관에 정보를 보낸다. 이 현상을 취각이라 한다.
다음은 접형동이다. 접형동은 필자가 오관 공통관이라는 별명을 붙였다. 접형동은 눈, 코, 귀, 입, 혀의 오기가 작용하는 곳으로 이곳에 염증이 생기거나 오관중 하나에 이상이 발생하면 오관 전체 기능이 약해진다. 오관이 모두 접형동에 연결되어 있으므로 일어날 수 있는 현상이다.
다음은 성대(聲帶)를 살펴보자. 성대는 발성기관으로 후두 중앙에 두 줄의 인대(기타줄)가 입체적 진동으로 소리를 만들어 낸다. 사춘기에 들면 변성이 되는데 성대(울대)가 커지면서 목소리는 높고 가는 소리(어린이)에서 낮고 굵은 소리(성인)로 변하는데 이는 성대가 좁은 곳에서 나는 소리와 넓은 곳에서 나는 소리의 차이다. 여성은 성대가 남자보다 작으므로 가는 소리가 난다. 쉰 소리나 탁한 소리는 피곤이 주원인이지만, 폐기능이나 기관지, 인후, 후두 등의 이상에서 일어날 수도 있다.

다음은 손톱과 발톱이다. 손발톱은 힘의 탄력벽이다. 만약 인체에서 손발톱이 없다면 현재 쓸 수 있는 힘의 1/10정도 밖에 사용할 수 없다. 예를 들어, 어떤 사람이 선 자세에서 100Kg을 밀 수 있다면, 그 사람이 벽에 등을 대고 1,000Kg을 밀 수 있다는 뜻이다. 또한 손발톱은 손발의 말초(기혈이동의 반환점)를 보호한다. 사람이 걷거나, 달리거나, 물건을 집거나, 들거나, 어떤 상황에서 공격과 방어를 하는 일까지 손발톱은 힘의 최대역량을 발휘할 수 있는 버팀목 역할을 담당한다.

다음은 유방에 대하여 살펴보자. 유방은 인간이라면 누구나 엄마의 젖을 먹고 자랐다. 온 인류가 영원히 엄마의 유방을 향하여 경배를 올려야 할 것이다. 이러한 유방이 폐기능기관에 속한다. 놀랍게도 폐기능계가 약한 서양인들은 유방암에 걸리면 92.5%가 사망에 이른다는 서양의학 통계가 나와 있다. 심지어는 남자들도 유방암에 걸리는 경우가 많다고 한다. 유방의 안전을 위해서는 물론 폐기능계가 안전해야 되겠지만, 특히 유방의 건강관리는 아기가 태어났을 때, 엄마의 젖을 충분히 빨아서 완전히 비우고, 다시 채우는 반복적 행위가 원만히 이루어졌을 때 보장된다. 또 한 가지 방법은 남녀가 사랑을 나눌 때, 유방을 애무하고 빠는 행위가 유방기관의 기를 소통시키므로 기의 소통이 원할할 때만 유방의 건강이 지켜질 수 있다.

다음으로 임파선이다. 물론 임파선은 림프절과 림프관이라는 구조를 가지고 있고, 심장, 비장, 폐의 공동구역이라 할 수 있는데 결핵균이 인체를 공격할 때, 폐가 튼튼한 경우 임파선을 공격한다. 폐의 지분이 많아서이다.

다음은 체내 기의 소통기관으로서 가장 중요한 위치를 차지하고 있는 대장기관이다. 대장에는 맹장, 상행결장, 횡행결장, 하행결장까지 수분을 흡수하는 기관이다. 만약 인체의 중앙 통제소에서 인체에 독성이 유입되었다는 정보가 전달되면 즉시 수분 흡수를 멈추고 반대로 소방호수를 연결 물청소를 실시한다. S결장은 대변을 저장하는 곳인데, 체내 압력을 조절하는 기능을 함께 갖고 있다. 따라서 체내 압력의 적정선 이하일 때는 대변이 나오지 않는다. 또 심신의 부조화로 기가 상기되면 변비가 된다. 직장은 대변이 지나가는 통로이고, 마지막으로 항문이 있다. 항문의 구조는 이중 괄약근이 있고, 항문 주위에는 정맥총이 모여 있다. 이러한 환경은 항문의 임무를 수행하도록 되어 있는 것이다. 항문의 임무는 첫째 인체 압력밸브로 완력을 행사할 수 있는 조건형성이다. 둘째는 대변의 출입을 통제하며, 셋째는 체내 기혈조절의 바로미터로, 인체 내에 기혈의 부조화가 일어나면 항문에서 이상신호가 나타나게 되어 있다. 이는 관찰자의 몫이다.

▼ 地氣器官機能係(지기기관기능계)

• **참고** : 천기흡입은 코, 지기흡입은 입으로 하늘과 땅 사이에 인간이 살고 있으므로 코와 입 사이를 인중(人中)이라 한다. 부연하면 인중이 짧으면 단명한다고 하고, 인중의 골이 깊으면 인덕이 많다고 한다.

지기는 땅의 기운이란 뜻으로 토기(土氣) 즉, 흙의 기운이라 한다. 흙의 기운이란, 곡식, 야채, 과일, 초근목피(약초)를 뜻한다. 이러한 지기를 유입 소화 흡수하는 기관이 비장을 축으로 하여 위장, 식도, 입을 그 계열로 삼는다. 여기에 특이 기관이 존재하는데 목구멍이다. 목구멍은 오장의 지기감지 작용이 동시에 일어나는 편도가 있고, 편도 위쪽에 오장의 천기감지 작용이 공통으로 일어나는 접형동이 있다.
먼저, 편도는 지기가 유입될 때, 인체 오장에 미치는 영향을 감지하여 미리 정보를 보내는 역할이다. 이 정보에 의하여 인체의 모든 기관이 작업을 시작한다. 특히 호르몬계열이 가장 바쁘다. 음식의 정보에 따라서 그 정보에 맞는 소화제를 생산해야 하기 때문이다. 또한 인체에 지극히 부적합할 때는 감지센서가 목구멍을 막으니 토할 수 밖에 없게 된다.

다음으로 접형동은 오장에서 파견된 천기감지센서다. 오관칠규를 소통시키며 오관칠규의 이상 유무를 파악하는 중요기관이다. 오관칠규는 온갖 사물의 정보와 천기를 감지하며 손익을 계산하는 곳이다.

다시 지기작용기관으로 가보자. 입은 지기를 유입시키는 문이다. 이에 앞서 음식이 입으로 들어가기까지의 검문소가 있다. 물론 몸에서 음식을 요구했을 때의 일이다. 그러나 일반적으로 1일 3끼니의 음식을 먹게 되어 있고, 그 외 여러 가지 이유로 과일이나 차, 간단한 간식들이 있다. 지기 유입을 허가하는데는 4단계의 검문소 검역을 통과해야 한다. 첫 번째 검문소가 눈이다. 눈에서 검문에 이상이 없을시 두 번째 코 검문소로 넘겨진다. 코에서 이상이 없을 시 입으로 들어간다. 입에서는 혀의 검문이 있다. 혀에서 검문이 통과되면 이빨은 저작작용을 하는 가운데 혀는 침을 바르고, 동지팥죽에 새알 빚어 넣듯 동그랑땡을 만들어 목구멍으로 넘긴다. 목구멍에서는 앞에서 설명한대로 편도에서 네 번째 검문이 있다. 여기서는 종합검문을 실시하며, 혹시나 거친 고기 가시나 머리카락 등의 이물질을 잡아낸다. 지기가 목구멍을 통과하면 이제부터는 인체의 자동시스템이 가동된다. 만약 어떤 독성이 목구멍은 통과했으나 식도에서 발견되면 횡경막이 조여들어 식도에 음식이 정체되게 된다. 이 현상을 "쳇증"이라 한다. 만약 식도까지도 무사히 통과 했음에도 불구하고 위장에서 독성이나 강한 부적성 음식 정보가 입수되면 설사를 하게 된다. 위장에 음식이 배달되면 위에서는 위산을 분비하여 신맛이 나는 비빔밥을 만든다. 이때, 비장은 전신을 여행 중인 혈액 중 약 1/4을 불러들여 비장을 팽창시킨다. 비장이 팽창되면 등쪽으로는 팽창할 수 있는 공간이 없음으로 복부쪽으로 밀고 나온다. 이때 복부쪽에 있는 위장이 밀리게 되는데 위장은 또 뱃가죽에 막혀 나갈 수 없음으로 위속의 음식물이 십이지장으로 밀려 내려갈 수 밖에 없게 된다. 음식물이 십이지장으로 완전히 내려가면 위장은 빈 공간이 되고, 비장은 끌어 모았던 혈액을 원상복귀 시키는데, 사용기간이 끝난 혈액은 폐기시키고, 일부분 정비하여 내보낸다. 여기까지가 지기 기능계의 몫이다.

- **참고** : 쳇증은 동양인에게만 있는 질병으로 의학사전에는 없는 병명이다. 여기에는 두 가지 원인이 발견되는데 하나는 서양인에 비하여 동양인의 식도감지센서가 정밀하는 점이고(신경예민). 그 둘은 식습관인데 동양인 특히 한국인은 5~10분 사이에 식사가 끝나고 서양인은 대략 한 시간정도 걸려서 천천히 먹는다는 점이다.
- **참고** : 비장이 혈액을 끌어 모으면 전신에 작용하는 혈액의 부족으로 사지가 나른한 증상이 나타나는데 식곤증이다.

▼ 火氣器官機能係(화기기관기능계)

- **참고** : 인체에서 심장을 제외한 전체가 공장이며 가전제품이고, 심장은 전기를 공급하는 발전소에 해당된다. 고로 전기(전력)가 부족하면 저림이 오고, 심하면 마비가 오며, 더욱 심하면 반신불수가 된다.

화기는 우주에서 태양이오, 인체에서는 심장이다. 태양계에서의 태양 질량은 99.866%를 점하고 있다. 이 넓은 곳에 뭇별이 있지만 그 뭇별은 모두 합해야 0.134%의 질량밖에 되지 않는다는 계산이다. 인체에서 심장의 기능도 이와 같다. 심장기능계기관은 중심장기인 심장을 측으로 하여 소장, 혀, 혈관, 심력 생명력, 흉선, 갑상선, 편도선, 임파선 등이 있다.

여기서 먼저 심력(心力)과 생명력(生命力)이라는 생소한 용어에 대하여 살펴보자. 심력은 무엇인가? 심력이란 마음이요, 마음 작용을 일으키는 힘을 말한다. 그럼 생명력은 무엇인가? 그것은 흔히 말하는 기(氣)를 말한다. 옛 의서에 이르기를 "인명은 기혈의 조화로 존재한다."라고 되어 있다. 그럼 氣는 무엇인가? 정확하게 표현하면 기력(氣力)을 뜻한다. 따라서 기혈이란 기력과 혈액을 일컫는다. 다시 말하면 기혈(氣血)이란 기력과 혈액의 준말이다. 그렇다면 기력이란 체내의 氣를 회전시키는 힘이다. 이 힘은 어디에서 오는가? 이 힘이 바로 심장에서 나온다. 즉 심장은 발전기다. 이 발전기의 발전 용량에 따라서 또는 사용량에 따라서 건강이 좌우된다고 보아야 한다. 이 생명력이 인명의 99.86%이므로…

다시 소장으로 가보자. 소장에서는 어떤 일을 하고 있는가? 소장은 두 기능으로 나뉜다. 공장과 회장이 그것인데 공장에서는 십이지장에서 발효된 음식을 받아서 물로 희석시킨다. 수동식 양조법에서 완숙된 술을 거르기 위하여 청주를 뜬 다음 물을 부어 막걸리를 거르는 것과 유사하다. 공장에서 물과 희석된 발효음식은 회장을 돌면서 영양을 흡수한다. 그리고 마지막 고단백질을 충수돌기라고 하는 소장 마지막 꼬리에서 소화흡수하고 대장의 맹장으로 보낸다.

혀는 잘 알다시피 음식을 씹을 때 어금니쪽으로 음식을 밀어 넣는 일, 가시나 돌, 목구멍으로 넘기면 무엇인가 장애가 될 만한 이물질들을 골라내는 일, 음식물을 새알만큼씩 만들어 목구멍으로 넘어가게 하는 일, 음식에 침을 바르고 섞는 일 등이 일차적이고, 두 번째는 맛을 감별하는 일이며, 세 번째는 말을 만드는 작업이다. 여기서 짚고 넘어갈 일은 두 번째의 맛을 감별하는 미각기능이다.

- **참고** : 입안의 침이 산기를 내뿜는 이유는 몸이 필요로 하는 맛으로, 어떤 음식을 변화 시키고자하는 인체의 자동시스템의 화학작용이다.

미각기능은 오장의 종합기능이다. 정확히 표현하면 오미기감(五味氣感)작용기관으로 오장의 정보를 표현하고, 식감에 따라서 정보를 오장으로 보내는 역할을 한다. 예를 들어, 임신부나 아이들이 신맛을 좋아하는데, 그 이유인 즉 임신부는 새생명을 기르느라 에너지가 많이 필요하고,

특히 간이 수고를 많이 함으로 늘 지치게 된다. 또 어린이는 성장하는데 에너지가 많이 필요함으로 역시 간이 수고를 많이 하게 된다. 이에 간을 도와주는 신맛이 필요한 것이다. 여기서 신맛을 시다하지 않고 "맛있다"라고 표현하는 것은 이미 오장의 정보를 혀가 입수하였고, 그 정보에 의하여 입안에서는 이미 산기(酸氣)를 내뿜고 있는데 신맛이 들어와 몸이 요구하는 맛과 일치함으로서 "맛있다"라고 느끼는 것이다.

- **참고** : 냉성체질 즉 혈액형 A형과 B형은 구내염이 많은데 이 또한 같은 이치다. 몸이 열을 필요로 하는데, 찬 음식이 들어올 것을 대비하여 입안에 열기를 작동시킨다. 문제는 열기든 식품이나 뜨거운 음식을 먹어야 하는데, 찬 음식이 들어오니, 입에는 더욱 열이 모이고, 그로 인한 부작용이 구내염이다.
- **참고** : 어린이는 성장시 영양분배가 성장과 활동으르 나뉘는데 우선지급이 성장이다.

다음 혈관은 물류 유통망과 같은 것이다. 즉, 전국의 도로망과 같은 개념이다. 심장기능이 강하면 혈관이 안전하고, 심장기능이 약하면 혈관에 문제가 발생한다. 간단한 예로 고혈압 환자가 뇌졸중을 일으키는 위험요인은 평균치보다 최고 5배인 반면 심장질환자는 최고 18배에 달한다는 의학계의 보고가 정답일 것이다.

또한 심장기능이 강하면 건강도 안전할 뿐만 아니라, 혈관도 깨끗하고, 전력공급이 충분하여 혈액도 깨끗해진다. 다시 말하면 심장기능을 강하게 유지하면 HDL 콜레스티롤 수치를 높이며, 높은 수치를 유지하는 결과가 된다.

다음은 흉선과 갑상선을 살펴보자. 흉선과 갑상선은 그 기능이 유사하다. 사람의 성장기에는 성장호르몬을 분비한다. 그리고 성장이 멈춘 후에는 대사촉진 호르몬을 분비한다. 그 뿌리는 똑같이 심장에 두고 있다. 흉선이나 갑상선에 이상이 발생하면 몸이 무거워지고, 의욕을 잃으며 매사가 귀찮게 느껴지게 되고 쉬 피로하여 규칙적 생활을 하는데 무리가 따를 수 있다.

　마지막으로 편도선과 임파선이 있다. 편도선은 오장의 기감작용이 함께 하는 곳이고, 임파선은 심, 비, 폐의 기감작용이 함께 하는 곳이다. 편도선과 임파선은 피로를 측정하는 미터계 역할을 담당한다.

▼ 水氣器官機能係(수기기관기능계)

　수기는 물이다. 인체에서 모든 전달체계는 물이 담당하고, 그 물을 관리하는 기관은 신장기능계이다. 물은 모든 왕복정보를 담고 있다. 인체내에서는 수기를 통하지 않고는 그 어떤 정보도 전달될 수 없다. 그럼 지금부터 생명의 신비, 물의 신비, 그 세계로 들어가 보자. 수기기관기능계는 신장을 모체로 하여 부신, 방광, 요도, 귀, 골수, 뇌수, 털 등과 함께 생식기관이 있다. 남자의 생식기관은 정낭(고환)과 정관, 전립선, 페니스(子脂) 등이며, 여자의 생식기관은 난소, 난관, 자궁, 벌바(裸脂) 등이다.

　옛 의서에 이르기를 "신장(콩팥)은 2개가 있는데 좌측은 천일수(天一水)라 하여 혈액을 정화하고 수기를 다스리며, 우측은 지이화(地二火)라 하여 심장박동을 시키며 화기를 다스린다."라고 되어 있다. 그런데 현대의학에서는 신장이 하나만 있어도 생명에는 큰 지장이 없다. 그래서 신장적출이나 신장이식이 가능하게 된 것이다. 그렇다면 옛 의서에 쓰인 내용은 틀린 것인가?

　여기서 불연기연(不然其然)을 생각나게 한다. 불연기연이란 "그렇지 않다. 그렇다."라는 뜻이다. 즉 부정 뒤에 긍정이다. 필자가 처음 한의학과 현대의학을 동시에 공부하면서 너무나 많은 이질감 때문에 고민을 했었다. 한의학은 한의학대로, 현대의학은 현대의학대로 따로 적용을 해야 되나, 아니면 현대의학이나 한의학이나 같은 의학인데 함께 버무릴 수는 없을까? 아니면 하나를 버리고 하나만 취해야 하는가? 하는 여러 문제들이 있었다. 그러나 그것은 맹신과 고정관념이었다. 불연기연을 반복하다 보니, 어느 날 맹신과 고정관념을 버리게 되었다. 맹신과 고정관념을 버리고 나니 세상이 올바르게 보였다. 동서양 의학이 그럴 수 밖에 없었고, 장단점이 보이고, 함께 버무릴 수 있는 길이 보였다. 다시 말하면 동서양 의학은 동전의 앞뒷면과 같이 하나라는 사실이다. 사람도 한 사람 속에 몸과 마음이 있는 것과 같다. 즉, 동양의학은 생명생리학이요, 서양의학은 물질 물리학이다.

◎ 인간의 생명은 심장으로 통하고, 인체 내의 정보는 신장으로 통한다. (共平)

- **참고** : 인체는 추운 곳에 가면 소변이 자주 마렵고, 더운 곳에 가면 대변이 자주 마렵다.
- **참고** : 열성체질은 스트레스를 받거나 긴장하면 대변을 자주 보고, 냉성체질은 스트레스를 받거나 긴장하면 소변을 자주 보게 된다.

　물리학적으로 되는 부분과 안 되는 부분과 장단점이 있고, 생리학적으로 되는 부분과 안 되는 부분과 장단점이 있다. 이 점을 능히 알고 능히 활용할 수 있을 때 비로소 의자라 할 수 있을 것이다. 그럴더라도 의자로서 할 수 있는 일과 할 수 없는 일들이 또 존재한다는 사실도 알아야 한다.
　이제 본론으로 들어가서 신장의 기능에 대하여 살펴보자. 신장은 혈액을 정화하는데, 네프론이라는 신세관이 담당한다. 신세관은 공기나 기름, 물 등을 정화하는 필터역할이다. 이 외에도 신장의 기능은 무수히 많다. 체온조절, 체압조절, 대변조절(변비와 설사), 정보집합보관, 정보전달 등이 있다.
　다음은 부신이다. 부신은 신장 위쪽에 혹처럼 붙어 있는 기관이 부신이다. 이 작은 기관이 놀라운 마술 상자이다. 많은 다종의 호르몬을 생산하지만 필자가 발견하고 놀라움을 금할 수 없었던 것은 에피네프린과 노르에피네프린, 코티졸 등이다. 이 호르몬은 심장박동과 심장의 수축이완 그리고 관절의 통기(通氣)에 관여하고 있다는 점이다. 그 옛날 한의학의 기록에 콩팥이 심장박동을 시킨다는 구절이 과학적으로 입증되었다는 점이다.
　다음은 방광기능이다. 방광은 신장의 명령 수행기관이다. 방광괄약근은 방광의 개폐기로 체온 조절이 필요할 때 여닫게 된다. 요도는 수로(水路-소변통로)이다. 즉 방광과 요도는 스트레스에 예민하게 반응한다. 따라서 사람이 스트레스를 받거나 긴장하게 되면 사람에 따라 똥이나 오줌이 자주 마렵게 된다. 이는 체압과 체온과도 관계가 깊다. 참고로 심장과 신장의 강약에 따라서 스트레스와 정비례한다. 당류코르티코이드라는 호르몬이 부신피질에서 생산된다는 사실이 이를 뒷받침한다.

다음은 귀에 대하여 알아보자. 귀는 온갖 세상의 소리에 대한 정보를 입수 수신하는 기관이다. 벌레가 기어가는 소리에서부터 천둥소리까지 모두를 수신하여 신장으로 보낸다. 귀는 소리를 수신하는데 하나만 있어도 충분하다. 그런데 2개가 있다. 2개가 있는 뜻은 소리의 입체성 때문이다. 즉 소리의 멀고 가까움, 크고 작은 위치 등을 파악하는데 요긴하다.

다음은 척수를 살펴보자. 척수는 골수라고도 하는데 골수는 신장의 하부 즉 요추 3~4번간에서부터 연수까지 뇌로 연결된다. 골수는 조혈작용을 하며 신장에서 받은 정보를 뇌로 전달하는 기능과 뇌의 정보를 전신으로 전달하는 왕복기능을 갖는다. 또한 골수를 따라 신경조직이 흐르는데 좌우가 교차된다는 사실이다. 머리, 가슴, 복부, 하체 즉 경추와 흉추사이, 흉추와 요추사이, 요추와 천추 사이에서 이루어진다. 머리와 몸통의 대교차(大交叉)지점이 대추인데 이곳에서 머리와 몸통의 신경이 교차된다. 이로 인하여 우측 뇌에 이상이 발생하면 몸통에서는 좌측이 불편해지고, 좌측 뇌에 이상이 발생하면 우측 몸통에 불편이 온다. 중풍(반신불수)등이 그러한 예이다. 소교차(小交叉)는 안면마비(구안와사) 같은 것으로 우측 안면에 이상이 오면 좌측 팔이 불편하고, 좌측 팔이 불편하면 우측 복부에 이상이 있고, 우측복부에 이상이 있으면 좌측 다리에 불편함이 발생한다. 사람에 따라서 차이는 있지만 어떤 사람은 우측 전체가 불편하기도 하고, 어떤 사람은 좌측 전체가 불편하기도 하다. 또 체질에 따라서 열성체질(혈액형 O형과 AB형)은 우측이 불편한 사람이 많고, 냉성체질(혈액형 A형과 B형)은 좌측이 불편한 사람이 많다.

다음은 뇌로 가보자. 뇌는 밑에서부터 척수, 연수, 뇌교, 중뇌, 시상, 뇌궁, 대뇌에서 아래 방향으로 송과체, 소뇌 그리고 시상하부에 뇌하수체가 있다. 다시 말하면 뇌는 신장기능계의 부속 기관이며 신장에서 모아진 정보가 척수를 통하여 연수 뇌교, 중뇌, 시상, 뇌궁을 통하여 대뇌르 전해진다. 대뇌는 전화국의 교환기와 같은 역할을 한다. 송신자의 정브가 교환기에 입력되면, 대뇌에서는 입력된 정보를 소뇌를 향하여 재발송하는데 이때 분류되는 정보가 호르몬계와 운동 신경계다. 호르몬계에 접수된 정보는 뇌하수체와 송과체를 거쳐 연수와 척수를 지나면서 전신으로 정보 배달이 이뤄지고, 소뇌어 접수된 정보는 전신 운동 신경계로 전달된다. 이것이 인체 내에서 유통되는 정보시스템이다.

다음은 인체의 털에 대하여 살펴보자. 인체의 털에는 머리카락과 수염, 체모, 겨드랑이 털, 음모 등으로 분류된다.

- **참고** : 옛날 부엌에서 여자(특히 며느리)들이 그릇을 잘 깨는 경우가 있다. 깨고 싶어 깨는 것이 아니고, 자신도 모르게 그릇을 들었는데 손에서 미끄러져 빠져나와 떨어지니 깨지는 것이다. 그것은 심장병의 일종이다 손에 땀이 나지 않음으로 힘이 없어서가 아니고 미끄러지기 때문이다.

이제 물에 대하여 살펴보자. 우선 지구는 3/4이 물이라고 한다. 따라서 지구의 자식에 해당하는 인간도 70~80%가 물이라고 한다. 그럼 물이란 어떤 존재인가? 물론 과학적으로 H^2O의 결합체로 액체(물), 고체(얼음), 기체(수증기)로 변화하는 무색무취무미의 물질이라는 사실을 몰타서가 아니다. 여기서는 물의 작용에 대하여 묻고 있다. 물은 환경에 따라서 천변만화하는 물질이며, 모든 생명체의 근원이며, 정보전달의 절대매개체이다. 특히 인체 내에서의 작용은 생명을 대신한다. 그 물의 관리자가 신장이다. 몸이 생명체 밖에서는 수평자 향성이지만, 생명주머니 내에서는 입체균형

분산 지향성이다. 인체 내의 모든 정보는 물속에 있다. 인체내의 물이다 함은 혈액을 비롯하여 호르몬, 내외분비액 등 수분일체를 말한다. 만약 인체의 체표나 뼈속에 어떤 정보나 기능이 있다 할지라도 물이 없다면 아무런 작용도 기능도 일어나지 않는다. 이처럼 물은 생명 그 자체이다. 또한 물은 파장, 진동, 전류에 대한 공통감응이 민감하고 정보의 직접, 기억에 오차가 일어나지 않는 정밀함이 있다. 이러한 물의 기능이 정상작용하는 환경은 비장기능의 정상유지에 있다. 체외 피부나 9규(九竅)의 기능과 작용은 수분이 있을 때만 가능하다. 예를 들면 청각, 시각, 후각, 미각, 촉각 등이 그렇고, 사람이 물건을 잡거나 들 때도 수분이 없으면 불가능해진다.

다음은 신장기능계에서 또는 인생에서 중요한 종족보존에 관여하는 생식기관 기능이다. 생식기관은 남녀에게 있어서 약간의 차이가 있다. 남자는 정보를 주고, 여자는 정보를 받기 때문이다. 여자의 생식기관은 음핵, 외음순, 내음순, 요도, 질구, 질, 자궁경부, 자궁, 나팔관, 난소로 이루어져 있고, 난소에서 난자가 생산되어 나팔관을 거쳐 난관에서 정자와 만나 수정하게 된다. 수정이 되면 자궁으로 내려와 착상을 하게 되는데 착상이 되면 이를 임신이라 한다. 남자의 생식기관은 귀두, 요도, 전립선, 고환, 정낭으로 이루어져 있고, 정낭에서 정자가 생산되어 전립선을 지나 요도를 빌려 귀두에서 정액이 분출된다.

▼ 木氣器官機能係(목기기관기능계)

목기능계는 중심 장기관이 간이다. 간기능계에는 간을 축으로 하여 쓸개, 간관, 담관, 간담총관, 담췌공통관, 췌장, 십이지장, 그리고 간의 내외정보 송수신기로 눈이 있다. 간기능계의 근본기능은 인체가 필요로 하는 영양소의 흡수를 위한 분해효소의 생산이다. 인체에서 골다공증이 발생하거나 빈혈이 발생하거나 아니면 비타민 부족증상이 나타나거나 미네랄이 부족하거나 하는 일련의 증상들은 모두 간기능의 부실 때문이다. 하나의 예로 칼슘이 부족해서 골다공증이 발생했다고 하자. 그것은 간기능에서 생산하는 칼슘분해효소가 생산되지 않고 있다는 뜻이다. 그렇다면 치료는 어떻게 해야 하는가? 일반 의학적 상식으로는 칼슘을 공급해준다. 그럼 칼슘이 인체에서 흡수되는가? 아니다. 만약 흡수가 된다면 이 땅에서 발병하는 골다공증 환자는 없을 것이다. 그러나 1년, 2년, 3년 5년을 지속적으로 그것도 의사의 지시나 처방어 따라서 복용을 해도 치유는 멀다. 그 이유는 무엇인가? 즉 분해효소가 없기 때문이다. 그럼 분해효소가 없는데 칼슘은 인체에 흡수되어 어디로 가는가? 인체에 흡수된 칼슘은 분해효소가 없으므로 갈 곳을 잃고 떠돌이 신세가 되고 만다. 그러다가 탄산을 만나면 석회가 되고, 지질을 만나면 돌이 된다. 석회가 되어 떠돌게 되면 인체의 선(腺)조직에 쌓이기 쉽다. 인체에서의 선조직은 많다. 타액선, 선하수체, 루선, 갑상선, 편도선, 부갑상선, 흉선, 임파선, 부신, 췌장, 비장, 고환, 난소 등인데 주로 호르몬분비 계통이다. 또 있다. 호르몬분비와는 상관없는 유방조직 안 손끝이나 발가락 끝의 혈관조직이 없는 말초부위에 석회가 쌓이면 통풍이라는 질병이 발생한다. 또 간이나 담낭, 담도, 신장이나 방광, 요도 등에서 석회가 지질을 만나면 돌이 된다. 이를 결석이라 부른다.

    그럼 간의 실체를 알아보자. 간은 간문맥을 통하여 영양을 흡수하고, 그 영양으로 영양분해효소를 생산하며 더욱 강력한 분해효소를 만들기 위하여 담낭에 간즙을 저장하는데, 담낭은 효소의 발효실이다. 간즙과 담즙이 각기 배출되어 간담총관으로 흐르다가 췌장과 만나는데 이를 담췌공통관이라 한다. 위장에서 위산으로 비벼진 음식물이 십이지장으로 들어오면 담췌공통관에서 발효효소와 함께 짠맛 비빔밥을 만들어 발효시킨다. 십이지장은 후복막속에 들어 있어, 인체에서 가장 뜨거운 열을 받고 또 짠맛이 발효를 촉진함으로 속성발효가 이루어진다. 이곳의 상황설명을 좀더 자세히 할 필요가 있다. 왜냐하면 아직까지 동서 의학계에서 십이지장의 설명이 상식이하이기 때문이다. 십이지장의 발효시간은 대략 2시간 정도인데 막걸리 발효시간이 2~3일 걸리는데 비한다면 초고속 발효인 셈이다. 만약 이곳에서 발효제가 약하여 음식 발효가 제시간에 이루어지지 않으면 부글부글 끓어서 가스가 많이 발생한다. 문제는 이곳에서 발효가 더딜 경우 십이지장문이 열리지 않으므로 음식물이 소장으로 나가지 못하고 계속 갇혀 있게 된다. 이때 발생된 가스 역시 소장으로 나가지 못하고 위장으로 밀고 올라온다. 그럼 가스인데도 불구하고, 위장에서는 음식물로 착각하고 위산분비를 시작한다. 그럼 위장벽은 위산에 의하여 염증이 발생하고, 가스는 계속 식도를 타고 올라옴으로 목에서는 신트림이 발생한다. 매우 기분이 나쁠 것이다. 이러한 현상이 자꾸 반복되면 식도까지 염증이 발생할 수 있다. 만약 식도에 염증이 발생하게 되면, 습관적으로 음식만 먹게 되면 체하거나 식도역류증이 발생한다. 즉 열성체질은 간기능의 약화에 의하여 가스발생률이 많고, 냉성체질은 심장기능이 약하여 뱃속이 냉할 때 가스가 다량 발생함으로서 뱃속이 더부룩하고 복부팽만증이 일어날 수 있다. 십이지장에서 완전 발효가 이루어지면 십이지장 문이 열리고 음식물은 소장으로 이동하게 된다.

- **참고** : 서양인은 이러한 식도역류증으로 고생하는 사람들이 많은데 아직 그 원인도 찾지 못하고 있지만 그들은 60세를 넘기기 힘들다고 한다. 서양의학계의 통계에 따르면 약 20%정도가 식도역류증으로 고생한다고 한다.

다음은 눈으로 가보자. 눈은 간기능계에 속한 기관인데 어떤 기능이 있는가? 눈은 간기능계의 정보기관이다. 인체외부의 정보를 간으로 전송하고, 간기능계의 정보를 눈에 새김 하여 타인으로부터 정보를 읽게 된다. 즉 간의 안테나인 셈이다. 눈은 모든 시각적 정보를 입력한다. 색상, 거리, 질감, 입체감, 사물의 위치, 크기, 이동, 분별 등의 정보와 글을 읽고, 상대의 표정을 읽고, 감정과 감정의 변화를 읽고, 외물로부터의 공격을 읽고, 지리를 읽으며, 자신의 마음, 몸, 감정 등과 그 변화 등을 표현한다. 눈에는 질병도 수십종이나 된다. 대충 헤아려 본다면 난시, 근시, 원시, 노안, 안구돌

출증, 백내장, 녹내장, 결막염, 안구건조증, 유루증, 유형성 안질 등 무수히 많은 병명들이 있다.

▼ 인체의 부분기관과 그 작용

骨(골)

뼈는 인체의 모양을 형성하는 구조물이다. 그리고 인체의 주요기관을 보호하는 가림막이다. 여기에 필요한 뼈는 총 206개로 사람에 따라서 몇 개가 더 있을 수도, 덜 있을 수도 있다. 부위별로 보면 두개골이 22개, 후골(척추와 천골)이 26개, 상지골이 64개(손27×2), 하지골이 62개(발 26×2), 이소골(귀)이 6개, 늑골이 24개, 흉골이 1개, 설골이 1개 등이다. 여기서 생명학적 관점을 추가하면 치아(이빨) 52개(유치 20개, 영구치 32개)와 손톱 10개, 발톱 10개가 더 있다. 즉 72개가 더 있는 셈이다. 또 있다. 척추 추골 사이에 연골(추간판, 디스크)이 24개가 있다. 또한 후골이 26개로 되어 있는데 실제는 경추골 7개, 흉추골 12개, 요추골 5개, 천추골(봉합골) 5개, 미추골 4개로 합하여 33개로 구성되어 있다. 인체 속에서 골격의 중심은 천추골과 골반골의 합체에 있다. 따라서 인체의 기울기(자세의 흐트러짐)는 고관절 이상으로부터 시작된다.

• **참고** : 膜은 한의학에서 말하는 經絡이다.

關節(관절)

관절은 뼈와 뼈의 연결부위를 일컫는 말이다. 관절은 모양에 따라서 절구공이 관절, 경첩관절, 안장관절, 축관절, 윤활관절, 평면관절, 연골관절, 활관절, 굳은 연골관절, 봉합관절 등 여러 종류가 있다. 사용강도와 기능에 따라 관절모양이 달라진다. 뼈는 대부분 독립되어 있고, 다른 뼈와의 연결 부분은 연골로 덮여 있고, 이 연골은 다시 골막과 연결되어 있으며 뼈와 뼈는 인대로 묶여 있다.

靭帶와 膜(인대와 막)

인체에서의 인대는 뼈와 뼈를 연결하며, 운동기능을 담당한다. 대표적인 예가 아킬레스건이다. 즉, 힘줄(심줄)이다. 힘줄이 끊어지면 운동이 불가능하다. 인대와 유사기능기관이 막(膜)이다. 또 막과 유사기능이 피부(가죽)다. 인대는 기(氣)의 통로이다. 따라서 기가 유주하는 통로는 내부로는 골막으로부터 인대, 근막, 간막, 장막, 횡경막, 복막, 후복막, 섬유띠, 장, 혈관, 피부 등이다. 인체의 힘은 그 사람의 막의 강도와 정비례한다. 또한 막의 강도는 그 사람의 기(氣)와 비례한다.

筋肉(근육)

근육은 뼈와 인대의 언덕이다. 뼈와 인대가 안전하게 보호되고 힘을 쓸 수 있는 버팀 역할을 한다. 그래서 버팀목 역할을 잃어버린 노인들은 무력하다. 따라서 근육은 젊음의 상징이라고도 할 수 있다. 근육에는 골격근과 심장근, 평활근이 있다. 골격근은 일반적인 근육이고 심장근은 심장근육이며, 평활근은 소화기관이나 방광 등이다. 여기서 사람의 의지대로 움직여 주는 근육이 골격근이고 심장근과 평활근은 사람의 의지와는 상관없이 인체의 자동시스템에 의하여 운동하는 근육이다. 이를 다른 말로 표현하면 골격근은 횡문근 또는 수의근이라 하고, 평활근은 불수의근이라 하는데 심근도 불수의근에 해당된다.

肥肉(비육)

비육은 곧 살이라는 뜻이다. 옛날에는 살이 찌면 부자로 통했던 시절이 있었다. 하지만 세월이 변하고 의식이 변함에 따라 지금은 가난한 사람으로 통한다고 한다. 슬픈 일인지, 즐거운 일인지 분간하기 어렵다. 정확히 표현하면 살은 피하지방을 일컫는다. 또한 피하지방이 많아지면 피부와 근육을 뚫고 들어가 쌓이게 된다. 그렇게 되면 피부가 트기도 하고 근육이 무력해지기도 한다. 적당한 피하지방이라면 힘이나 지구력의 원천이 되기도 하지만 다량의 피하지방은 기혈(氣血)의 순환이나 순발력을 떨어뜨림으로서 각종 질병의 원인을 제공하기도 한다.

살이 찌는 이유는 수입에너지보다 지출에너지가 적을 때 살이 찐다. 가장 큰 이유로는 심장, 신장 기능의 약화에서 기인한다. 심장기능이 약해지면 체내에 지방이 쌓이게 되고, 신장기능이 약해지면 체내에 수분이 쌓이게 된다. 그러나 사람에 따라 반대현상이 일어나는 경우도 있다. 또한 오장의 균형이 무너져 조화롭지 못할 때나 유전성 당뇨병을 앓을 때도 살이 찐다.

血管(혈관)

혈관은 혈액이 흐르는 관이다. 주택에 상수도와 하수도가 설치되어 있는 것과 같이 동맥과 정맥이 있다. 이러한 혈관의 총 길이는 11만 Km이다. 혈관의 강도는 심장기능과 정비례한다. 심장이 강하면 혈관 역시 강하여 사고가 아닌 이상 출혈할 일은 없다. 그러나 심장기능이 약하다면 문제는 달라질 수 있다. 또한 심장기능이 강하다면 혈관이 막히는 일도 일어나기 힘들다.

皮膚(피부)

피부는 폐기능에 속하며 생명주머니다. 힘의 주머니이기도 하다. 피부의 주요기능은 생명주머니로서 생명을 보호하며, 털을 기르고, 호흡을 하며, 체내의 건강 정보를 표현하며, 체온을 조절하는데 주요 기능을 담당한다. 피부가 담당하는 호흡량은 2%에 불과 하지만 그 호흡이 정맥의 혈액을 흐르게 하는 절대적 역할이므로 만약 피부호흡기능이 30%정도만 막혀도 혈액의 흐름이 정지되어 생명을 유지할 수 없게 된다. 피부의 넓이는 대략 반평정도 된다. 피부에는 한선이 약 300만개, 모공이 약 150만개로 열을 조절하고 호흡을 하고, 세균의 침입을 방어하고 살균하며 생명을 감싸 보호하고 있다.

毛髮(모발)

모발은 머리카락과 수염, 음모, 체모 등이 있다. 또 눈썹과 속눈썹, 콧털도 있다. 일반적으로 사람에 따라 차이는 있겠지만 모공이 130~140만개, 머리카락 10~12만개, 수염 3만개(1cm2당 120~150개)등이며 그 외 음모와 액모, 눈썹, 속눈썹, 콧털, 귀털 등이 있다. 이러한 체모가 서양인에게는 많고 동양인에게는 적다. 또한 길이도 동양인보다 서양인 모발이 더 길다. 모발은 피부를 보호하고, 피부의 접촉부위의 짖물음을 예방하고, 열을 식히며 피부호흡을 돕는다. 성서에 의하면 삼손이 머리칼을 잘린 후 힘을 못쓰고 상대편 병사들에게 죽임을 당한다는 기록이 보이는데 조금은 이해가 가는 말이다. 머리칼을 면도질하는 스님들의 모습도 일맥상통하는 바가 있다.

脊髓(척수)

척수는 척추골속의 신경세포와 섬유로 되어 있는 결체질의 물질인데, 쉽게 표현하면 회백색의 지방과 단백질 덩어리다. 척수는 뇌수와 연결되어 있고, 인체의 모든 정보를 전달하는 광케이블과 같은 역할을 한다. 또한 척수는 골수라고도 하는데 조혈작용을 한다. 백혈병이나 재생불량성 빈혈 환자들에게 이 골수를 이식함으로서 정상인이 되도록 하는데, 여기서 중요한 사실은 골수를 받은 환자의 혈액형이 골수증여자의 혈액형으로 바뀐다는 사실이다.

腦(뇌)

<人體 정보전달체계>
※ 대뇌는 전신전화국의 교환기와 같은 역할이다.

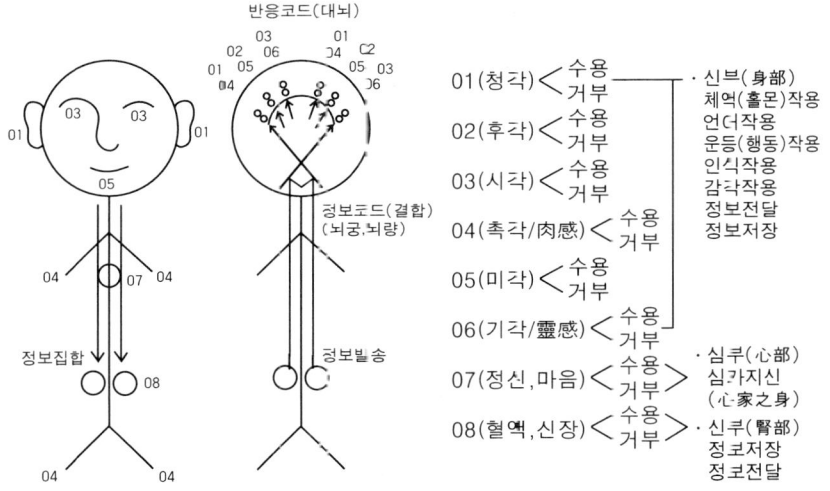

뇌는 신장기능의 부속기관이다. 뇌의 기능을 크게 나누면 정보수신기능과 정보감응기능이다. 정보수신기능은 육감의 정보를 신장에서 집합하여 중추신경을 경유, 연수, 간뇌, 뇌궁뇌량까지의 기관작용이다. 정보감응기능은 대뇌, 뇌하수체, 소뇌, 척수로 되돌아가는 기관작용이다. 즉 대뇌는 정보를 저장하는 기관이 아니고, 정보변환기관이다. 다시 말하면 대뇌는 전화국의 교환기 역할이다. 따라서 뇌는 인체의 모든 기능에 관한 코드가 다 있다. 이 코드에 인체가 내외적으로 접하는 모든 정보가 입력만 되면, 바로 인체가 반응하도록 되어 있다. 만약 뇌출혈로 인하여 기능(전달) 불능의 코드가 있다면, 몸에서 어떤 정보를 발송했을시 감응반응이 없다. 또한 정보가 옆코드에 접속되게 되면, 발송정보와 관계없는 감응반응이 일어날 수도 있다.

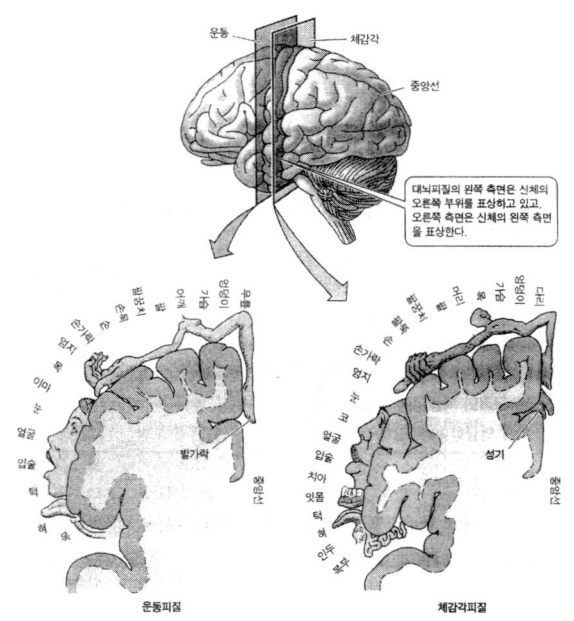

◀ 신체는 1차 운동피질과 1차 체감각피질에 표상되어 있다

1차 운동 및 1차 체감각피질의 단면에 신체의 지도가 표상되어 있다.

신체의 부위별 위치가 피질 위에 표시되어 있다.

▼ 사람의 대뇌

(a) 각각의 대뇌반구는 네 개의 두엽으로 나눠진다.

(b) 각기 다른 기능들이 대뇌두엽의 특정영역에 위치해 있다.

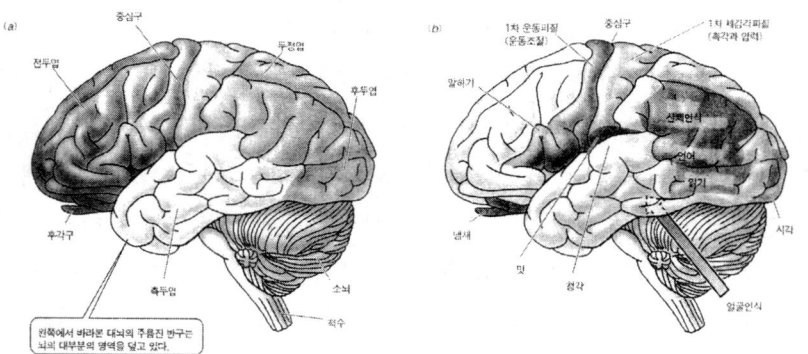

- **참고** : 뇌의 정보변환

  下向上 : 신장→척수→연수→뇌교→중뇌→시상→뇌궁→뇌량

  上向下 : 대뇌→송과체→시상하부→뇌하수체→소뇌→척수

耳(이)

귀는 소리정보에 관한 안테나 기능이다. 세상의 온갖소리를 신장으로 보낸다. 귀 또한 신장기능계의 한 부속기관이다. 귀가 둘이어야 하는 이유는 무엇인가? 만약 귀가 하나만 있다면 어떤 현상이 일어날까?

먼저 귀가 하나만 있다면 소리가 들린다. 그러나 소리의 색깔은 들리지 않는다. 즉 높은 소리, 낮은 소리, 가는 소리, 굵은 소리 등이 들린다. 귀가 둘이 있을 때는 먼 곳 소리, 가까운 곳 소리, 좌우 소리, 음색 등 입체적으로 소리가 들린다. 이것이 둘과 하나의 차이다.

目(목)

눈은 인간이 세상을 확인하고 긍정하는 사물의 잣대다. 눈은 간기능계의 한 기관이며, 간의 안테나 기능이다. 눈은 간의 건강 상태를 나타내며, 색과 빛, 사물의 형태와 이동, 변화 등 한 마디로 세상을 녹화 또는 생방송 한다.

눈은 마음의 창이라고도 한다. 즉 마음을 눈으로 표현하는 것이다. 그렇다고 의식적으로 마음을 표현할 수는 없고 표현된다고 해야 옳을 것 같다. 사람이나 짐승이나 감정이 있는 동물은 자세히 눈을 바라보고 있으면 그 진심이 보인다.

口(구)

입은 지기(地氣)의 출입구다. 그래서 형식상 비장의 안테나라고 할 수 있다. 하지만 입은 더 큰 의미를 갖는다. 인간, 인체, 인생의 대변자다. 인체 내외의 온갖 정보를 표현한다. 정보의 분석을 각 기관에서 하고 인체는 그 정보들을 종합하고, 입은 그 분석 종합된 정보를 발표한다. 이 발표가 잘 되면 죽어가는 사람이 살게도 되고, 잘못되면 멀쩡한 사람이 죽을 수도 있다. 말이 칼보다 무서운 셈이다. 그래서 옛 선인들 가라사대 "입조심 하라." 했다.

鼻(비)

코는 천기(天氣)의 출입구다. 옛 의서에 이르기를 "생명은 호흡지간에 있다."라고 했다. 이 호흡의 출입구가 코다. 코는 폐기능계의 한 부속기관으로 폐의 안테나 역할을 수행한다. 냄새의 정보와 공기의 청탁을 자질한다. 콧털로서 벌레의 침입을 막고 먼지를 걸러 낸다. 비갑개는 공기를 체온에 가깝도록 데우기도 하고, 냉각시키기도 한다. 또한 콧속에는 말초혈관이 있어 뇌압이 오르면 코피가 나서 뇌를 보호하기도 하는데, 만약 코피가 나오지 않으면 뇌출혈이 되어 중풍이 되기도 한다.

舌(설)

혀는 심장기능계의 한 기관이며 심장의 안테나 기능이다. 또한 이목구비설(耳目口鼻舌)은 오장의 종합 비서관 격이다. 심장기능이 왕성하면 혀는 자유롭고, 심장기능이 약하면 혀는 자유롭지 못하다. 심장은 하늘을 상징하고 태양을 상징한 까닭이다. 여름엔 만물이 자유롭고, 겨울엔 만물이 자유롭지 못한 이치와 같다. 심장이 약하면 혀가 자유를 잃어 굳어지게 되고, 혀가 굳으면 먹는 것, 말하는 것이 부자연스럽다. 또한 심장이 약하면 표현이 늦어져서 저능아란 낙인이 찍히기도 하고, 말더듬이나, 남으로부터 알아들을 수 없는 말을 하기도 한다. 혀는 미각의 주인공이기도 하다.

糞(분)

똥은 사람이 먹은 음식물이 발효되어 영양분을 모두 뺏기고 S결장에 모였다가 체압조절용으로 밀려나오는 발효된 음식물의 찌꺼기가 바로 똥이다. 옛날에는 이 똥을 썩혀서 비료를 대신했다. 그러나 세월이 흘러 시대환경이 변함으로 인하여 이제는 경제를 좀먹는 쓰레기 신세가 되었다. 똥에는 인체의 정보가 들어 있다. 대략 똥이 인체에서 나와 잘퍼지면 열성체질의 똥이고, 단단하게 굳어 있는 똥은 냉성체질의 똥이다. 따라서 냉성체질은 변비가 많다. 그 이유로는 냉성체질의 특성상 신장기능이 약함으로 하여 체압조절이 원활하지 않기 때문이다.

尿(뇨)
오줌은 정맥에서 흐르는 혈액이 몸 속 노폐물을 실어와 신장으로 보내면 신장에서 그 노폐물을 걸러 방광으로 보낸다. 방광에서는 순수 수분을 몸으로 보내고 더 이상 중화할 수 없는 수분과 노폐물을 저장한다. 방광속의 저장된 오줌은 체온조절용으로 사용된다. 즉 체온이 떨어지면 소변을 내보내고, 체온이 상승하면 수분을 좀 더 요구한다. 또 몸이 긴장하면, 이완시키기 위하여 소변을 내보내 체온을 높이고, 체압을 떨어뜨리기 위하여 똥을 내 보낸다. 다시 말하면 압력을 줄이고 열을 올리면 긴장된 몸이 좀 더 부드러워지기 때문이다.

耳(정)
귀지는 소위 귓밥이라는 것이다. 귀지는 왜 생기는가? 귀는 소리만 수집하는 기관이 아니다. 뇌의 열을 조절하는 기능도 있다. 그래서 추운 곳에 가면 귀가 빨개지면서 열이 나고, 더운 곳에 가면 귀가 핏기가 없어지면서 차가워진다.

이때 귀 고막 주위를 촉촉이 적셔주는 윤활성 습기가 상존한다. 뇌에 열이 필요이상으로 높아지거나 뇌압이 필요이상으로 높아지면, 사람에 따라서 습기가 많아지거나, 반대로 건조현상이 나타난다. 좀 더 상태가 악화되면 귀에서 물이 흐르거나, 귓속이 심히 건조하여 소리가 저 멀리서 들리는 현상이 나타나기도 한다.

귀지는 상존하는 귓속의 습기와 공기 중의 먼지(귀도 공기를 호흡함으로), 때(귓속의 습기가 마른 – 땀이 마른 것과 같은), 각질 등이 모여서 만들어진다. 가끔은 모기나 파리 등 곤충들이 들어가기도 한다. 그래서 귓속 귀지가 많으면 듣는데 방해가 되거나, 신경이 많이 쓰임으로 불편할 수 있다.

- **참고** : 간질 — 氣가 막히므로 가끔, 또는 자주 영사기 필름이 끊기는 현상이다.

涕(눈물체)/淚(눈물루)

- **참고** : 서양인은 울 때 콧물이 먼저 나온 후 눈물이 나오고, 동양인은 눈물이 먼저 나온 후, 콧물이 나온다.

눈은 눈물샘과 눈물하수관(루관)이 있다. 눈물샘에서는 눈물이 나오고 루관으로는 눈물이 빠져 나간다. 루관은 콧속 부비동으로 연결되어 있다. 사람들에게 노화가 찾아와 누관이 막히거나, 젊었을 때라도 어떤 이유로 누관이 막히면 눈물이 눈 밖으로 나와 얼굴로 흐른다. 눈물은 눈을 보호하고, 눈의 이물질을 청소제거하고, 사물을 볼 수 있는 환경을 만들어준다. 만약 뇌압력이 오르거나, 안압이 오르면 사물을 정확히 보기가 힘들어지고, 안구건조증이 발생할 수 있다. 사람들에게 감정이 폭발되면, 눈물이 쏟아진다. 쏟아지는 눈물은 절망적일 때, 너무 기쁠 때, 감정을 주체할 수 없을 때(감정조절 능력을 잃을 때), 너무 슬플 때, 누관과 관계없이 눈물이 흐른다. 여기서 사람에 따라 반대현상이 일어날 수도 있다. 화가 나는 것이다. 화를 억제하지 못하면 사고가 발생한다. 눈은 간의 안테나 역할이며, 간과 밀접하다. 그렇다면 감정은 간과 깊은 연관이 있다는 뜻이다. 그래서 사람들은 눈물을 흘려야 할 때 눈물이 흐르지 않으면 감정이 메말랐다고들 한다.

泗(콧물사)

콧물은 코의 기능을 원활하게 한다. 그리고 코를 보호하며 공기의 열(온도)과 청탁에 의하여 콧물을 조절하고, 콧털을 청소한다. 콧물은 어느 정도 흘러야 적당한가? 즉 코의 제 기능을 다 할 수 있는가? 귀나 코, 입속이 다

같은 조건이다. 젖어 있어야 한다. 마르거나 흐르면 제 기능을 할 수가 없다. 냄새의 분간도, 냄새의 방향도 어렵다. 특히 폐로 들어가는 온도의 조절이나 먼지 제거가 제대로 이뤄지지 않으며 세균의 침입도 막을 수 없게 된다. 그래서 축농증이나 알러지성 비염을 앓게 되면 코의 기능을 잃어버리게 되고, 코의 질병을 앓게 되면 뇌와의 기(氣)가 소통하는데 장애를 일으킴으로 하여 두통을 유발하는 경우가 많아진다. 콧속의 건조현상은 인체의 허열 현상에서 가장 많이 나타난다. 또 감기가 들기전에도 건조현상이 나타난다.

- **참고** : 허열현상은 신장과 심장의 부조화로 수승화강의 氣흐름이 무너져 열기가 뇌(두부)쪽으로 상승하는 현상인데 우리는 상기증, 중국은 주화입마라고 한다.

唾(침타)

침은 입속의 윤활유다. 혀를 움직이게 하고, 말을 조립하는 절대적 역할을 하며, 잇몸이나 이빨을 보호하고, 입속에 들어오는 세균을 죽이며, 음식물을 목구멍으로 넘어가기까지의 윤활작용과 소화효소작용을 한다. 특히 간기능(효소생산)이 약한 사람은 침샘에서 간기능의 일부를 담당함으로서 침의 소화력이 강력하다. 그래서 자장면을 먹을 때 그릇에 국물이 흥건해지는데 그것은 젓가락에 묻은 침이 음식물을 급속하게 발효시키기 때문이다. 따라서 자장면을 먹을 때 그릇에 국물이 많이 생기면 간기능에 문제가 있는 사람, 국물이 생기지 않으면 간기능이 정상인 사람으로 구별할 수 있다.

또 침의 주요 기능 중 하나가 방어(면역)시스템이다. 침은 살균, 살충, 해독, 독성물질과 독기(毒氣)를 포획하여 가래로 변화시킨다. 따라서 입안에 가래(담)가 생기는 원인은 해로운 음식을 먹었거나, 입속에 문제가 발생했을 경우에 생긴다. 여기서 해로운 음식이란 근본부터 해로운 음식이 있고, 생명력이 약해지면, 이로운 음식도 소화능력에 따라서 해로운 음식으로 분류될 수 있다. 즉 밥 한 그릇의 소화능력이 있는 사람에게 한 스푼을 더 먹었다면, 그 한 스푼은 독으로 간주하여 몸이 거부하게 된다. 거부의 방법으로는 설사, 구토, 가래, 역류, 가스 등으로 표현한다. 또 너무 맵거나 짠 경우 또는 신 경우 입을 벌리고, 침이 질질 흘리게 하는 경우가 있는데 이것은 침으로 입속을 청소하는 현상이다. 옛 의서에 이르기를 "생명이 약해지면 가래가 성해진다."라고 했다.

汗(땀한)

땀에는 일반적으로 자한(自汗, 식은 땀, 허한), 도한(盜汗), 심한(心汗), 수족한(手足汗), 음한(陰汗), 두한(頭汗), 무한(無汗) 등이 있다. 인체에서 땀이 난다고 하는 일반적 개념은 인체의 열조절 이다. 이외의 땀은 대부분 질병을 안고 있는 경우가 많다. 자한은 식은땀이라고 하는데 허한(虛汗)이라고도 한다. 힘이 없이 줄줄 흐르는 땀이다. 도한은 땀이 흐르면서 영양을 싣고 나온다. 그래서 도한이 나는 사람은 땀을 흘리고 나면, 맥이 빠져 움직이기가 싫어진다. 심한은 긴장하거나, 건강상태가 심히 좋지 않을 때 흐르는 땀을 말한다. 무섭거나, 두렵거나, 즉 마음이 약하거나 겁이 많은 사람에게 신경쓰이는 일이 발생하면 심한이 흐른다. 수족한은 손발에 땀이 많이 나는 것을 말하는데 심장과 신장의 기능이 약한 사람에게 많다. 음한은 겨드랑이나 사타구니에 땀이 많이 나는 것을 뜻하고, 두한은 머리나 얼굴에만 특히 땀이 많은 것을 말한다. 그리고 몸에서 땀이 나지 않는 무한증이 있다. 그 외에도 혈한이나 황한 등 여러 종류가 있지만 흔하지 않는 증상이다.

垢(때구)

옛말에 "죽어가는 사람은 때도 싫어한다."라는 말이 있다. 때는 피부의 각질과 피지, 피지에 묻은 먼지, 땀이 가지고 나온 인체 내의 독소와 그곳에 흡착된 먼지 등의 총체가 때이다. 그럼 죽어가는 사람은 왜 때가 싫어할까? 즉, 죽어가는 사람은 때가 싫어하는 것이 아니라 때가 끼지 않는 것이다. 그것은 체내의 대사활동이 멎었기 때문이다. 따라서 성장기 어린이나 청소년들은 대사활동이 왕성함으로 하여 그 만큼 때가 많이 낀다. 실제로 청소년들의 등을 밀어보면 때가 국수발처럼 밀린다. 때를 미는 일은 피부의 호흡을 촉진시키고, 피부 마사지 효과를 불러 일으켜 피부의 기혈순환을 돕는다.

- **참고** : 동서양인의 피부구조가 다름으로 동양인은 때를 밀지만 서양인은 때를 녹인다.

陰陽의 性徵

세상에는 양의(음양)가 있다. 우주가 낳은 지구상의 많은 생명체는 우주를 닮아 암컷과 수컷이 존재한다. 따라서 인간에게도 남녀가 있으니 종의 번식을 위한 성징이 있다. 곤충은 암컷의 몸집이 크고 수컷은 작다. 동물은 수컷의 몸집이 크고 암컷이 적다. 동물의 모든 성징은 오철로 되어 있다. 이는 암수의 결합(정자전달)을 완전하게 하도록 배려된 심오한 우주의 섭리일 것이다. 인간에게 있어서의 성징은 여자가 14세에서 21세에 완성되며, 남자는 16세에서 24세에 완성된다. 그리고 가임기간은 대략 30~40년간 지속된다. 여자의 성징은 생리가 시작되고, 유방이 부풀며 벌바와 자궁이 발달하고 겨드랑이와 벌바 주위에 수염이 난다. 남자의 성징은 페니스가 커지고 턱과 입주위, 겨드랑이, 페니스 주위에 수염이 나며 고환이 발달한다.

- **참고** : 세상의 모든 생명체(동물, 곤충, 식물)는 번식 때만 성교하는 것으로 되어 있다. 오직 사람만 번식과 관계없이 성교를 한다. 사회심리학자들의 연구에 따르면 sex의 목적이 번식 외에 유대강화에 있다고 한다.

제3장 心家之身과 身運之心(主身客心)

　몸은 마음의 집이다. 그러나 그 집을 운영하는 자는 마음이다. 그럼 사람은 몸과 마음 두 가지로 되어 있는가? 그렇지는 않다. 不可分離可不離(불가분리가불리)다. 즉 나눌 수 없기도 하고 나눌 수 있기도 하다. 왜 그러한가? 어떤 사람이 몸은 살아 있는데 마음이 없다면 그러한 사람을 일컬어 "식물인간"이라 한다 그럼 이와 반대로 마음은 살아 있는데 몸이 없다면 무엇이라 하겠는가? 그러한 사람은 없다. 귀신이 있다면 몰라도…

　그래서 인간의 근원은 몸이고(주인) 마음은 그 몸에 깃들어 살다가 먼저 떠나가는 나그네(손님)다. 이를 일러 주신 객심이라 한다. 따라서 여기서는 마음 작용을 살펴보려한다. 사람에게는 일반적으로 마음과 생각과 정신이란 것이 있다. 마음, 생각, 정신은 과연 몸의 어디에 깃들어 있는가? 먼저 마음은 카메라 렌즈에 해당하고, 생각은 렌즈에 나타난 상이며, 정신은 카메라에 찍힌 사진이다. 다시 말해서 마음은 혈액인데 심장은 마음 주머니고, 피는 마음 분자다. 생각은 몸이고 몸의 각 세포는 생각분자에 해당된다. 그럼 정신은 어디에 있는가? 골수에 있다. 이제 마음과 생각과 정신을 정리해보자.

　먼저 마음은 있다가도 없고, 없다가도 있는 것으로 무게의 가벼움이 있다. 그러나 가장 넓게 퍼져 있다. 몸으로 비유하면 피부에 해당된다. 즉 피부에 전달된 정보가 마음이다. 피부에 정보가 전달되면 살과 근육이 움직이게 되는데, 이것은 생각에 해당된다. 이리 저리 생각을 굴린다. 이 생각 저 생각에 잠긴다. 이 생각이 겹이 되면 정신이 된다. 장인정신, 애국정신, 군인정신, 민족정신, 직업정신 등으로 자신도 모르게 무의식 속에서도 변하지 않는 행동이나 사고가 일관된 상태를 정신이라 할 수 있다. 그래서 정신은 골수에 박혀있다 라고 말하는 것이다. 따라서 정신은 바꿀 수 없는 것이 아니고 바뀌지 않는 것을 의미한다. 하여 사람은 가능하다면 어려서부터 좋은 습관을 골수에 박히도록 연습해야 한다. 연습을 많이 하면 습관이 된다. 습관을 오래 유지하면 정신이 된다.

▼ 心治(심치)

心治는 두 방향에서 진행된다. 첫째는 앞에서도 밝혔듯이 마음의 근원인 심장기능강화이고, 두번째는 생각 바꾸기다. 세상에는 氣 도인들이 많다. 하지만 정작 氣가 무엇인지를 정확히 아는 자는 없다. 인체에서의 氣는 電氣다. 인체에 무슨 電氣? 인체에는 전기가 흐른다. 인체에 전기가 흐른다면 발전기가 있을 것이고, 전선도 있어야 된다. 그런데 실제로 존재한다. 심장이 발전기다. 전선은 근막, 골막, 피부, 장막, 횡격막, 인대로 되어 있다. 그럼 얼마만큼 세기의 전류가 흐르는가? 25mA의 세기다. 이 전류가 흐르지 않는 곳에서는 질병이 발생한다. 만약 장막에 전류가 흐르지 않으면 장이 연동운동을 하지 않는다. 반신불수는 이 전류가 전신을 감당할 수 있는 만큼 흐르지 않기 때문이다. 대체로 필자가 그간 연구한 결과를 살펴보면, 냉성체질은 전류가 피부로 흐르고, 열성체질은 골막으로 흐른다. 따라서 냉성체질은 정전기 일어날 확률이 매우 높다. 이러한 연유로 심장기능이 약한 사람은 반드시 심장 생기혈에 좁쌀크기의 쑥뜸을 떠서 보완해야 한다. 심장기능이 강화되면 걱정근심이 사라지고, 스트레스에 강해진다. 따라서 생각 바꾸기가 쉬워진다. 세상의 진리란 원래 알면 손바닥 뒤집기보다 쉽고, 모르면 손에 쥐고도 모른다. 필자가 이 원리를 발견하기 까지는 일반인들이나 지금 이 글을 읽는 독자제현들의 상상을 초월한 무한경지에서 이뤄졌음으로 감히 사족을 달지 말라. 여기서부터는 心治의 두 번째 이야기로 생각 바꾸기를 살펴보자.

▼ 걱정과 근심

걱정이나 근심이란 해결되지 않는 어떤 문제를 놓고, 말로 표현 하는 것이 걱정이고, 속으로 고민하는 것이 근심이다. 근심은 함부로 말할 수 없는 문제로 가슴만 탄다. 옛날옛날 어떤 사람이 두 아들을 두었는데 큰 아들을 나막신(옛날 비올 때 신는 나무로 만든 신) 장사를 하고, 작은 아들은 짚세기 장사를 했다 한다. 어느 날 아들들이 신 장사를 나갔는데 오전 내내 날씨가 화창한 것이다. 장사를 내보낸 이 엄마는 걱정이 태산이다. 큰 아들 나막신 장사가 안 되는 날씨였기 때문이다. 그런데 점심시간이 지나자 갑자기 비가 쏟아지는 것이 아닌가! 아~ 이제는 큰 아들 나막신이 잘 팔리겠구나 하고 기뻐해야 할 이 엄마는 또 다시 걱정이다. 큰 아들 나막신은 팔리겠지만 작은 아들 짚세기를 못 팔아 어떡하느냐고 또 걱정이다. 그런데 석양 무렵 비가 개고, 두 아들이 희희낙락하며 집으로 들어오는데 나막신도 짚세기도 다 팔고 빈손으로 들어오는 것이 아닌가! 이 엄마는 또 걱정이다. 내일 팔 물건이 하나도 없으니 이 일을 어쩔꼬! 그래 옛말에 걱정도 팔자라고 했던가!

▼ 슬픔

　사람은 한 평생을 살아내는데 萬古風霜(만고풍상)을 다 겪어야 끝이 난다. 사람이 살다보면 즐거운 일도 있겠지만 서러운 일도 많다. 슬픔이란 어떤 사건에 잘못이 없음에도 항거불능일 때 슬프다. 또한 부모형제가 죽음을 당하거나 도와줄 능력이 나에게는 없는데, 내 능력 밖의 도움이 필요할 때 나는 슬퍼진다. 또 나는 아무런 잘못도 없는데, 누명을 썼거나 다그칠 때, 내가 자신을 항변해야 함에도, 항변이나 변명을 할 수 없을 때, 또 부모형제가 옆에 있으면 그래도 위로를 받겠지만 그마저 없이 고아 같은 입장일 때 죽고 싶을 만큼 슬퍼진다. 물론 어느 사람이 슬픈 일이야 없겠는가? 마는 옛 속담에 이 설움 저 설움 다해도 배고픈 설움이 제일 크다고 했다. 우리 민족은 배고픈 설움을 많이도 겪었을 것이다. 그래서 우리들 핏속에 그 정보가 가득하여 둘만 모이고, 셋만 모여도 먹자판이다. 요즘 같이 불경기라해도 이 마을 저 마을 곳곳에 "먹자골목"은 성황인 것 같다.

사람은 세상에서 있을 수 없는 슬픔이 닥친다 해도 항상 생각해야 한다. 이 슬픔은 나 홀로 겪는 일이 아니다. 나보다 더한 슬픔도 세상에는 많다. 그러니 나도 참고 이겨내야 한다고… 그래서 세간에 하는 말, "내 설움에 흘린 눈물이 한 말이나 되오." 하면 "나는 서말이나 된다오." 한단다.

▼ 고독

고독이란 외로움이다. 사람이 못나서 외로울 수도 있고, 팔자 때문에 외로울 수도 있다. 또 대인기피증으로 외로울 수도 있고, 너무나 잘나서 외로울 수도 있다. 세상에는 사람들이 많다보니 천태만상이다. 또 천층, 만층, 구만층 이라고도 한다. 어떤 사람은 신분이 높아져서 외롭고, 어떤 사람은 돈이 많아져서 외롭고, 어떤 사람은 없어서 외롭고, 어떤 사람은 천해서 외롭고, 어떤 사람은 평범해서 외롭고, 어떤 사람은 특별해서 외롭다. 사람이란 제 가각 사연이나 색깔이 다를지라도 모두 다 외로운 존재. 외롭지 않을 수가 없는 것이 마음 방향이 같은 사람이 없기 때문이다. 방향은 같아도 방법이 다르고, 방법이 같아도 시간이 다르고, 시간이 같아도 취향이 다르다. 오죽하면 "원론에는 찬성하지만 각론은 반대한다."라는 유행어가 있겠는가? 하지만 사람은 원래 외로운 존재라는 철학적 문구를 받아 들여야 한다. 언제나 사람들은 제 각각 홀로 서야 하기 때문이다. 사실은 부모형제 자식들이 있다고 해서 아플 때 대신 아파주고, 배고플 때 대신 고파주고, 밥 먹을 때 대신 먹어주고, 똥 쌀 때 대신 싸주는 사람이 있는가? 동서고금을 다 털어서라도 없다. 외롭지 않기 위해서 열심히, 최선이 안 되면 차선이라도, 차선도 안 되면 차차선이라도 노력하고 연습해야 한다.

▼ 치욕(恥辱)

치욕이란 그대로 부끄러운 또는 수치스러운 욕심을 말한다. 이 수치스러움을 스스로 너무나 잘 안다. 하지만 세상에 알려지기 전까지는 치욕이 아니다. 혹 치욕이라 생각 못할 수도 있다. 세상 사람들은 모두 자신만의 잣대로 세상을 측량하기 때문이다. 요즘은 그것을 양심고백이니 양심선언이니 한다. 그리고 스스로 위로를 한다. 나보다 더한 사람들도 많을 뿐만 아니라 그들은 모두 뻔뻔하게들 잘도 산다. 나만 재수 없게 드러났을 뿐이다 하고… 살인자가 자기는 정당방위였다고 스스로를 변호 하듯이…

　사실 어떤 사람이 자신의 치욕적 행위를 뉘우치고, 재발을 하지 않는다면 좋은 약일 수 있다. 이럴 때 쓰이는 말이 "실패는 병가지상사"라고 한다. 그러나 그것이 반복된다면 이웃에게 엄청난 피해를 유발한다. 그것은 적악(積惡)이 되어 자자손손 이어받게 된다. 기실 치욕이란 용어는 이곳과는 약간 거리가 있다. 그러나 "임금님 귀는 당나귀 귀"처럼 미리 다스리지 못하거나 누군가가 빨리 깨우쳐 주지 않으면, 앗차! 하는 순간에 자신을 죽이고 남을 해치는 무서운 독이 되는 이유로 심치에 넣었다.

▼ 모욕(侮辱)

　모욕은 무시, 없인여김, 깔봄 등의 용어이다. 사람은 항상 易地思之(역지사지)를 생각해야 한다. 살다보면 내가 모욕을 주거나 받게 되면 받는 쪽에서 원한을 갖게 된다. 원한은 또 언젠가 복수를 낳는다. 물질에는 다소가 있고, 권력에는 상하가 있고, 정신세계는 귀천이 있다. 그러나 생명에는 그러한 차별이 없고, 도직 하나 하나 모두가 소중할 뿐이다. 사람도 생명임으로 평등해야 하고, 그 평등함에 대한 인식이 어려서부터 습관 되어져야 한다. 그래야 말 한마디라도 곱게 나온다. "말 한 마디로 천냥 빚을 갚는다."라는 속담도 그래서 생긴 것이다. 다시 말하면 "말 한마디가 積惡도 되고 積善도 된다."는 뜻이다. 적악의 피해는 상상을 초월한다. 바로 눈앞에서 그 효과가 나타나지 않음으로 세상 사람들은 그런 것이 어디 있느냐? 한다. 하지만 불행을 겪고 있는 사람들은 다르다. "내가 전생에 무슨 죄를 그리도 많이 지었길래?'라고 하는 말이 인과응보(因果應報)다. 그럼 前生과 來世는 무엇인가? 전생은 부모조상이고 내세는 자손이다.

▼ 울화와 스트레스

울화는 화가 치밀어 오름을 뜻한다. 화를 해소시키지 못하면 질병이 된다. 그래서 홧병 또는 울화병이라 한다. 스트레스는 영어지만 울화와 같은 의미의 유사용어다. 화나 스트레스는 그 자체가 병일 수는 없다. 그러나 그것들이 반복적으로 쌓이면 병이 된다. 울화는 누명이나 억울함, 애통하는 일(부모, 형제, 자식, 부부의 사고나 죽음 등) 등이 일어나고, 그 일들이 해결되지 않음으로 신장에 충격을 주고 심적 부담으로 남아 기분을 상하고, 기혈의 순환을 지체시켜 순환 속도가 느려지는 작용을 일으킨다. 울화병이 발생하면 가슴이 답답하고, 기분은 늘 우울하며, 간헐적으로 울화가 치밀어 오르면 미쳐 버릴 것 같은 심리 상태가 된다. 사람에 따라서는 호흡곤란 등이 일어나기도 하며, 난치병(암, 당뇨, 우울증, 정신질환, 치매 등)으로 전이 되는 경우도 많다.

▼ 불안, 초조

간이 크다. 간이 작다. 라는 말들을 흔히 쓰고 듣는다. 이 말은 곧 담력이 세다. 담력이 약하다와 통용되고 있다. 담력이 약한 사람은 사소한 사건에도 불안하고 초조하여, 램수면을 취하지 못함으로 인하여 항상 피곤하고, 뜬 눈으로 밤을 지새우는 일이 많고, 잠을 잔다 해도 비몽사몽하며, 악몽에 시달리기 일쑤이고, 특히 새벽 한 두시면 잠을 깨게 되고, 네다섯 시가 되어야 잠이 들어 늦잠자기 일쑤다. 이러한 사람들은 심장기능이 약한 경우가 대부분이고 또 냉성체질에게 많다. 또한 이런 사람들은 24시간 늘 긴장된 상태에서 생활함으로 전신 이곳저곳에 돌아가면서 통증이 일어난다. 사실은 사람이 살아가는 동안 편안하고 행복한 날들이 많지는 않지만 그래도 불안해하고 초조해할 일은 없는 것이다. 그날그날 닥치는 대로 살아가면 그만이다. 그런데 문제는 몸이다. 몸의 기능 특히 심장기능이 약한 사람은 자동으로 몸이 긴장되고, 긴장된 몸에서 생성된 마음은 자동으로 불안해지는 것이다. 대부분 사람들은 "마음먹기에 달렸다."라는 말을 즐겨 쓴다. 하지만 그것은 남의 말이다. 실제로 불안해하는 사람이 되어 보기 전에는 그 심정을 이해하지 못한다. 아이 낳는 여자의 생리를 남자가 이해 못하는 것과 같은 것이다. 어떤 사람이 주식 거래를 하는데, 가정에서 사용하는 전화료가 3~40만원씩 나온다고 하소연 하였다. 그래 상담한 결과가 심신 허약자였다. 늘 불안하고 초조하여 수화기를 놓는 순간 또 의심이 되고 불안하여져 수화기를 다시 드는데, 하루 종일 그러한 일이 반복되는 것이다. 치료한 결과 전화료는 1/10로 줄어들었다. 더욱 놀라운 것은 흑일담이지만 결혼생활 13년 동안 결혼 첫날부터 남편이 팔다리를 주물러 주지 않으면 잠을 못 잤다고 한다. 그래서 필자에게 처음 상담한 날 저녁 남편이 팔다리를 주무르지 않고도 잠을 잘 자므로 남편이 하는 말 어딘지는 모르지만 오늘도 그곳에 좀 다녀오라고 주문하더라는 것이다. 그 남편은 결국 13년 만의 휴가를 얻은 셈이 되었다.

▼ 신경쇠약증

　신경쇠약증은 신경성과는 거리가 있다. 요즘 의사들이 적당한 병명이 없을 시 즐겨 쓰는 곳이다. 신경쇠약증은 실제로 신경기능이 쇠약해진 질병이다. 이 질병의 발생은 일반적인 질병의 발생과는 다르다. 조실부모하고 행동의 제약을 많이 받은 자, 조실부모한 부모의 자식으로 냉성체질인 자, 어떤 강박관념에 오랜 세월 시달림을 받은 자, 또는 습관된 자 등으로 타인에게는 한없이 의심을 하고 자기 행위는 완벽하게 하며 타인에게도 완벽하기를 요구 또는 희망하는 타입으로 주위 사람들, 특히 가족들의 고통이 심하다. 또 의심병이라고 할 만큼 의심이 심한 것 또한 이 증상의 특징이다. 또 신경쇠약증에는 후보군이 있다. 마마보이나 파파걸, 주눅든 자, 왕자병, 공주병, 내성적 성격자 등은 그 후보군이다. 이 후보군의 주위 사람들은 매우 피곤하다.

▼ 불행

불행이란 단어는 행복하지 않다 라는 뜻이다. 하지만 불행하면 떠오르는 단어가 塞翁之馬(새옹지마)다. 불행은 시간별, 세대별, 삶의 유형별 물질의 유형별로 다양하다. 문제는 마음길이다. 마음길이 닫혀 있을 때 불행한 것이다. 이 마음길이란 객관적으로 볼 수 있는 길이 아니다. 주관적으로만 보이는 길이다. 삶의 길이 칠흑같이 어두워, 보이지 않거나, 갈 곳이 없거나, 천애의 낭떠러지 절벽에 서있는 느낌으로 백방(百方)으로 생각을 굴려도 해답이 없고 희망이 보이지 않는다고 생각될 때 불행하다고 느낀다. 객관적으로 볼 때는 별 문제가 아니다. 세상에는 "절망은 없다."라고 외치는 사람들도 많다. 실제로 그러한 사람들이 절망의 터널을 빠져나온 사람들도 많다. 그러나 그 사람들은 마음길이 열려 있었기 때문에 가능했던 것이다. 혹 가다가 귀를 열거나 입을 열어 상담을 통해서 변화하는 사람들도 있기는 하다. 그러나 그 사람들은 극소수에 불과하다. 일반적으로 사람들은 생각나름이라고들 한다. 하지만 심장기능이 약한 사람들은 마음이 새장에 갖힌 꼴이 되어 새장 밖을 생각할 수가 없다.

▼ 기쁨

기쁨은 마음이 즐겁다. 웃음이 절로 나온다. 이는 어떤 소식이나 현상, 상상, 미래의 희망이 보일 때, 몸이 이완되고 평안해지며, 우월감 등을 느낄 때 마음에서 또는 생각에서 일어나는 현상이다. 좋은 추억을 떠올릴 때, 반가운 사람을 만났을 때, 보고 싶은 사람을 보았을 때나 좋은 소식을 들었을 때 기쁘다. 요즘은 방송에서 개그맨들이 웃길 때 많이들 웃는다. 이때 웃는 사람들의 심리적 상태가 대부분 우월감이다. 따라서 개그맨들이 바보짓, 멍청이 짓, 병신 짓, 맞는 꼴 등을 보고 많이 웃는다. 못생긴 배우가 나와도 웃는다. 예를 든다면 배삼룡씨의 덜 떨어진 연기에 웃고, 이주일씨의 칠득이 같은 모습에 웃는다. 그 분들의 모습이 실제는 아니지만 그 연기의 순간 꼴을 보면서 사람들은 우월감을 느끼는 그것이 기쁨이다. 훗날 이주일씨가 국회위원이 되자 그 뒤로는 사람들이 웃질 않았다. 그것은 자신들보다 똑똑하고 잘난 사람이라는 것을 인식했기 때문이다. 그렇다고 보면 사람들이 기뻐하는 모습의 대부분은 인간의 내면에 숨겨진 잔인함이 아닐는지…

▼ 공포

옛말에 "자라보고 놀란 가슴이 솥뚜껑 보고도 놀란다."라고 했다. 공포는 무서움과 두려움이다. 놀램은 약간 정도가 부드러운 공포다. 사람이 공포에 휘말리게 되면 콩팥이 순간 수축을 일으키고, 그 정보저장으로 인하여 쥐, 악몽, 가위 눌림 등에 시달리고, 불치의 질병이 되며, 악성질환으로 전이 된다. 어린이들은 경기를 하고, 간질을 일으키며, 그러한 전력을 가진 성인들도 심신이 쇠약해지면 간질을 일으키는 경우가 많다. 또 이 정보가 저장된 사람들은 심신이 쇠약해질 때 우울증, 조울증, 무력증 등이 나타나기도 한다.

따라서 공포심은 마음의 병이 아니고, 이미 그 정보가 몸으로 이식 되버린 현상이다. 몸에 이식된 공포의 정보는 평생을 두고 인체를 괴롭히고 마음을 괴롭힘으로 반병인으로 살게 된다. 어쩌다 기분이 좋으면 멀쩡해지고 기분이 우울하면 녹초가 된다. 그래도 오장육부의 기능이 건강할 때는 그런대로 견딜만 하지만 갱년기(여자나이 40, 남자나이 50)가 되면 스스로는 감당하기 힘든 상황이 된다.

▼ 행복

행복이란 심신의 욕구가 충족된 상태라고 칼한다. 하지만 행복이란 단어는 꿈이거나 인간의 희망사항이 아닐까… 순간의 행복은 있을 수 있다. 이를 필자는 공간의 행복이라고 말한다. 예를 들어 어떤 사람이 대통령에 당선되었다고 치자. 당선이 확정된 순간은 행복할 것이다. 그러나 당선된 직후부터는 논공행상이라는 풀지 않으면 안 되는 숙제가 있고, 수천수만건의 업무가 있고, 우리나라의 경우 5,000만 국민의 소리를 다 들어야 하니 이 얼마나 고달픈 일인가? 그럼 행복이란 이 세상에 존재하지 않는 것인가? 있기는 있다. 무엇인가? 自足(자족)이다. 현재 상태에서 만족하고 살아가는 삶이다. 그렇지만 이 세상 사람치고 자족을 아는 사람이 있을까? 있다면 자족을 행하는 사람이 있을까? 자족을 행하는 사람이 있다손 쳐도, 온 가족이 함께 일까!

▼ 희열

희열이란 기쁨과 즐거움이 극에 이름을 의미한다. 가족 중에서 출세를 했다던가, 죽었다고 믿었던 가족이 살아왔다든가, 복권이 당첨되었다든가, 암환자가 완치진단을 받았던가, 오르가즘을 느끼든가 하는 등의 마음으로 자제가 되지 않고 온몸이 전율을 느낄 정도의 기쁨이나 즐거움이다. 이 순간을 환자도 장애인도 암환자도 우울증도 씻은 듯이 사라져 버린다. 웃으면 엔돌핀이 소모되지만 희열을 느끼면 엔돌핀이 무한정 솟아나오기 때문이다. 참고로 엔돌핀은 인체가 스스로 만들어내는 진통제이고, 몰핀은 외부로부터 인체에 진통을 위하여 공급하는 약물이다.

▼ 욕심

인간의 욕심은 어디에서 생겨나는가? 세상의 모든 사람들은 동서고금을 통하여 욕심을 부려왔고 또 부리고 있으며 또한 미래도 영원히 욕심을 부릴 것이다. 그것은 왜 인가?

성경에서도 "욕심이 잉태한 즉 죄를 낳고, 죄가 장성한 즉 사망을 낳느니라."라고 했다. 문제는 욕심이 어떠한 경로로 왜 잉태가 되는가? 이다. 그것은 사랑이다. 사랑이란 마약과 같은 것이다. 사랑하는 연인, 사랑하는 가족을 위해서라면 범법을 주저하지 않는다. 왜 그럴까? 그것은 범법과 사랑 중 사랑에 비중을 높게 부릴수록 더 부리게 되어 있다. 그것이 習(습)이다. 욕심이 습이되면 재미까지 느끼게 된다. 그러므로 욕심은 날로 커지고 번창하게 된다. 욕심에 재미를 느끼면 욕심도 입체적으로 부풀게 된다. 욕심의 말로는 이 세상의 그 누구를 막론하고 비참하다. 욕심을 부추기는 양념으로는 우월감이다. 우월감이란 권력과 재력과 명예다. 이러한 우월감은 지나고 나면 한낱 물거품과 같은 것이지만, 그 순간만큼은 최고의 가치라고 판단하기 때문이다.

▼ 재앙

예로부터 재앙에는 삼재(三才, 三災)가 있다고 한다. 천재, 지재, 인재, 또는 수재, 화재, 풍재가 그것이다.

재앙이란 예고가 없다. 또 재앙은 정해진 바도 없다. 언제, 어디서, 누가 당할지, 나 자신도 재앙이란 환경에서 벗어날 수는 없다. 즉, 누구나 당할 수 있다는 뜻이다. 재앙이란 인간의 능력으로 방어할 수 없는 불가항력적 재난을 일컫는다. 한 예로 소 열 마리를 키우다가 세 마리가 갑자기 쓰러졌다면 우리들의 습관은 땅을 치면서 "우리는 망했다"를 외치면서 통곡을 한다. 그러나 중동의 사막지대에서는 양을 치는 사람이 백 마리 중 다 죽고 세 마리만 남아도 "알라신께서 씨를 남겨 주셨다"면서 다행이라고 생각한다는 것이다. 그리고도 남은 씨를 잘 기르게 해달라고 잔치까지 벌인다고 한다. 이러한 대조적 현상의 근원은 무엇일까? 전자는 하늘에 대한 원망이고, 후자는 하늘에 대한 감사다. 원망은 새로운 원망을 낳고, 감사는 새로운 감사를 낳는다. 원망은 질병을 만들고, 감사는 질병을 치료한다. 아기가 세상에 태어날 때는 주먹을 불끈 쥐고 나온다 이는 살아있는 생명의 본능이다. 사람이 병들어 죽을 때는 손을 펴고 죽는다. 이는 빈손으로 간다는 것을 보여주는 것이 아니고, 생의 포기를 의미한다.

▼ 충격

세상사가 다 그러하듯 충격도 양날의 칼이다. 어떤 이는 충격으로 새로운 삶을 사는가 하면, 어떤 이는 충격으로 삶을 포기한다. 충격에도 육체적 충격이 있고, 정신적 충격이 있다. 충격은 육체적이든, 정신적이든 건강에는 불청객이다. 충격도 공포와 연관성이 있다. 즉 육체적인 충격은 말할 것도 없거니와 정신적 충격도 그 정보가 인체에 입력된다. 인체에 입력된 충격정보는 살아있는 마지막 날까지 좋지 않는 쪽으로 인체를 괴롭힌다. 하지만 충격이라는 것도 객관적이라기보다는 주관적인 측면이 강하다. 어떤 사람은 총만 보고도 충격을 받는가 하면, 어떤 사람은 총을 맞고도 충격을 받지 않는 경우도 있다.

▼ 덕(德)

덕이란 무슨 말인가? 우리말에는 선문답이 많다. 언뜻 보면 밑도 끝도 없는 말 같기도 하고, 어떻게 보면 심오한 뜻이 담겨진 듯도 보인다. 사실 우리들이 흔히 사용하면서도 명쾌하지 못한 말 중에 덕이란 말도 그 하나다. 덕의 참뜻은 "이로움"이다. 속담에 "덕을 쌓아 복을 짓는다."라는 말이 있는데 이 말을 풀어보면 덕의 존재를 알게 된다. 즉, 덕을 쌓는다. 덕을 닦는다. 덕을 베푼다. 덕을 보인다. 를 종합적으로 분석해보면 이로움이라는 결론에 도달한다. 따라서 덕을 베푼다는 뜻은 이롭게 해준다는 말이 된다. 예를 들면 "가는 방망이에 오는 홍두깨", "은을 주면 금이 온다.", "돈을 주면 이자를 붙여준다." "인과응보", "은혜를 갚는다."등이 모두 같은 맥락의 말이다. 단, 강제가 아닌 자연스러움을 전제한 과보의 뜻이다. 예를 들어 돈을 빌려주고 높은 이자를 받는 행위를, 덕을 베풀어 복을 받는다. 라고 할 수는 없다. 형편이 어려울 때 무이자로 돈을 빌려 썼는데, 형편이 좋아져 높은 이자를 쳐서 돈을 갚았다면, 그것은 고맙다는 뜻이 담긴 과보가 분명하다. 여기까지가 心傷(심상)의 환경과 심치(心治)의 기초에 대하여 그 대강을 살펴보았다.

제4장 人命在天(living mechanism)

사람이 살면서 생명을 붙들매 불가항력적일 때 흔히 사용하는 말로 인명은 재천이라 한다. 옛 격언에 진인사대천명(盡人事待天命)이라 했다. "사람이 할 수 있는 일은 사람이 다하고 성패는 하늘에 맡긴다. 억지를 부려서는 부작용만 커질 뿐이다."라는 뜻이다. 삼국지를 읽다보면 재갈공명이 사마의 부자를 잡기 위해 호로곡으로 유인 화공으로 공격하니 대라신선이라 해도 살아날 방도가 없었다. 따라서 사마의 부자도 서로 끌어안고 하는 말. 우리의 운명도 여기서 끝나는 모양이다. 하면서 포기하고 있었는데, 맑은 하늘에서 소나기가 쏟아졌다. 공명은 사마의가 죽을 운명은 아닌데 어떻게 살아나나? 를 관찰하면서 한편으로는 운명도 바꿀 수 있는 것 아닌가?하고 내심 하늘과 자신의 실력을 겨루고 있었던 것이다. 그러나 어찌하랴 청천벽우가 사마의 부자를 살려 보내니, 공명이 하늘을 우러러 한탄하면서 하는 말이 "진인사대천명"이다. 인명이 재천이라 함은 사람이 생명을 유지 하기 위해서는 공기를 흡흡해야 하니 천기(天氣)요, 혈액순환이 되어야 하니 심장인데 심장 또한 태양을 상징함으로 이 또한 천기다. 사람이 흡흡을 원활하게 하기 위해서는 폐보다 심장이다. 심장이 튼튼하면 폐도 건강하고 폐가 건강하니 호흡도 원활하다. 결국 생명은 천지의 화물이니 뿌리는 것도 거둬들이는 것도 모두 천지의 몫이다.

   이글은 생명의 메카니즘을 논하고 있다.

   제4장은 心功(심공)의 기초를 논한다. 심공의 기초는 세상의 이치를 정확하게 파악하는 일이다. 심공의 기초가 조성되면 신공(身功)을 기할 수 있다. 이것이 양생법인데 양생법을 실천하면 응급상황이 발생하기 어

렵다. 오늘날의 의학은 물리학을 기반으로 발달해 온 관계로 응급처치외는 별 도움이 되지 못하고 있다. 만약 생명학을 기반으로 발달했다면 오늘날과 같은 대체의학이나 자연 치유니 하는 말들은 파생되지 않았을 것이다. 왜냐하면 질병이란 치유에 앞서 예방이 되어야 원칙인데 예방법이 전무한 상태다. 여기에 의료인들이 이의를 제기한다면 그 대답은 간단하다. "당신은 건강합니까?" 생명학을 조금이라도 안다면, 인체에 질병이 발생할 이유가 없으며 혹 질병이 발생했다 손 쳐도 즉시 치료해 버리면 그만이다. 오늘날처럼 암이니 난치병이니 불치병이니 할 필요가 없다. 이를 위하여 필자는 30여년간 생명학에 매달려 왔다. 필자가 1992년 대중 앞에서 처음 강의를 시작할 때, 서양과 동양의 지구환경이 다르다고 주장할 때 사람들은 믿지 않았다. 지구환경학적으로 남북 아메리카는 동양 땅이라고 주장할 때도 사람들은 미친 사람 취급을 했다. 그러나 지금은 어떠한가? 사실은 필자가 연구한 인체생명학적 내용은 의학적으로, 과학적으로 다 밝혀지기까지는 앞으로도 50년에서 100년이 더 발전해야 가능한 내용이다. 이제 심공을 위한 인생 수레바퀴를 따라가 보자.

▼ 결혼

결혼은 종족보존의 제1의무이며 사회생활의 제 1조건이다. 따라서 결혼은 인생의 시작이라 해도 좋을 것이다. 만약 결혼을 인생의 시작이라 한다면 그 시작은 대기업에서 사업계획서를 작성하듯 빈틈이 없어야 한다. 그러나 사람들은 현실적인 중요 문제는 버려두고 빛깔만 따지고 있다. 물론 결혼에 관한 상식적이고 과학적이면서 모델링 할만한 사회규범도 없다는데 더 큰 문제가 있기도 하다. 필자가 그 동안 기초의학을 연구하면서 동양철학(한국철학)에 대하여 30여 년간 입체적 조명을 통해서 결론에 도달한 바로는 결혼공식은 절대 필요하다는 점을 깨달았다. 사람들이 하는 모든 일들은 사람들이 살기 위한 수단이고 노력하는 것은 좀 더 잘 살기 위해서다. 좀 더 잘 산다는 문제는 무엇인가? 지금보다 더 건강하고, 행복하고, 편리하게 살고자 하는 것 아닌가? 그런데 결혼이 잘못되었다면 즉 시작이 잘못되었다면 모든 꿈은 사라져 버린다. 이러한 관점에서 필자는 오래전부터 결혼공식을 구상해왔다. 물론 선택은 독자 자유다.

- 결혼공식
1. 궁합을 본다.
2. 맞선을 본다.
3. 데이트를 한다.
4. 결혼의 가부를 결정한다.
5. 결혼결정에 대한 양가의 허가를 받는다.
6. 결혼한다.

이것이 필자가 구상한 결혼 공식이다. 여기서 제1번이 궁합이다. 여기서 궁합하면 웬 쌩뚱… 할지도 모른다. 하지만 한국 철학적 궁학은 자연과학이며 우주의 이치에 속학으로 행불행의 정확한 잣대다. 문제는 궁합을 보아주는 사람들이 각양각색이라는데 문제가 있다. 즉, 같은 사주를 가지고서도 여기서는 좋다 하고, 저기 가면 나쁘다 한다. 이렇게 되면 할 수도 안 할 수도 없는 그래서 결국 철학자들이 미신 취급을 당할 수 밖에 없는 고금의 실정이다. 필자의 제시 규칙은 사주팔자 중 서로의 일간이 음과 양으로 만나야 한다. 일간 외는 모두 군더더기 일 뿐이다. 굳이 나이까지 따진다면 제일 좋은 나이차가 4년, 8년, 16년, 20년이며 상하관계는 없다. 만약 일간의 음양이 같으면 서로가 서로에게 장애물이며 원수 되기 십상이며 참고로 우리나라 부부 중 70%에 해당하며 이런저런 핑계로 못 죽고 사는 부부생활을 하고 있는 실정이다.

두 번째 맞선을 보는 것은 부담도 미련도 없다. 왜냐하면 궁합이 맞는 사람끼리의 맞선이므로 서로가 마음에 들면 다음 단계로 진행하고, 만약 서로가 마음에 들지 않으면 진행을 멈추면 되는 것이다. 인연이란 내가 좋아한다고 남들도 좋아하거나, 내가 싫다고 남들도 싫어하는 것이 아니다.

　세 번째는 데이트다. 데이트 중에는 서로의 성장환경, 교육환경, 가정환경, 지역환경, 가족구성, 직업환경 등이 다름으로 서로의 적응력 테스트를 해야 한다. 또 성격이나 습관 등 서로의 삶에 도움이 될 수 있는지 까지 살펴보고 다음 진행을 결정해야 한다.

　네 번째는 결정이다. 결혼을 결정하면 건강진단을 함께 병원에 가서 받아야 한다. 동물같으면 종의 보존을 위하여 강한 수컷이 암컷들에게 정자를 나누어주지만, 사람은 그럴 수 없음으로 최소한 유전성질환이나 자식을 낳아 문제가 될 소지는 없는지 최소한의 건강상태는 점검 되어야 한다. 실제로 아이를 낳고, 그 아이가 문제되어 평생 지옥생활을 하는 예가 꽤 많다.

　네 번째까지 서로가 합격점을 주었다면 다섯 번째는 양가의 허락을 받는 일이다. 여기서 주의할 점은 부모님의 반대의견이다. 부모님은 먼저 생각해야 한다. 어머니가 아들의 짝이 될 수도 없고, 아버지가 딸의 짝이 될 수도 없다. 그럼 부모님들은 절차상 허락이지 반대할 권리가 없다. 옛 선인들의 말씀에 생자불유(生者不有)라 했다. 자식을 낳되 소유하지 않는다는 뜻이다.

　마지막으로 여섯 번째 결혼식을 올리는 것이다. 세상 사람들 모두가 결혼식날처럼만 행복하다면 무슨 걱정이 있겠는가? 항상 행복하기를 빌고 또 빌 것이다. 그러나 세상에는 불언유성(不言有聲)이 있으니 어찌하랴! 말도 안되는 소리로 사람을 죽이고, 가정을 파괴하고, 한 사람의 희망을 꺾어버리는 상식 밖의 사람들이 많다. 그 죄값을 스스로 돌려받는데도 모르고 떠들어 댄다. 참으로 안타까운 일이다. 혹자는 이런 시시콜콜한 이야기가 기초의학과 무슨 관계가 있는가? 라고 반문할지 모른다. 하지만 엄청나게 큰 관계가 있다. 가정이 편하면 나라가 편하듯, 행복한 가정생활을 누리는 사람들은 병원비 지출이 매우 적다. 그것은 즐거운 일상생활이 건강생활과 정비례하기 때문이다.

▼ Sex

사람들이 결혼을 하게 되면 두 남녀가 함께 살기가 시작된다. 즉, 부부생활이 시작된다. 문제는 Sex다. 우리들은 과거 500년간 유교적 영향을 많이 받은 탓으로 성생활에 대한 장애인이 되어 버렸다. 그 좋은 예로 이삼십대의 젊은이들의 자궁질환이 너무도 많다. 그리고 사오십대가 되면 이런 저런 이유로 자궁을 적출하는 사건이 발생한다. 이 무슨 날벼락인가? 필자는 오랜전부터 여자들의 유방질환과 자궁질환은 전적으로 성생활의 미숙에서 기인한다고 주장해왔다. 그도 그럴 수 밖에 없는 상황이 성생활에 대한 교육이나 상식이 없다. 자— 성에 대한 환경을 잠시 살펴보자. 아버지나 어머니나 형제자매 중 결혼한다고 성에 대한 귀뜸이라도 해주는 사람이 있는가? 여자가 생리를 시작하면 생리에 대한 설명을 누가 해주는가? 설명을 해준다고 쳐도 므슨 말을 하는가? 고작 하는 말이 여자는 다 그런거란다. 한 달에 한 번씩 여자는 생리를 하는 거란다. 그리고 뒤처리하는 생리대나 구해주는 것으로 만사 해결이다. 이때 생리를 시작하는 딸이 있다면 정확한 설명이 필요하다. 생리가 시작되었다는 의미는 이제 우리 아이가 성장하여 "여자"가 되었다는 뜻이다. 여자가 되었다는 뜻은 아기를 임신할 수 있는 기능이 몸에 완전히 갖추어졌다는 신호란다. 그래서 이제부터는 자의든 타의든 성생활을 하게 되면 너의 뱃속에 아기가 자라게 된단다. 그러므로 이제부터 결혼할 때까지는 의박도 함부로 할 수 없고, 누가 되었든 남자와 함께 잠자리를 하는 것을 피해야 한단다. 라고…

최소한 이 정도의 상식고육은 필요하다. 하지만 앞에서처럼 "그런거란다."라고 끝내버리면 중고등학교 다니는 중에 불상사가 발생하고 만다. 그리고 결혼을 하게 되거나, 결혼 적령기가 되면 남녀 공히 Sex에 대한 최소한의 교육을 시켜줄 필요가 있다. 이 교육은 사실 부모가 담당해야 하는 일이다. 하지만 정히 할 수 없다면 이 글을 읽도록 권하라. 그럼 필자가 최소한의 성생활 실전에 대한 의학적 생명학적 내용을 담아 보겠다.

먼저 성기관에 대한 기초상식이 필요할 것이다. 성에는 기관과 그 기관이 행하는 기능이 있다. 남녀 공히 그 기관과 기능이 다르다. 남자의 임무는 Sex를 통하여 정자를 전달하는 것이고, 여자의 업무는 남자가 주는 정자를 자궁에 받아 담는 일이다. 이 과정에서 남녀가 주고 받는 행위를 하기 위해서는 흥분을 하고 교접을 해야 하는데 문제는 흥분시간이 다르다는 것이다. 남자는 정력이 강하다 해도 3분이면 흥분하는데 반해서 여자는 아무리 좋아하는 남자를 만나도 최소 13분이 걸린다. 또 남자는 시각적, 청각적으로도 흥분하는데 반해서, 여자는 접촉하지 않으면 좀처럼 흥분되지 않는다. 따라서 여자가 흥분된 연후의 교접이어야 건강에 이상이 발생하지 않는다. 만약 어떤 남자가 사랑하는 아내를 위하여 밤마다 Sex를 한다고 치자. 그러나 어느 날 아내에게 부인병이 발생했다면 그것은 사랑이 아니라 비극을 위한 것이다. 따라서 아내를 진정 사랑한다면 교접전 최소한 30분 이상은 애무를 함으로써 아내가 완전히 흥분할 때까지 기다려야 한다.

그럼 어떻게 아내가 흥분하고 있는지를 아는가?

여자는 흥분이 단계적으로 이루어진다. 첫 단계는 질액이 분비된다. 질액이 분비되면 남자가 교접을 시작해도 된다는 신호이지만 아직도 아니다. 여자의 벌바에는 질천정에 오돌오돌한 G스폿이라고 하는 바톨린선이 있다. 두 번째 단계는 이곳에서 바톨린선액이 분비한다. 이때가 되어야 비로소 아내는 코맹맹이 소리를 한다. 이때를 소녀경에서는 9규가 동하는 때라고 적고 있다. 소녀경에 대한 일반적 개념은 음란서적쯤으로 생각하기 쉬운데 음란서적이 아니고 훌륭한 의서다. 즉 황제내경에서 황제가 Sex에 대하여 팽조선인을 찾아 묻고 있다. 여기서 소녀는 여자의 성기능과 기관에 대하여 팽조선인은 남자의 성기관과 기능에 대하여 그리고 교접의 테크닉으로 각종질병을 물리치는 방법을 설명하고 있다. 이것이 소녀경의 실체다. 9규가 동한 이후 비로서 교접을 시작해야 되는데, 이때의 여체는 쉽게 오르가즘에 도달한다. 여자가 오르가즘에 도달하게 되면 마지막 세 번째 단계가 되는데, 이때 자궁선액이 분비하게 된다. 여자의 자궁에서 자궁선액이 분비하게 되면 자궁 내외부 순환이 순조로워져서 자궁의

냉대하가 사라지고 받아들인 정자를 건강하게 키울 수 있는 조건이 된다. 하지만 자궁선액이 나오기 전에 성교가 끝난다면 자궁은 순환이 되지 않고, 냉대하는 더욱 심해질 수 있으며, 자궁 내부로 들어온 정자는 쓰레기 신세를 면하기 어렵다. 이것이 건강한 부부생활의 기본 테크닉이다.

▼ 임신

결혼한 부부가 신혼살림을 차리고, 건전한 삶 속에서 임신이란 반가운 소식이다. 임신이 확인되면 지켜야 할 일이 대단히 많다. 남자는 애무는 하되 성교는 해서는 안 되며, 여자는 음식을 가려야 하고, 특히 꽃피고 열매 맺지 못하는 포자식물을 피해야 한다. 버섯류, 죽순류, 고사리 등이다. 임부가 포자식물을 먹게 되면 출산 후 아이가 성장하면서 간질을 한다고 옛날부터 전해진 금기 식품이다. 다음엔 부부 공히 바른 마음가짐과 바른 삶을 살아야 한다. 뱃속의 아이는 기파의 전달을 통하여 엄마 아빠의 모든 정보를 전달 받는다. 그래서 옛말에 "콩 심은데 콩 나고 팥 심은데 팥 난다." 라는 말이 있다. 부모가 공을 드리고 덕을 쌓고 정성을 쏟은 만큼 아이의 품성이 나타나게 되어 있다. 전화벨처럼 당장 나타나지 않는다고 대충 넘어가서는 반드시 후회할 날이 있게 된다. 늘 조심하고 신중해야 한다. 농민이 농사를 잘 짓기 위해서는 좋은 씨앗을 선택하고 좋은 논밭에 뿌려서 정성껏 가꾸어야 행복한 가을이 된다. 1년의 농사도 이러할진데 하물며 사람농사는 30년이다. 조심하고 또 조심해야 한다.

▼ 탄생

황제 태어나시다. 아기는 황제다. 부모는 종이다. 아기는 숨쉬고, 잠자고, 먹여 주는 대로 먹기만 하면 된다. 오줌 싸고, 똥 싸는 것은 자연에 맡기면 된다. 종들이 알아서 다 한다. 최소 말하고 뛰기 전까지는 그렇다. 인생에서 황제제위기간이 가장 짧아서 서운하기는 하지만…

아기를 먹일 때는 철저히 체질식을 시켜야 한다. 아기가 먹는 재료로 아기는 몸 세포를 조성하기 때문에 만약 부적성 음식을 먹이게 되면 흙모래로 벽돌을 찍는 것과 같은 결과가 나온다. 아기의 환경은 반드시 따뜻하게 해야 한다. 특히 태어나는 순간부터 돌때까지는 따뜻하게 해야 한다. 요즘 큰 병원에선 시원한 실내 환경을 제공하는데 그것은 피부모공이 큰 서양체질 환경이다. 우리 동양체질, 특히 냉성체질(혈액형 A형과 B형)은 따뜻한 환경을 제공하지 않으면 일생을 비 건강상태로 살 수도 있다. 작은 모공이 더 작아질 수 있기 때문이다.

▼ 산모관리

산모관리는 흔히 말하는 산후조리다. 산후조리는 산모의 환경을 알아야 한다. 하지만 아쉽게도 산모의 환경을 정확히 아는 사람이 없다. 의사도, 간호사도, 산파도, 부모도 모른다. 그럼 누가 아는가? 지금까지는 짐작만 했을 뿐이다. 산모의 환경은 먼저 동서양이 다르고, 체질별이 다르다. 그래서 옛말에 산후조리를 잘하면 백병이 사라지고, 잘못하면 만병의 근원이 된다. 라고 했다. 동서양인의 산모환경은 어떻게 다른가? 서양인은 선천적으로 지구대기조직 환경에 의하여 모공이 크다. 이에 반해 동양인은 모공이 작다. 특히 산모의 모공이 출산 후 변화하는데 서양인은 커지고 동양인은 더 작아진다. 그럼 어떻게 해야 하는가? 산방부터 서양인은 시원하게, 동양인은 따뜻하게 하고, 산후에는 서양 산모는 얼음마사지와 샤워, 얼음 씹어먹기를 하고 동양 산모는 바람이 통하지 않는 온돌방에서 땀을 내야 한다. 이때 혈액형 의학식 먹거리 선택을 반드시 지켜야 한다. 이것만큼은 치명적일 수 있다. 산후조리 기간은 옛 법대로 49일이다. 그러나 열성체질이나 서양 산모는 21일로 충분하다. 하지만 냉성체질 산모는 가능하다면 49일을 지키는 것이 좋다. 그리고 조리기간중 냉성체질 산모는 바람, 찬물, 냉성음식, 찬 음식을 무조건 피해야 한다. 그래야 산후 후유증(공평증후군)이 발생하지 않는다.

임신부가 출산을 하게 되면 기진맥진 상태다. 휴식과 보호식은 기본이다. 여기서 한 가지 문제가 산모 보약이다. 일반적으로 너나 할 것 없이 산후에는 가물치가 좋다하여 가물치탕을 먹이는데 냉성체질은 독약을 먹는 결과가 된다. 여기서 아기까지 냉성체질이라면 젖을 먹일 경우 대형사고가 발생할 수 있다. 신생아의 면역체계가 형성되지 못하고 파괴 될 수 있다. 열성체질은 가물치탕이 좋지만 가물치만 달이는 것이 아니고 약재가 들어가는데 열성약재(인삼, 녹용, 오가피, 영지버섯, 꿀 등)가 들어가면 이 또한 독약이 된다. 또 흑염소는 냉성체질 보약이다. 열성체질은 먹지 않는 것이 보약인 셈이다.

▼ 성장

아기가 태어나서 남자 24세, 여자 21세까지가 성장기다. 남자노릇, 여자노릇에 관한 육체적 기능은 남자 16세, 여자 14세부터다. 사람들은 아기를 낳아 놓고 건강해라. 공부 잘해라. 한다. 늘 반복되는 말이지만 여자와 남자의 좋고 건강한 정도가 만나야 좋고 건강한 아이가 태어난다. 또한 이 아이가 좋은 환경과 좋은 먹거리로 좋은 성장을 기대할 수 있다.

예로부터 생명은 환경의 지배를 받는다고 했다. 이를 바꾸어 말하면 환경이 인간을 만든다는 뜻이다. 따라서 성장 시기는 그 영향력이 더욱 크다고 할 수 있다. 요즘처럼 먹거리 환경, 생활환경, 사회 환경이 지나치게 악화된 상황에서는 좋은 성장을 기대하기가 어렵다. 가족의 세심한 배려가 필요할 것이다. 성장에는 두 가지 요소가 있다. 하나는 육체적 성장이고, 또 하나는 정신적(지적) 성장이다. 다시 말하면 육체적 성장은 시간과 비례하고, 정신적 성장은 육체적 성장과 책임이 비례한다. 이를 몫이라고 한다. 사람으로 태어나 이 몫을 다하기 위하여 성장과 함께 삶의 기술을 익히는 것이다. 이 기술의 원천이 선인들의 발자취를 연구하는 것이다. 이를 공부라고 한다. 기술에는 육체적 기술과 정신적 기술 또는 혼합형 기술이 있다. 또 시간적 기술도 있다. 시간적 기술에는 시대가 요구하는 기술과 사회가 요구하는 기술이 있다. 기술에는 좋고 나쁜 것은 없다. 다만 자신의 적성과 소질에 걸맞음이 있다.

▼ 운명(運命)

　운이란 하늘의 작용이고, 명이란 인간의 작용을 말한다. 즉, 천지의 음기(陰氣)로 화생된 생명이 인간이므로 천지와 뜻을 같이 하면 행운이 되고, 천지와 뜻을 달리하면 불운이 된다. 라는 의미다. 즉 "생명은 환경의 지배를 받는다."와 같은 뜻이다. 그럼 어떻게 지배를 받는가? 우주에는 팔풍(八風)의 작용이 있다. 그리고 인명(人命)에는 사국(四局)이 있으니 풍국이 잘 맞으면 좋은 길을 가게 되고, 맞지 않으면 험난한 길을 가게 된다. 지금까지는 이러한 풍국의 원리를 모르기 때문에 인간의 운명을 놓고 갑론을박하게 된 것이다. 하지만 필자가 이 공식을 발견하고부터는 시비가 사라지게 되었다. 다시 말하면 천지에는 규칙적인 운동 작용이 있고, 땅에서 태어난 생명은 그 영향을 받게 되는데, 이때 천기와 지기가 항상 같은 작용을 하지 않고 시간에 따라서 변화한다. 이를 천운지기라 한다. 하늘에는 우주운동의 열 가지 규칙이 있고, 땅에는 지구운동에 의한 열두 가지 기운이 서리는데, 이를 운기라 함이다. 운기의 변화 현상은 일정한 공식에 의한다. 이러한 공식을 최초로 발견 정립하고 활용한 민족이 바로 우리의 조상님 들이다. 한 인간이 세상에 태어나기까지는 모계와 부계의 수천 수만의 조상들로부터 집적된 정보가 합쳐지고, 그 정보가 합쳐지는 시점과 세상에 나오는 시점에서 활용정보와 비활용정보가 분리된다. 이것을 팔자라고 부른다. 이 팔자 속에는 사돈네 팔촌까지 모든 정보가 들어 있다. 그래서 인간의 운명은 정해져 있다는 이야기를 하는 것이다. 단, 팔자를 잘 읽는가? 잘못 읽는가?가 다를 뿐이다. 또 팔자의 폭이라는 것이 있다. 그 폭이 최대 10배까지 작용함으로 하여 팔자는 노력함으로 하여 바꿀 수 있다. 라고 말하는 것이다.

▼ 적성과 소질

　적성은 무엇이고 소질은 무엇인가?
　적성은 종합유전이고, 소질은 직접유전이다. 적성이란 팔자 속에서 지

향하는 직업적 성향을 일컫는데 이적성에 따르면 월급을 주지 않아도 행복을 느끼는, 또는 밤을 새워도 신바람이 나는 일거리를 말한다.

다시 말하면 소질은 자신도 모르게 습(習)된 기능이고, 적성은 행복해지는 일거리다. 만약 어떤 사람에게 소질과 적성이 일치한다면 이보다 더 좋을 수는 없다. 하지만 대부분 소질과 적성이 같지는 않다. 문제는 어떻게 소질과 적성을 구분하느냐? 또 적성에 맞는 직업을 구할 수 있느냐? 하는 것이다. 요즘 학교 다니면서 여러 종류의 적성검사를 하는 것으로 알고 있다. 그러나 그 적성검사는 서양식이며, 성적순이며, 소질 순이고, 직업선호 순이다. 이로 인한 부작용이 사회적으로도 큰 문제가 되고 있다. 그 한 예가 이직률이 높다는 것이고, 재교육비와 시간낭비가 많다는 것이다. 또 한 가지 문제는 기초 고등교육이 끝난 후에 직업교육이 되어야 하는데, 그렇지 못한 교육체계다. 즉 고등학교 교육이 끝난 후 진로를 결정해야 하는데, 고등학교 들어가서 바로 문과와 이과로 나누어 버리니 진로의 폭이 반으로 줄어든다. 거기에 고등학교를 졸업한 후에 반대쪽으로 진로를 선택하고자 할 때는 불가능하다. 물론 불가능은 없다. 라는 말이 있다. 그러나 불가능을 가능하게 하는 과정이 문제다. 또 가능한 사람은 그나마 다행이지만 불가능을 감수해야 하는 사람은 평생 동안 불행한 직업관을 가지고 살아가야 한다.

필자는 지금까지 30여 년간 많은 학생들에게 적성검사를 해주고 그 과정을 지켜보는데 매우 만족도가 높았다. 하지만 아쉬운 것은 현실의 벽이었다. 학창시절 기초공부를 게을리 한 탓에 제 갈길을 못가고 헤매는 젊은이들을 많이 보았기 때문이다.

▼ 책임과 의무

사람이 태어나 성장하는 과정에서 보고, 듣고, 체험하여 얻어진 기술로 인생을 살아가게 된다. 사람은 홀로 살아갈 수 없으므로 사회를 구성해야 하고, 그 사회의 진행형이 사회생활이다. 사회생활에는 나라는 자신이 포함되어 있다. 여기서 책임과 의무가 발생한다. 책임과 의무는 그 사회의 규정에 의한다. 사람은 태어나는 순간부터 책임과 의무를 지니게 된다. 설사 그 결과가 불가항력일지라도 책임은 책임이다. 예를 들면 갓 태어난 아기가 엄마의 젖을 찾아 젖을 빠는 일도, 젖을 먹고 나서 똥을 싸는 일도 아기의 책임이며 의무다. 만약 젖을 찾지 않는다거나 똥을 싸지 못한다면 엄마와 아빠, 그 외 가족들을 괴롭히는 결과를 낳는다. 이 일은 자의건, 타의건, 생리적이건 관계없다. 인간이라면 이와 같을진대, 하물며 철든 사람이라면 책임과 의무에 대하여 더 이상 논의할 필요가 없다.

▼ 권리

사람에게 권리가 있는가? 엄밀히 말한다면 밥 먹고 숨 쉬는 외에 권리는 없다. 사회 규범상의 권리가 있을 뿐이다. 생명의 법칙은 약육강식이 있다. 약육강식은 호불호(好不好)가 아니고, 善惡(선악)도 아니다. 만물의 공존하는 생명의 법칙으로 최상의 법칙에 속한다. 만약 먹이사슬의 법칙이 무너진다면 생태계는 파괴될 것이고, 지구상의 생명체들은 위기를 맞이하게 될 것이다. 지금 우리들이 주장하고 있는 권리는 인간들의 세계에서 사회규범상의 문제다. 이 문제의 권리는 있어도 그만, 없어도 그만인 아주 사소한 문제다. 그리고 세상사는 언제나 상대적인 것으로 권리 앞에는 반드시 우선되는 책임과 의무가 있다는 사실을 숙지한다면 권리 주장은 왜소해질 수밖에 없는 문제다. 생명세계의 제2법칙은 오직 공존의 기술이 있을 뿐이다. 그리고 혹 추가한다면 평등과 평화의 인식을 바탕으로 하는 생명활동이라면 더욱 좋을 것이다.

▼ 윤리와 도덕

윤리는 법 이전의 인간규범이고, 도덕은 만물의 규범이다. 이와 같은 원래의 의미가 변하여, 오늘 날에는 거의 대등한 의미로 쓰여 지고 있다. 사실 윤리와 도덕은 사람들이 관습법적 상식만 벗어나지 않는다면 논할

가치도, 필요도 없는 일이다. 더욱이 상식만 잘 지켜진다면 강압개념인 법도 필요 없는 세상이 될 것이다. 하지만 아쉽게도 열에 하나는 상식이라는 개념자체도 모르는 사람이 있는가 하면 그 중 열에 하나는 악을 즐기는 부류가 있는 것 같다. 이러한 악요자(惡樂者)는 법도 어쩌지를 못한다. 사람이 살면서 혹이나 악요자를 만난다는 것은 대단한 불행이다. 하지만 인연이라면 어찌할 수 없는 노릇이다. 악요자를 봄으로써 자신의 덕행을 좀 더 닦을 수 밖에 없다.

▼ 환경

인간은 환경의 지배도 받지만 작은 의미에서는 자기 환경에서 보고 배우게 된다. 여기에 사용할 수 있는 속담이 "콩 심은데 콩 나고 팥 심은데 팥 난다."라고 달한다. 또 "왕대밭에 왕대 나고 솜대 밭에 솜대 난다."라고도 한다. 즉, 주변 환경에 따라서 보고 배우기 때문에 선생 집안에는 선생이 많고, 법조인 집안에는 법조인이 많고, 의사 집안에는 의사가 많고… 가끔은 똘씨가 나오기도 하지만… 따라서 사람은 어렸을 때의 집안환경이 인재를 만들기도 하고, 망나니를 만들기도 한다. 부모가 무엇 되어라 하는 것은 부모님의 희망사항이지, 아이의 적성은 아니다. 부모형제의 직업을 따라갈 확률이 가장 높고 그 다음은 소질을 찾아갈 확률이다. 다음은 친구를 따라갈 확률과 그 시대의 선호도가 높은 곳을 선택할 확률 등이 있다. 이처럼 사람은 주위환경을 통하여 보고, 배우고, 영향을 받음으로 하여, 부모의 희망사항보다는 주변 환경이 중요하다. 옛말에 "도둑놈이 제 자식 도둑질 가르친다."라는 말이 있는데 이 또한 환경의 중요성을 일깨워 주는 단적인 예가 아닐른지…

▼ 자유와 속박

옛말에 스스로 떳떳하면 기가 죽지 않는다는 말이 있다. 자유란 자신의 책임과 의무를 다 했을 때 누릴 수 있는 대가이고, 속박은 그 책임과 의무를 소홀히 하거나 다하지 못했을 때 발생한다. 자유와 속박에는 내외면이 있다. 내면은 양심을 근본으로 하고, 외면은 신체를 근본으로 한다. 사람에게 있어 자유도 속박도 스스로 만든다. 무엇이 만드는가? 마음이요, 생각이요, 정신이다. 그리고 인연이요, 환경이다. 자유는 어제를 잊음에서 비롯되고, 속박은 내일을 걱정하는데서 비롯된다. 내외적으로 자유를 얻게 되면 대 자유인이요, 내외적으로 속박을 당하게 되면 칠흑 같은 밤길을 헤메는 것과 같다.

▼ 성공과 실패

　세상 사람들은 모두가 자신의 잣대로 세상을 자질하면서 살아간다. 성공과 실패에도 주관적 측면과 객관적 측면이 있다. 성공이란 세상 사람이면 누구나 바라고 바라는 일이다. 하지만 실패는 누구도 원하지 않는다. 그러나 어쩌랴! 세상에는 성공자보다 실패자가 월등히 많다. 옛말에 "一將功成은 萬骨苦다."라는 말이 있다. 즉, 장수 한 사람이 훈장을 타기 위해서는 만명의 병사들이 생사를 초월하는 고통을 분담해야 가능하다는 뜻이다. 그렇다. 요즘도 세상 곳곳에 이러한 현상들이 널려 있다. 다단계 판매방법이 그렇고, 주식투자가 그렇고, 회사가 그렇다. 성공과 실패에도 같은 룰이 적용 받는다. 하루에도 수백 수천개의 회사가 설립되고, 또 수백 수천개의 회사가 쓸어 진다. 한 예로 백개의 회사가 쓰러졌다면, 그리고 백개의 회사에 사원이 천명이라면, 천백개의 가정이 쓰러지는 실제상황이 발생하는 것이다. 그 가정마다 가족이 있을 것이고, 그 가족들은 모두 걱정과 근심에 빠져 있을 것이다. 사람들은 문명이 발달함에 좋은 세상이라고들 법석을 떤다. 그러나 그 뒷면은 비참하고 처참하다. 처음부터 성공하고 싶다는 생각을 하지 않았다면, 실패하는 현실은 없을 것이다. 세상의 이치란 좋은 것이 있으면 반드시 나쁜 것이 있고, 아름다운 것이 있다면 반드시 추한 것이 있다.

▼ 한 우물을 파라

세상에 하나의 생명이 태어나면 하늘은 그 생명을 절대 버리지 않는다. 그러나 각자 태어난 생명은 스스로 천지의 기운을 먹고 살아가야 한다. 계절의 변화에 적응해 가면서, 천적과 싸워가면서 종을 보존하기 위한 필사의 노력을 다해야 하고 또 다 해야 한다.

이러한 만 생명체 중에서 오직 인간만이 욕심이 많다. 이것도 하고 싶고, 저 것도 하고 싶고, 먹을 것도 1년분도 아니고, 할 수만 있다면 10년, 100년, 천년치 분이라도 쌓아놓고 싶어 한다. 이 욕심이 사람을 병들게 하고, 사람과 사람 사이를 악하게 하고, 죽게 하고, 결국은 가정을 불행의 늪으로 몰아넣는다. 사람은 각자 타고난 적성과 소질이 있다. 이를 바탕으로 한 우물을 판다면 의식주가 족해지고, 명예가 뒤따르며, 사람과 사람 사이 서로 덕을 베풀게 되고, 가정에는 평화가 흐를 것이다. 인간이기 때문에 욕심도 많지만 인간이기 때문에 조금씩 줄여 가면서 살아가는 것 또한 가능한 일이다.

▼ 기다림과 인연

사람이 살면서 공통적으로 많이 사용하는 단어 중에 "인연"이란 말이 있다. 인연이란 연줄이다. 연줄이란 보이지 않거나 보이거나를 떠나서 필연적 이유와 원인의 끈나풀이 당신과 나 사이에 연결되어 있다는 뜻이다. 따라서 호연만 인연이 아니고, 악연도 인연인 것이다. 이러한 인연이 억지로 되는 것이 아니고, 우연을 통하여 된다. 일반적으로 우연은 필연의 상대적인 단어로 알고 있지만 다시 살펴보면 우연이란 필연에 의해서만 이뤄질 수 있다. 한 예를 들면 우연한 만남이었다고 생각했는데 어떻게 이야기를 끌고 가다보면 "죄 짓고는 못 살겠다."라는 말을 하게 된다. 아마도 많은 사람들이 경험하는 실 예가 아닌가 싶다. 사람들은 너나 할 것 없이 좋은 인연 만나기를 희망하면서 살아가고 있다. 이러한 기다림이 호연이든, 악연이든, 이미 와 있는 사람으로부터 시작하여 코앞에 오고 있는 사람, 아직 멀리서 오고 있는 사람, 죽을 때나 오는 사람, 죽은 후에도 오지 않는 기다림도 있을 것이다. 필자가 아는 K씨는 70이 넘어서야 운이 열렸는지 고생을 면하게 되었다고 긴 인생 이야기를 들려 주었다.

제5장 히포크라테스의 꿈(에너지의 길잡이)

인간의 몸은 무엇으로 사는가?

天氣와 地氣로 살아간다. 천기는 무엇인가? 공기와 빛이다. 공기 속의 生氣다. 地氣는 무엇인가? 지상에 있는 모든 생명체다. 그리고 물, 흙, 돌까지도… 이처럼 인간의 몸은 하늘과 땅에서 에너지를 얻어 생명을 유지한다. 자동차가 기름으로 달리듯이…

하지만 에너지에도 적부적이 있다. 즉, 알맞음과 맞지 않음이 있다. 자동차에는 분사장치에 따라 연료가 다르듯이 인체도 선천적으로 맞는 것과 맞지 않는 에너지의 종류가 있다. 인체에서의 에너지 부적성이란 어떤 에너지가 인체에 섭생됨으로 하여 인체의 세포활동이 둔화되는가 하면 어떤 에너지는 인체에 섭생되면 분해효소가 발생되지 않음으로 하여 그냥 인체 소화기관을 지나가는 것들도 있다. 이 관계(Mechanism)를 알기 위하여 한의학에서는 3,000년전에 쓰여 졌을 것으로 추정되는, 황제내경 속의 오태인으로부터 시작한다. 그 이후로 편작이 쓴 난경이나 동의보감, 동의수세보원, 권도원씨의 주장으로까지 이어지는데 추상적 추정치에 머무르고 있는 실정이다. 그렇다면 현대의학의 아버지라 불리는 히포크라테스는 음식의 적부적을 알았는가? 이다. 히포크라테스의 명언 중 "의사는 환자에게 해로운 짓을 하지 말라." 이다. 또한 "음식으로 못 고치는 병은 약으로도 고칠 수 없다."라고 했다. 분명 누가 보아도, 누가 들어도 진리임에는 틀림이 없다.

그럼 무엇이 문제인가? 의성 히포크라테스도 어떤 음식이 병을 만들고, 어떤 음식이 병을 고치는지에 대해서는 명쾌하게 알지 못하고, 세상을 이별했다는 것이다. 만약 그 시절 인체에 이로운 음식과 해로운 음식을 분류해 놓았더라면 본초강목이나 동의보감처럼 전해져서 인류의 건강에 한 몫을 했을 터이다. 그러나 아쉽게도 그러한 흔적이 없다. 이로 미루어 필자가 음식의 적부적을 발견한 이 내용은 미래 인류건강을 위한 실마리를 제공했다고 볼 수 있을 것이다.

그럼 그 실마리란 무엇인가?

◎ 먼저 사람의 다름이다. 필자는 사람의 다름을 동양인과 서양인, 그리고 혈액형에 기준을 두었다. 서양인은 모공이 크다. 그리고 코도, 폐도 크다. 그것은 지구환경구조에 말미암는다. 동양인은 모공이 작다. 그리고 코도 폐도 작다. 그것은 동양의 공기가 서양의 공기보다 더 무겁다는 증거이면서 현실적 실체다. 또한 서양여인은 아기를 낳으면 모공이 더욱 커지고, 동양여인은 아기를 낳으면 모공이 더욱 작아진다.

◎ 다음은 혈액형에 따른 특성이다. 혈액형 A형과 B형은 선천적으로 응혈방어 기능이 약하다. 이를 냉성체질이라 한다. 혈액형 O형과 AB형은 선천적으로 용혈방어 기능이 약하다. 이를 열성체질이라 한다. 냉성체질은 냉한 성질을 가진 야채나 음식물이 부적합하고, 특히 비타민 K와 같은 성분은 응혈을 촉진함으로 더욱 부적합하다. 반대로 열성체질은 열한 성질을 가진 육류나 음식물이 부적합하고, 특히 인삼사포닌과 같은 성분은 더욱 부적합하다. 이 같은 음식이나 약초의 부적합은 앞에서 설명한대로 휘발유 전용 자동차에 경유를 주유하는 것과 같은 부작용을 낳는다. 물론 경유전용자동차에 휘발유를 주유하는 행위 역시 같은 결과가 된다.

▼ 오곡

오곡이라 함은 쌀, 보리, 콩, 조, 기장을 일컫는다. 하지만 오곡 또한 시대의 흐름에 따라 바뀌어야 하지 않을까? 싶다. 세계 곡류 시장의 흐름을 살펴보면 기장은 사라지고 옥수수가 그 이상의 물량을 자랑하고 있다. 여기서 보기는 밀은 냉성체질에 부적합하다. 또 쌀은 좋으나 현미나 흑미는 부적합하다. 또 오곡 중 조보다는 밀의 물동량이 비교할 수 없을 만큼 많다. 이를 다시 정리하면 쌀, 밀, 옥수수, 콩, 보리 등이 새로운 이 시대의 오곡으로 분류되어야 할 것 같다. 요즘은 세계인의 식량이라 할 만큼 그 유통량이 많은 곡식이 옥수수와 밀이다. 그러나 냉성체질에는 밀이 부적합하다.

▼ 과일(백과)

과일은 그 종류를 다 헤아리기 힘들 만큼 많은 종류가 있다. 우리는 일반적으로 나무에 달린 열매는 과일이라 하고, 풀이나 일년초에 달린 열매는 채소로 분류한다. 배, 감, 사과, 대추, 밤, 우자, 호도, 잣, 복숭아, 매실, 은행, 살구, 버찌, 오디, 포도 등 수많은 과일들이 있다. 과일은 인체에서의 화학작용의 촉매로 사용되는 비타민류와 인체의 골격, 인대, 근육, 신경의 조직에 필요한 미네랄류와 에너지원이 되는 지방유가 풍부하다.

▼ 야채

야채에는 채소와 나물류, 양념류 등이 있다. 채소는 일반적으로 농사를 지어서 얻어진 야채이고, 나물류는 바다에서 얻는 것과 산에서 얻는 것, 들에서 얻는 것 등이 있다. 양념류는 재배하는 것이 대부분이지만 혹 자연에서 얻는 것도 있다. 재배한 양념류는 그대로 사용하는 것과 가공을 거쳐야 하는 것들이 있다.

▼ 발효식품

우리들 밥상에 빠져서는 안 되는 발효식품이 있다. 발효식품은 곧 효소식품이다. 효소식품은 소화를 촉진하는 역할을 한다. 소화에는 식물성 소화효소와 동물성 소화효소로 나눈다. 우리는 대대로 고기를 많이 먹을 기회가 적어서 동물성 소화효소는 새우젓 정도이고 그 외 젓갈들은 밑반

찬으로 활용된 듯하다.

　효소식품으로는 김치를 비롯해 장아찌, 된장, 고추장, 간장, 멸치젓, 갓김치, 토하젓, 술, 식초 등이 있다. 서양인들은 고기를 많이 먹음으로 하여 요구르트, 치즈, 요플레, 와인, 유산균 등이 있다. 즉 곡류 소화에는 식물성효소가 동물성 소화에는 동물성 효소가 소화를 촉진시킨다.

▼ 다류

　차는 식후나 기호에 따라 또는 모임을 즐겁게 하는 가교역할을 한다. 하지만 언제부터인가 우리 차는 간 곳 없고 커피가 대중문화를 이끌어가고 있다. 최근 들어서야 우리 것의 중요성이 대두되면서 하나 둘 옛것들이 제자리를 찾으려고 안간힘을 쓰고 있는 듯하다. 일반적으로 사람들은 녹차가 우리 것인 줄 알고 많이들 사용하고 있는데 경종을 울리지 않을 수가 없다. 원래 녹차는 원산지가 인도이고 부처님을 따라 들어 왔는데 쉽게 표현하면 귀화식물이다. 우리나라에 들어온 지 오래된 탓에 우리 것처럼 느껴질 뿐이다. 더 정확히 말하면 서양인에게 좋은 차고, 또한 열성체질에 좋다. 냉성체질에는 부적성이다. 냉성체질에 좋은 차로는 인삼차, 꿀차, 영지차, 오가피차 등이 있고, 건강에 크게 좋은 차로는 두충차, 민들레차, 꽃차, 국화차, 뽕잎차, 오미자차, 구기자차, 감잎차 등이 있다.

▼ 약초

　약초는 곡식이나 과일, 야채 등 보다는 그 성질이 강하여 음식으로 사용하기에는 부적절하다. 하지만 그 중에는 음식으로 사용해도 되는 부드러운 약초들도 많다. 단 약초를 조금 넣고 물을 많이 부으면 차로 사용이 가능하다. 앞에서 설명한 차 종류가 대부분 약초다. 식약동원(食藥同源)이란 말이 있다. 우리의 관습상 밥이나 약이나 그 근원이나 목적은 같다. 따라서 상식적인 약초의 정보를 알아두면 가정의 건강이 좀 더 안전해질 수 있다. 이로 미루어볼 때 누구나 마찬가지겠지만 특히 주부는 약사의 상식을 갖추는 것이 바람직하다. 현대 의학의 화공약품은 식약동원이 될 수 없다. 약초는 서양식으로 표현하면 허브(Herb)이기 때문에 가능하다. 여기에 응급, 구급, 실용 약초를 덧 붙이고자 한다.

▼ 쳇증의 유형별 대처법
- 쳇증 : 가래풀 생즙을 복용, 쌀뜬 물을 한 컵씩 장기간 복용.
- 체 했을 때 : 누룩과 엿기름을 같은 량 볶아서 달여 복용, 엿기름 달여 복용, 용규초 달여 복용, 무즙 복용, 사이다에 설탕을 달게 타서 복용.
- 식육체 : 가미평위산(창출8g, 진피 6g, 후박 4g, 감초 3g, 생강3쪽, 대추2개, 加 황백 8g)을 달여 복용, 용규초 탕복, 곶감 탕복
- 소고기체 : 해바라기 대를 달여서 복용, 평위산에 산사자 80g을 넣고 달여서 복용.
- 닭고기체 : 소엽탕복, 산사자탕복, 마늘달인 물에 설탕을 타서 복용.
- 돼지고기체 : 감 달여 복용, 용규초탕복, 곶감탕복, 새우젓국물복용, 대나무탕복
- 개고기체 : 살구씨탕복
- 오리고기체 : 찹쌀풀 탕복
- 오징어체 : 좁쌀탕복, 버드나무잎 탕복, 사이다에 계란 노른자를 넣어 마신다.
- 계란체 : 소엽을 달여 복용.
- 생선체 : 미나리 탕복
- 과일체 : 북어탕복
- 고구마체 : 토마토쥬스복용
- 감체 : 가지즙 복용, 돼지고기 복용, 날된장 복용, 미역국 복용, 수수쌀 탕복
- 찬 음식체 : 박하잎 탕복
- 미역국체 : 오동나무 탕복, 향나무 탕복

- 두부체 : 무즙복용, 쌀 뜬 물 탕복
- 콩체 : 은행을 볶아 먹는다.
- 물체 : 살아 있는 미꾸라지를 삼킨다.

※ 모든 쳇중에 손가락 끝을 사혈한다. 열성체질은 오른손 엄지와 약지, 냉성체질은 왼손 엄지와 중지, 소지를 따는 것이 더 효과적이다.

▼ 음식물 유형별 식중독
- 식중독 : 감초와 서목태를 동량 달여 마신다. 오이즙을 복용한다. 갈근탕 복용, 해바라기 대탕복, 무즙복용
- 복어중독 : 갈대 뿌리즙 복용, 상추즙복용, 갈근탕복용, 백반탕복, 밤생즙복용
- 문어중독 : 말린청각탕복
- 게중독 : 소엽, 생즙 또는 탕복
- 버섯중독 : 왕골탕복, 참기름 복용

※ 모든 식중독에는 가장 빠른 조치가 가장 좋은 방법이다. 병원에 가게 되면 냉성체질은 링거 주사시 식염수, 열성체질은 포도당이 빠른 회복을 돕는다.

※ 모든 식중독에 마치현 생즙을 마신다. 처음은 1시간마다 1잔씩 3회 그 이후에는 5시간마다 1잔씩을 마시면 80~90% 해독된다.

▼ 민방에서 당방으로 사용하는 약초들
어린이 질병
- 편도선 : 지렁이탕, 파탕
- 천식 : 천라수(수세미즙)
- 감기기침 : 콩나물탕복, 파뿌리, 배, 생강, 석류, 무궁화꽃, 백일홍나무탕, 수세미, 솔잎분말, 호박씨 볶아 달여 설탕타서 복용
- 경끼 : 손발바닥에 석유를 바른다. 쥐새끼탕, 지렁이탕

- 설사 : 곶감과 대추를 달여 복용, 볏짚탕, 토마토쥬스, 맑은 물을 끊여 1분 간격으로 1컵씩 가능하면 뜨거울 때 마신다.
- 이질 : 쑥생즙복용, 앵속각이나 그 전초를 달여 마신다.
- 푸른똥 : 백간잠을 달여 복용
- 변비 : 완두콩죽, 좁쌀을 고아서 먹인다.
- 우유체 : 볏짚탕복
- 야뇨증 : 감꼭지를 진하게 달여 복용, 계내금분말복용
- 태열 : 도꼬마리탕에 목욕. 버들강아지탕 복용
- 땀띠 : 가지탕으로 목욕, 듣인 소금물로 맛사지
- 홍역 : 게껍질을 달여 먹인다.
- 울보 : 감초탕을 조금씩 먹인다.
- 수두 : 가는 파뿌리를 달여 먹인다.
- 입병 : 구기자 뿌리 탕복
- 침흘림 : 감초탕복, 메뚜기 볶아 복용
- 코막힘 : 파뿌리를 달여 먹인다.
- 허약체질 : 뱀장어에 찹쌀, 대추, 밤을 넣고 고아 먹인다.
- 열나고 토할 때 : 대파를 달여 먹인다. 산초기름을 소량씩 먹인다.

※ 아기도 체질 적성식이 반드시 필요하다. 냉성체질 아기는 우유를 먹일 때 반드시 끊여서 먹여야 한다. 또 이유식을 만들 때도 부적성 재료를 넣으면 안 좋다.

▼ 일반 질병에 잘 듣는 간방약초

(병원치료를 할 때라도 보조역할을 하며, 면역력을 높여주고, 치료에 도움을 준다. 단, 항면역제를 복용하는 환자는 제외다.)
- 당뇨병 : 고구마 잎, 더덕, 당근, 마(산약), 인삼, 갈근, 표고, 복령, 동과 여주, 상엽, 미역류, 구기차, 지골피, 창출, 귀전우, 찔레뿌리, 자두나무 뿌리, 개망초, 황백피, 주목, 택사, 백간잠, 지모, 메꽃경엽, 토사자, 현삼,

황기, 지황, 맥분동, 천문동, 선학초
- 고혈압 : 땅콩잎, 냉이, 결명자, 인진, 감잎, 미역류, 해조, 황정, 갈근, 더덕, 황기, 표고, 두충, 우슬, 진득찰, 상근백피, 상기생, 산조인, 마자인, 구기자, 지골피, 산수유, 만산홍, 택사, 삼칠근, 조구등, 동충하초, 엉컹퀴, 음양곽, 오미자, 신이, 육종용, 토사자, 파극천, 황련, 현삼, 단삼, 지황, 홍화, 청목향, 지유초, 활나물, 자금우, 양파껍질
- 고지혈증 : 표고, 해조, 인진, 구기자, 하수오, 택사, 강황, 아마자, 양파
- 관절병 : 모과나무가지, 봉선화, 수양버들, 피마자뿌리, 희첨근, 목통근, 골쇄보, 소나무, 오가피, 백출, 해동피(근), 접골목, 호지자, 단삼, 개솔새, 청다래 덩굴, 우슬
- 염좌 : 칼퀴나물, 아마, 까치수염, 청미래덩굴, 피막이풀, 꾸지뽕, 기린갈
- 골절 : 접골목, 골쇄보, 머루근, 쇠뜨기, 근대, 속단, 청미래 덩굴, 황촉규자, 염부근백피, 마전자
- 진통 : 접골목, 머루근경, 강황, 삼능, 고량강, 봉아출, 홍화, 유향, 수양버들, 현호색, 댕댕이덩굴
- 근무력증 : 상사화, 마전자
- 간염(황달) : 표고, 석지갑, 포공영, 청상자(꽃), 사매, 황백피, 오미자, 마치현, 상엽, 컴프리
- 신우신염 : 여주잎, 찔레근, 제비꽃, 패랭이꽃, 자금우, 날초두와 돼지고기를 달여 복용
- 심장 : 수수쌀, 씀바귀, 은행잎, 하수오, 자초, 삼칠근, 보골지, 황기, 사면목, 회양목, 협죽도
- 폐 : 박주가리, 낭파초, 염부자, 자금우
- 불면증 : 마분, 산조인, 미모사, 수련, 단삼, 용안육, 조름나물, 호프
- 해열 : 씀바귀, 금은화, 무궁화, 갈근, 쪽
- 변비 : 고구마, 자두씨, 현채자, 피마자유
- 이뇨불금 : 수박, 용규, 옥수수염, 차전자, 국화뿌리즙을 술에 타서 마신다.

- 비뇨기계결석 : 개자리, 미역류, 호도, 송필드
- 간담계결석 : 포공영, 울금, 강황
- 인후염(편도) : 사과근, 고삼, 천라수, 포공염, 꽈리분말, 차전초, 갈분
- 임파선 : 미역류, 제비꽃, 드나구, 취목숙근
- 갑상선 : 양배추, 미역류, 수양버들 잎(피)
- 전립선 : 제비꽃
- 무월경 : 강황, 단삼, 홍화, 선학초, 속수자, 왕불류행, 패랭이꽃
- 폐경 : 봉아출, 파초꽃, 단삼, 근대, 능소화, 율무, 홀아비꽃대
- 빈혈 : 촉규화근, 컴프리
- 통풍 : 자위근, 위령선, 산사핵, 조각자, 현삼
- 대상포진 : 자운영, 파드득나물, 미모사, 석송
- 눈질환 : 현채자, 자운영자, 청상자, 마치현자, 차전자, 구기자, 모감주화
- 치질 : 사과근, 맨드라미, 무궁화
- 화상 : 오이즙, 오이분말, 사철나무, 알로에, 선인장
- 축농증 : 참외꼭지분말, 사과근
- 중이염 : 호도유
- 문맥성수종 : 포공영
- 코피 : 제비꽃
- 주독 : 감람, 지구자, 염부자근
- 폐렴 : 고삼, 화피
- 기침 : 수박씨, 송엽, 설탕
- 알러지 : 방기
- 백전풍(검버섯) : 보골지, 웅황, 자황
- 골수염 : 택칠
- 항암작용 : 무화과, 알로에, 황과 두부, 면화근, 과루, 무궁화, 동충하초, 조각자, 자원, 황련, 봉아출, 하고초, 천문동, 속수자, 상사화, 수선화근, 젓가락풀, 억새줄기, 활나물

※ 호도나무 햇가지에 계란 4개를 넣어 달여 복용
- 유방암(종) : 포공영, 염부자근, 수양버들, 까치수염, 뻐꾹채
- 항균 : 알로에, 쑥, 녹차, 더덕, 무궁화, 어성초, 단삼, 황기, 지황, 맥문동, 정향, 천문동, 금앵자, 지모, 자초, 황련, 백지, 고량강, 가자, 이질풀, 목향, 몰약, 조휴, 패랭이꽃, 지유초, 고삼, 면화근, 마치현, 향부자, 자원, 오수유, 두송실, 봉아출
- 백혈병 : 거매채, 무화과, 더덕, 쪽잎, 천문동, 활나물, 속수자, 당귀, 노회, 용담, 치자, 대황
- 혈청알부민증가 : 호두유
- 응혈작용 : 봉아출, 편두, 황기, 지황, 작두콩, 선학초, 모시풀, 지유초, 녹차, 브로콜리, 시금치, 양배추
- 용혈작용 : 인삼, 원지, 현삼, 홍화, 잠두콩, 할미꽃, 전동싸리, 마늘
- 아미노산함유 : 양배추, 위령선, 합환피종자, 삼백초근, 황기, 분꽃근, 피막이풀, 아카시아꽃, 개자리, 톱풀
- 두뇌명석 : 복령, 복신, 두릅, 용안육, 양배추
- 복합비타민 : 양파, 토마토, 오이, 토란, 대추, 복숭아, 포도, 오디, 표고, 상엽, 구기자, 백합, 마치현, 차전초, 다래, 편두, 하고초, 여지, 노근
- 복합영양제 : 토란, 냉이, 무, 동과, 죽순, 대추, 은행, 복숭아, 호도, 피마자유, 부평초, 수호로, 호로파, 감람, 편두
- 만병통치 : 지골피, 뽕잎, 두충, 눈범꼬리, 오가피전초, 자라, 오배자, 연자육
- 호르몬 작용 : 향부자, 인삼, 하수오, 자초, 보골지, 사상자, 호프
- 조혈작용 : 인삼, 더덕, 하수오, 해조, 대계
- 비만 : 율무, 동과, 가지, 익모초화
- 비육 : 대추, 호두유, 지골피, 제육, 뻔데기, 능소화, 분꽃경엽, 장구채, 쥐똥열매, 종려잎
- 대머리 : 깨꽃, 호도청피, 하수오, 측백지, 밀납, 오배자, 아마자
- 백자발 : 여정자

- 정력 : 호도, 인삼, 한매, 지골피, 산수유, 음양곽, 복분자, 삼지닥나무근, 하수오, 만병초, 산조인가지, 잠자리, 상표초, 수랍과, 자목피, 토사자, 침향, 노루발풀
- 여인정력 : 면화근, 익모초잎, 우슬, 마치현, 지실, 맥각균, 오수유, 오미자, 신이, 비자, 강황, 쪽두서니, 원지, 황련, 하고초
- 불임 : 필발근, 규화근, 길경, 구절초, 익모초, 쥐손이풀, 민들레, 키토산

- **참고** : 해바라기씨는 기를 소통시키고 깊은 곳의 농(고름)까지 제거시킨다.(암약으로 쓸 수 있다.) 목향뿌리(토목향)는 구충작용이 산토닌보다 낫고 독성은 더 약하다. 상추를 다복하면 눈을 상할 수 있다.(어두워지고 통증유발) 알로에는 신장염과 혈뇨를 유발할 수 있다(냉성체질). 행인 중독에는 행수근 60g을 물 500cc에 넣어 20분 달여 복용한다. 양파나 마늘, 파에는 알리신(매운맛, 유황화합물)이 들어 있다. 영지는 15종의 아미노산을 함유한다.(불면, 강장, 진정, 신경쇠약, 소화, 관절, 이동, 근골) 냉성체질에 좋다. 구연산은 피로회복에 좋다. 비타민 G는 B2와 같은 작용을 한다. 레시틴은 물과 기름을 혼합시키는 유일한 단백질이며 신경통에 좋다. 간수국잎은 모세혈관의 저항을 높인다(비타민 P보다 강하다).

제6장 질병과 병원 그리고 의사

　이 세상에 존재하는 모든 생명체는 운명적으로 생로병사의 틀을 벗어나 존재할 수는 없다. 인간도 예외는 더욱 아니다. 또한 모든 생명체는 그 시간이 유한하다. 사람도 이 유한한 시간 속에서 생노병사라는 변화를 겪는다. 이 변화하는 과정에서 과속내지는 저속, 부적성, 부적응 등으로 질병을 앓는다. 특히 근세 100년을 전후로 인간의 생활패턴이 천국과 지옥만큼이나 바뀌었다. 아니 50년 전후라고 생각하자. 그 전에는 하루 세끼니의 식사만 할 수 있어도 행복한 시절이었다. 지금 가난한 가정에서 차려진 식탁을 보면 옛날 천석군 부자집 상차림보다 더 훌륭하다. 이러한 현대인의 생활양태는 50년전 사람들의 생각으로는 꿈의 생활 그 자체이다. 그러나 아쉽게도 현대인의 행복지수는 날로 줄어들고, 이름 없는 질병의 고통은 날로 늘어만 간다. 이러한 도순된 현실의 원인은 무엇이며 해결책은 있는가?

　▼ 질병발생의 요인
　질병이란 무엇인가? 신처의 자유를 구속하는 것이 질병이다. 그럼 질병은 왜 발생하는가? 질병발생의 원인은 먼저 인체의 사용설명서가 없음이요, 둘째는 기능용량에 대한 계기판이 없음이요, 셋째는 브레이크가 없음이요, 넷째는 생활패턴의 구속이요, 마지막으로 자존심의 얽매임이다. 이러한 상황을 전재하고도 사람이 건강하기란 모래밭에서 좁쌀 줍기다. 먼저 사용설명서가 없음으로 하여 본능과 관습, 습관, 환경 등에 적응하면서 살아갈 뿐, 더구나 생명유지의 제일 원칙인 연료(음식) 선택마저 모르고 살다보니 자동차로 말하면 휘발유, 경유, 가스 등 닥치는 대로 연로통만 채우고 달리는 격이다. 객관적으로 바라보자. 이 얼마나 황당무계한가!

다음은 기능용량의 계기판이 없음으로 어떤 기관에 이상이 발생하는지, 또는 어떤 기관에 기능이 이미 멈추었는지 알 수 없는 상황 속에서 삶을 진행한다. 세 번째 브레이크 없음으로 전진과 후퇴, 멈춤을 알길이 없다. 나아갈 때와 물러설 때, 휴식을 취할 때를 모르고 살다보니 넘어지거나 주저앉아야만 병원을 찾는다.

　다음 생활패턴의 구속은 산업사회의 필수라 할 만큼 벗어나기 힘들다. 몸이 아파도 시간이 없을 때가 있고 몸이 아파도 돈이 없을 때가 있고, 이런 저런 이유로 참다가 병원에 가면, 너무 늦어 손쓸 틈이 없는 경우도 있다. 마지막으로 자존심의 얽매임이란 솔직할 수 없음이다. 가면을 쓴 현대인의 삶이라 표현해야 될 것 같다. 욕심이 많아도 없는 척, 돈이 많아도 없는 척, 없어도 있는 척, 못나도 잘난척해야 하는 이러한 "척"문화가 우리들 몸을 병들게 하고 있다.

▼ 삼만칠천오백여종의 질병이 있다

　현대의학계에서 헤아리는 인체에서 일어나는 질병의 숫자를 37,500여종으로 집계하고 있다. 이 중에서 500여종은 세균성 질환이고 5,000여종은 희귀병이다. 여기서 선천성(유전), 후천성, 내인성, 외인성 등 이런 저런 질병들이다. 이 많은 질병 가운데 기전이 밝혀진 내용은 고작 500여종의 세균성 질환이고, 나머지 37,000여종(98.66%)은 기전이 없어 복합처방으로 대처하고 있는 실정이다. 나으면 좋고, 안 나으면 의사도 어쩔 수 없고… 이러한 상황을 보고 "현대의학이 벽에 부딪혔다."라고 말들을 한다. 이 때문에 이미 유럽지역에서는 대체의학과 대체약물(약초) 찾기에 나섰고, 미국에서는 1986년부터 보건성에 대체의학국을 설치하여 많은 연구를 진행 중이다. 그리고 세계 각 국이 이러한 추세를 따르고 있는 실정이다. 그러나 우리나라는 아직도 의사, 약사, 한의사, 민간요법(기타 의료)사 사이에 치열한 밥그릇 싸움이 진행 중이다. 남의 밥통은 철밥통으로 보이고, 자신들의 밥통은 유리밥통으로 생각하는 까닭이다.

▼ 병원을 찾는 자는 모두 환자다

　빈부귀천을 떠나서 병원을 찾는 자는 모두가 환자다. 환자는 몸을 구속하고 있는 그 무엇으로부터 자유를 찾기 위하여 병원 문을 두드리고, 업무과 직원으로부터 시작하여 간호사, 의사들에게 저자세로 임한다. 그래서 환자의 초심대로 자유를 잃으면 병원도, 의사도, 간호사도, 그 병원 청소부도 모두가 훌륭해 보인다. 그러나 자유를 얻지 못하고, 묵직한 쇠사슬로 한 번 더 구속당하게 되면, 세상이 노랗게 변하고 만다. 더군다나 신경성이라든가, 무슨 증후군이라든가, 정신신경과 쪽으로 진단이 나오면, 기분에 죽고 사는 한국인의 관습상, 억장이 무너진다. 그럼 병원은 어떠한가? 병원에서는 환자가 병원 문을 열고 들어오면 돈다발이 들어온다. 환자 질병의 낫고 낫지 않고는 별로 중요하지 않다. 법대로 처치하면 되고, 어떻게 하면 수가 높은 진료를 하느냐가 문제다. 의사들은 병원의 지침대로 숫가 높은 환자에게는 친절하게 설명해준다. 환자가 병원방침대로, 의사의 설명에 순순히 응해주면 멋진 환자가 된다. 그러나 의사의 명령을 무시하거나, 의사의 지시에 무성의하다 싶으면 당신 알아서 하되, 다시는 병원에 오지 말라며 공갈협박을 가한다. 이쯤 되면 제 아무리 간 큰 환자라도 항복하는 수밖에 없다. 객관적으로 보면 병원 사정도 딱하기로는 환자나 별반 차이는 없다. 비싼 땅에 비싼 건물지어 놓고, 최고급 인력 모셔 놓고, 병원운영하려면 천문학적 숫자의 돈다발이 필요하다. 그래서 환자들 사정 다 들어주다 보면 병원 거덜 나는 건 시간문제다.

▼ 병원은 의술을 파는 마켓이다

　대학병원은 백화점이나 슈퍼마켓이고 개인병원은 미니마켓이다. 고객에 대한 친절은 물론이고, 고객을 위한 편의시설도 화려하지는 않을지라도 편리하도록 잘 갖추어있어야 한다. 대형병원이나 유명병원에 가려면 3개월 내지 6개월 기다리고 3분 진료다. 이러다보니 청탁이 활개를 치고, 끝발 없는 환자는 병원에서도 역시나 초대 냉대를 면치 못한다. 이래서야 되겠는가? 간호사급이나 간호보조원급이라도 관계없다. 진료 상담사를 두어 의사 앞에 가서 진단받기 전에 30분정도 충분한 상담을 거친다면, 보다 더 양질의 서비스가 되지 않을까 싶다. 이것도 아니라면 진료 전 서류면접형식으로 환자의 병력이나 의사에게 하고 싶은 말 또는 환자가 생각하는 병인이나 치료 상의 문제점 등을 미리 제출케 함으로써 환자의 진단이나 치료에 보탬이 되는 형식을 취한다면 지금까지의 일방통행 형식에서 보다는 환자의 심리적 안정을 취하고, 이로 인하여 치료시간도 단축될 것으로 보인다.

▼ 의사는 누구인가

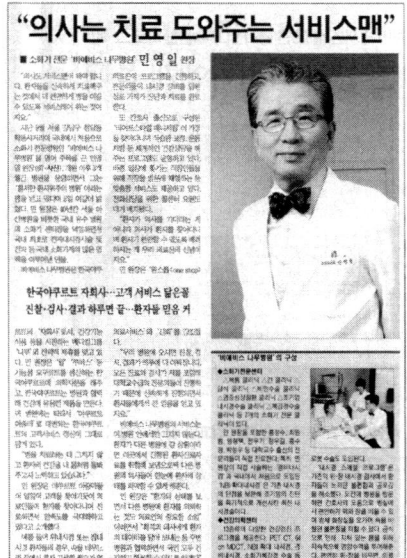

"의사는 치료를 도와주는 서비스맨-(나무병원 민영일원장)"이다. 이는 의사는 누구인가? 라는 질문에 대한 정답이다. 사람의 몸에 질병이 깃들게 되면 환자라고 한다. 환자의 질병은 환자의 몸이 스스로 치료한다. 문제는 사람의 몸이 허약해짐으로 하여 질병이 침입하는데 몸을 공격하는 병인을 몸이 약하여 막지 못함으로 병인이 사람의 몸속에 살게 되는 것이다. 이 병인을 몸 밖으로 쫓아내야 하는데 힘이 부족한 관계로 부족한 힘을 빌리기 위하여 환자는 병원을 찾는다. 이때 의사는 병인을 찾는 일이 진단(진찰)이다. 진단결과에 따라서 의사는 처방을 하게 되고, 이 처방은 환자의 몸이 질병을 몰아내는데 필요한 힘이다. 수술은 의사가 주체이고, 질병의 치료는 환자의 몸이 주체다.

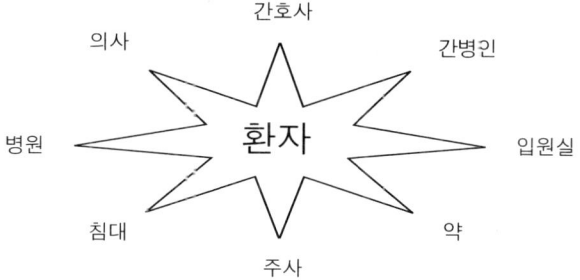

▼ 진단

환자가 병원문을 들어서면 먼저 진단을 받아야 한다. 한의원에서는 한의사가 직접 진맥을 한다. 그러나 병원에선 X레이나 초음파, MRI, CT 등 첨단의료장비를 이용한 인체내부의 사진과 혈액검사, 혈압검사 등을 실시한다. 한의사의 진맥은 두리뭉실하면서도 핵심이 없고, 남녀노소를 불문하고 기(氣)로 전결 된다. 그리고 처방은 보약, 치료는 침이다. 이것이 일반상식이다. 병원에선 진단결과에 따라 입원내지는 조직검사, 아니면 약 처방이다. 문제는 인체를 물리학적으로 다룬다는 점이다. 인체기관에 문제가 없으면 건강하다는 것이다. 또 건강인의 평균수치 대비 환자의 검사수치 비교로서 오진률이 높다. 또한 약 처방은 화공약품으로 한 곳을 치료하면 새로운 곳에 질병을 심는다는 점이다. 그것도 옛날에는 약효가 신비하리만치 잘 나았다. 그러나 요즘은 정보가 공개되고 일반화됨으로서 약효가 잘 나오지 않는다. 하지만 한의학의 진맥의 수단보다 병원의 진단이 훨씬 더 믿음직하나 처방은 아직 믿음직스럽지가 못하다. 그 이유는 간단하다. 삼만칠천여 질병의 기전이 아직 밝혀지지 않았고 그에 따라 처방 또한 복합처방으로 나오면 좋고, 낫지 않아도 어쩔수 없는 현실이기 때문이다.

▼ 약은 무엇인가

객관적으로 환자의 질병치료과정을 살펴보면 하나의 공식을 발견할 수 있다.

- 치료공식

병원 : 환자치료의 공간 확보
의사 : 치료 도우미(환자 도우미)
진단 : 병인 알아내기(질병치료의 시간과 공간 확보를 위한 설계)
처방 : 약은 질병진행 브레이크(시간확보, 벌기)
치료 : 환자의 몸
마음 : 치료보조

　앞의 공식에서처럼 병원은 질병치료를 위한 공간확보요, 의사는 질병치료를 위한 안내자요 도우미다. 진단은 질병치료의 설계도이고, 약은 질병 치료를 위한 시간벌기, 환자는 질병 치료의 보조역할을 담당한다. 그럼 치료는 누가 하는가? 환자의 몸이 한다. 즉, 질병을 치료한다는 것은 환자의 몸인데, 몸이 힘들고 지쳐서 질병의 공격을 받았다. 이 질병의 공격을 몸이 스스로 막아야 하는데 역부족으로 실패하여 환자가 된 것이다. 이를 회복해야 하는데 힘이 부족하다. 이때 힘을 길러야 하는데, 힘을 기를 시간과 공간이 없다. 그 시간과 공간을 제공할 수 있는 무대가 병원이라는 것이다. 병원에서도 환자가 질병을 퇴치하기 위해서 힘을 추수릴 수 있는 시간을 벌어야 하는데, 이 시간을 벌어주는 것이 약이다. 그래서 의사들의 말을 빌리면, 치료는 제통학이라 한다. 다시 말한다면, 몸과 질병이 전쟁을 일으켰는데 약이 그 중간에서 임시 휴전을 시키는 상황이다. 이 틈을 이용하여 몸은 힘을 기르고 질병을 몰아내야 하는데 문제는 환자의 몸속에서 휴전이 되었느냐? 하는 것이다. 이 부분을 가지고, 사람들은 약효가 있느니, 없느니 한다. 바꾸어 말하면 사람들이 아이를 낳아 놓고 기른다고들 한다. 하지만 사실 아이들은 스스로 자란다. 그럼 부모는 무엇인가? 집(병원)은 아이가 살아가는 공간이요, 부모(의사, 약)는 도우미다. 즉, 아이가 자라기를 기다리며(시간벌기) 도와주는 것이 부모다.

제7장 大自由(몸으로부터 자유를!)

　사람은 누구나 자유를 갈망한다. 그리고 부수적으로 행복, 부귀, 권력을 꿈꾼다. 그러나 마음대로 세상은 되어주지 않는다. 인간이 자유를 얻기 위해서는 인간을 입체적으로 감싸고 있는 구속의 사슬들을 모두 풀어내야 한다. 인간으로부터 행복을 앗아가는 구속의 사슬들은 무엇이 있는가? 몸과 마음이요, 의식주요, 인연이요, 직업이 가장 강력한 구속력을 행사하고 있다. 그 외의 모든 사슬들은 스스로 털어버릴 수 있는 먼지 같은 것들이다. 물론 먼지도 먼지 나름이다. 이러한 구속의 조건들도 시대의 변천에 따라서 변하고 있다. 또한 행복의 조건도 변한다. 4~50년 전만해도 등 따뜻하고 배부른 것이 행복의 조건이었다. 이 조건만 충족된다면 그 어떤 구속도 달게 받아 들였다. 그러나 문화의 산물들이 쏟아지면서 그 조건들은 급속하게 변하면서 진화되어 갔다. 7~80년대 사람들은 통일벼의 등장으로 배가 부르게 되자 그 당시의 유행어 "밥만 먹고는 못살아."였다. 즉, 배부른 세상이 되자 행복 찾기로 이슈가 바뀐 것이다. 그럼 행복을 어디 가서 찾아야 하는가? 행복을 찾기 위해서는 먼저 행복이 무엇인지부터 알아야 한다. 행복이란 단어를 국어사전에서 찾아보면 "심신의 욕구가 충족되어 부족함이 없는 상태."라고 되어 있다. 그렇다면 세상에서 심신의 욕구가 충족된 사람이 단 한 사람이라도 있을까? 이다.

　▼ 몸으로부터의 자유
　몸으로부터의 자유란 몸을 잊고 사는 삶을 말한다. 우리 인간이 살아가면서 망각하고 사는 것은 그 무엇인가로부터의 자유를 의미한다. 몸을 잊고 살았다는 것은 몸이 건강했다는 뜻이다. 몸의 어느 곳이라도 불편하면 사람의 의식계로 전달이 온다. 즉, 정보가 전달되는 것이다. 의식계로 전달된 정보에 의하여 입으로, 손으로 표현한다. 아이고 배야!, 아이고 머리야! 하면서 무의식적 상황에서 손이 움직인다. 배가 아프면 배를 만지고, 머리가 아프면 머리는 만진다. 물론 하던 일을 멈추고서다. 이러한 의식계의 정보를 가지고, 사람들은 병원을 찾는다. 그럼 병원 의사들은 이 의식계의 정보를 분석해야 하는데, 이 분석이 안 된다. 그리고 물리학적 기준만 적용한다. 이것이 사람들이 몸으로부터의 구속을 쉽게 벗어날 수 없는 이유다. 즉, 기능의 이상현상을 제어하지 못함으로써 기관의 이상을 초래하는 결과가 되는 것이다. 다시 말하면 기초의학의 부재로 인하여 호미로 막을 일을 삽으로 막는 현실이다. 요즘 의료계에서는 "면역력 높이기"라는 용어를 많이 사용한다. 이 또한 유행어 아니면 구호일 뿐이다. 예전에 의사들이 "건강은 건강할 때 지켜라.", "건강관리는 예방이 제일이다."하면서 자신들의 건강관리도 안되는 형편이었다. 지금도 같은 반복일 뿐이다. "혈액형의학의 체질이야기"를 보면 그래도 몸으로부터의 자유를 얻을 수 있는 기회가 보인다. 여기서는 심장관리가 관건이다. 태양계에서 태양의 영향력이 90%이상이듯, 인체에서도 태양을 상징한 심장이 영향력의 90% 이상이라는 사실에 주목해야 한다. 다시 말하면 심장의 기관기능만 정상적으로 관리유지 된다면, 인체건강은 90%이상 건강상태라는 것이다. 또한 심장건강은 치료의 핵심이며, 예방의학의 실천이며, 불치병 난치병의 예방과 치료면에서 정복의 가능성을 시사하면서, 21세기 의학계의 최대 발견이라 하지 않을 수 없는 사건이다. 현대의학계의 한 통계에 따르면 뇌졸중의 위험요인으로 고혈압환자는 최고 5배, 심장질환은 최고 18배라는 수치로도 충분히 이를 뒷받침한다고 볼 수 있을 것이다. 따라서 심장이 튼튼한 만큼 몸은 자유를 누릴 수 있으며, 몸이 자유로운 만큼 마음도 굳세진다.

▼ 食(밥으로부터의 자유)

　밥은 무엇인가? 사람을 죽지 않게 하는 불사약이다. 3대 불사약은 공기, 물, 밥이다. 만 생명이 나누어 마시는 공기는 하나요, 만 생명이 나누어 마시는 물은 둘이요, 만 생명이 나누어 먹는 밥이 셋이다. 물이 둘인 이유는 자연의 물과 끓인 물인데 사람에 따라서 자연물이 좋은 사람과 끓인 물이 좋은 사람이 있기 때문이다. 밥이 셋이라는 것은 생명의 이치로 볼 때, 초식, 육식, 습식이다. 사람으로 나누면 빵(서양식), 밥(동양식), 그리고 고기다. 그럼 밥으로 부터의 자유란 무슨 말인가? 밥으로부터 자유를 얻으려면 인체의 정보와 밥의 정보를 상세하게 알아야 한다. 다시 말하면 에너지의 효율성을 말한다. 여기서 효율성을 따지는 이유는 어떻게 하면 인체를 좀 더 무병장수하도록 할 것인가? 어떻게 하면 인간이 그리워하는 행복의 초석인 건강을 안전하게 유지할 것인가? 어떻게 하면 인간이 수 만가지의 질병으로부터 자유로울 수 있을 것인가?에 대한 답을 찾는 일이다. 분명한 것은 밀가루 음식, 즉 빵이나 국수, 라면 등을 먹으면 소화가 잘 안되고, 위장병을 유발하는 사람이 있다. 여기서 더욱 중요한 것은 이러한 부작용에 대하여 건강할 때는 전혀 모르는 사실일뿐더러 이 부작용이 쌓여서 질병이 된다는 사실 또한 모르고 산다는 것이다. 재론한다면, 사람은 살게 하면서도 질병의 요인을 만들지 않는 밥(먹거리)을 찾아 먹고, 골라 먹자는 것이 이 글의 핵심이자 주장이다. 이유는 간단하다. 인체에 질병이 유발되면 그 질병을 치료해야 한다. 질병을 치료하기 위해서는 시간과 돈과 의사로부터 구속을 받아야 하기 때문이다. 이러한 구속을 받는 일 조차도 사람에 따라서 가능한 사람과 불가능한 사람이 있다는 현실이 우리를 더욱 가슴 아프고, 야속하고, 우울하게 한다. 필자는 이 문제를 해결하고자 장장 30여년을 한결 같이 매달렸다. 지금 필자는 이렇게 주장한다. "인체건강은 잠자는 시간과 밥 먹는 시간, 움직이는 시간을 활용하는 것으로도 충분하다."라고 힘주어 말하고 있다. 사실 이렇게 목이 메이도록 설득을 해도 믿는 자는 소수이고, 대부분 믿지 않으려 한다. 그리고 자신의 잣대로 결론을 내고 만다. 그러면서도 과학적 근거가 있느냐?, 누구의 이론이냐?, 치료 데이터가 있느냐?는 둥 따진다. 그러한 사람들에게는 항상 이런 말을 해준다. "선생님은 직업선택이 잘못 된 것 같네요. 형사나 검사 직업이 적격일 것 같습니다."라고…

자~ 과학적인 미국을 예로 들어보자. 과학만능인 미국에서 살고 있는 미국인들은 건강한가? 의료계의 통계에 따르면 피부암, 유방암, 폐암, 대장암 환자들이 우글거리는 곳이 미국이다. 이 암에 걸리면 사망률 92.5%이다. 미국인 20%(약6,000만명)가 식도 역류증에 걸려 치료 받고 있는 실정이다. 이 병에 걸리면 60세를 넘기지 못하고 세상과 이별한다고 한다. 과학이란 물리학이고, 화학이고, 수학이다. 인체 건강관리는 생명학적이어야 한다.

六面見像

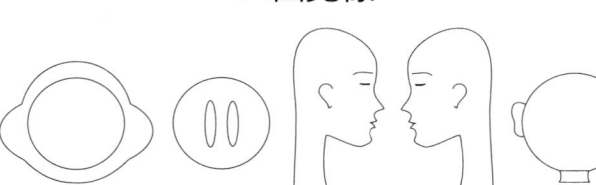

"장님 코끼리 만지기"라는 말이 있다. 여러 장님이 코끼리 구경을 갔다. 장님들이 구경을 마치고 돌아와서 싸움이 일어났다. 코끼리에 대한 의견이 각기 달랐기 때문이다. 코끼리는 둥근 기둥으로 되어 있다. 아니야. 코끼리는 절벽으로 되어 있어. 아니야. 코끼리는 뿔로 되어 있어. 아니야. 코끼리는 부채처럼 납작하던데…

필자는 오랜 연구 끝에 혈액형의학과 생명학을 창시했다. 혈액형의학은 혈액형을 바탕으로 한 인체생리학, 약리학, 병리학이고, 생명학은 생명체의 관찰이다. 특히 인체는 찢고 벌려서는 해답이 없다. 찢고 발겨서 찾는 해답이란 수십년간 질병을 끌고 옴으로서 기관이 망가졌을시 해당된다. 또한 사고를 당하여 살갗이 찢기고, 뼈가 부러졌다면 붙이고 꿰매는 기술이 절대적이다. 따라서 필자는 적능(適能)을 말하고 싶다. 사람은 누구나 행복하기를 소원한다. 행복하기 위해서는 삶을 살아감에 있어 걸림이 없어야 한다. 그리고 스스로 만족할 줄 알아야 한다. 여기서는 행복의 초석인 먹거리를 다루고 있다. 먹거리가 왜 행복의 초석인가? 먹거리의 선택이 올바르면 건강이 보장되기 때문이다. 예를 들면, 간염환자나 위궤양환자가 술을 마시면서도 치료가 되었다면 독자제현들께서는 믿겠습니까? 만약 간염환자가 위궤양환자가 냉성체질이라면 치료기간 중에도 치료 전과 다름없이 소주나 양주를 마실 수 있다. 또 열성체질이라면 맥주나 막걸리, 와인 등을 마시면서도 치료에 지장을 초래하지 않는다. 이것이 혈액형의학에서만 가능한 일이다. 따라서 먹거리의 올바른 선택은 건강을 좌우할 수 있다는 결론에 도달한다.

▼ 衣(옷으로부터의 자유)

"옷이 날개"라는 옛말이 있다. 그렇다. 좋은 옷을 입으면 좋게 보이는 것은 당연한 일이다. 하지만 원숭이에게 사람 옷을 입혔다고 사람이라고 할 수는 없는 노릇이다. 우리가 옷으로부터의 자유를 얻기 위해서는 조상님들의 지혜를 배워야한다. 봄가을로는 무명옷, 겨울에는 솜옷, 여름에는 모시옷, 부자들은 명주옷(비단옷)을 입었다. 즉 자연을 입은 것이다. 사람이 아니라면 옷은 필요 없다. 또 문명이 발달하지 않았다면 역시 옷은 필요하지 않다. 지금도 원시 밀림지대에 살고 있는 일부 사람들은 옷을 입지 않는다. 지금 우리는 과학만능의 시대를 살고 있다. 특히 우리나라는 섬유산업이 발달하여 옷도 만능이다. 무명옷의 시대가 인조섬유가 등장함으로서 저물어갔고, 나일론섬유가 등장함으로서 인조섬유가 저물고, 이제는 모직과 합성섬유가 등장하여 섬유 풍년에 섬유 백화점이 되었다. 문제는 무명, 모시, 삼베, 명주의 자연섬유를 제외하고는 모두가 건강을 해치고 있다는 점이다. 이에 많은 사람들이 자연으로 회귀하는 모습을 보이고 있다. 이제는 최소한 내피(속옷)는 자연섬유로 외피(겉옷)는 합성섬유가 대세를 이루고 있다. 요즘은 옷이나 양말이 떨어져서(헤어져서) 꿰메 입는 사람은 없다. 그 만큼 물질의 풍요 때문이다. 추우면 껴입고, 더우면 벗으면 된다. 깨끗이 세탁하고, 단정하게 입으면 된다. 좋은 옷, 비싼 옷을 입는다고 돼지가 사슴이 되고, 소가 말이 되는 것은 아니다. 유명브랜드의 옷을 입는다고 수능점수가 올라가고, 게으른 자가 부자 되는 것도 아니다. 이러한 이치를 알고, 옷을 입었을 때 옷으로부터 자유로울 것이다.

▼ 住宅(집으로부터의 자유)

"개구리도 움츠려야 뛴다."는 속담이 있다. 사람도 휴식이 있어야 살아갈 수가 있다. 휴식의 최고 공간이 집이다. 그것도 집세 걱정 없는 내 집이다. 집세 때문에 걱정을 해야 한다면 그것은 휴식이 아니다. 그래서 너도 나도 내 집 갖기를 희망하는 것이다. 문제는 휴식공간을 뛰어 넘어서 신분과시용이라는 점이다. 요즘 자가용 자동차가 없는 집이 있겠는가마는 이 또한 사람을 평가하는 기준이 되고 있으니 그야말로 말세다. 말세란 무슨 뜻인가? 인류가 멸망하는 때가 가까운 것이 아니고, 사람의 가치가 사라진 것이다. 제 아무리 성인군자 같이 행동하고 말한다 해도, 가난하게 산다는 사실을 알게 되는 순간 그 사람을 거지취급을 하고 만다. 왜 그럴까? 우리는 지금 민주주의의 세계에서 살고 있다. 민주주의는 그 바탕이 자본주의 사상이다. 자본주의 사상은 자본제일주의다. 그러므로 사람은 자본으로 평가 받는다. 서글픈 일이다. 안타까운 현실이다. 지금 우리나라에서 최고의 사람들이 살고 있는 집이 강남에 있는 타워펠리스라는 아파트라고 한다. 실제로 그 아파트에 살고 있는 사람들은 집 환경이 지옥이란다. 그런데 문제는 집값 떨어질까봐 쉬쉬하면서 고통을 참고 살고 있다니 참 안됐다는 생각이 든다.

또 있다. 강남이나 서초에는 모기가 지독히도 많고 억세다. 그런데 집값 떨어질까봐 쉬쉬한단다. 재미있는 현상이다. 모기도 돈 많은 사람들을 좋아하는 모양이다. 겨울이 춥다고 외풍이 무서워서 벽지를 비닐로 만들었다. 때가 묻어도 비누칠해서 닦아내기만 하면 깨끗하다. 그러나 그 이면에는 벽이 숨을 못 쉰다. 벽이 숨 못쉬는 것이야 상관없지간, 벽이 숨을 못 쉬는 만큼 사람의 숨통을 조이고 있다는 사실을 아는 사람은 별로 많지 않다.

최고 선진국, 세계금융의 중심, 과학의 중심, 문화의 중심, 무엇이든 불가능이 없는 나라 미국에서 요즘 유행하는 주택이 온돌주택이라 한다. 우리는 사대주의 사상 때문에 무엇이든 우리 것은 천하고, 외국 것은 귀하다는 생각, 언제부터 이런 사고가 생겼는지 참으로 원망스럽다. 요즘 뒤늦게나마 황토집, 온돌방을 찾는 사람들이 많아졌다. 그래서인지 지방마다 황토벽돌공장이 성시다. 언젠가 신문에서 본 일인데, 청와대에서 분양받은 진돗개 집을 몇백만원 들여서 황토벽돌집을 지어 주었다고, 사진이 실려 있는 것을 본 일이 있다. 개에게 큰절은 안 올렸는지 모를 일이다.

집으로부터 자유란 무엇일까? 다시 한 번 생각해 볼 필요가 있는 것 같다. 옛말에 "집작은 것과 마누라 작은 것은 문제될 일이 없다"고 했다. 단칸이면 어떻고, 세 칸이면 어떤가? 사실 집이 크고 작은 건 별 문제가 안 된다. 조금 불편할 뿐이다. 그러나 마누라가 검사거나, 남편이 형사라면 문제는 심각해진다. 집은 휴식 공간인데, 오히려 집이 고문이나 신문을 받는 곳이라면, 대궐이나 고래 등 같은 집이라 할지라도 감옥과 다를 바가 무엇이겠는가? 그저 방안에 누워 하늘이 보이거나 별이 보인다 해도, 그 무엇인가 포근함과 따스함과 안락함이 있어야 집의 역할을 다하는 것이다. 남자는 아내가 있어야 하고, 여자는 남편이 있어야 한다. 집에는 사람이 살아야 하고, 사람은 집이 있어야 한다. 집에 사람이 살지 않으면 폐가가 되고, 폐가는 얼마 못가서 허물어진다. 남자도 아내가 없으면 초라하고, 여자는 남편이 없으면 천박해진다. 이것이 세상의 이치다. 사람 보기에 좋은 것은 우주조화의 마땅함이요, 사람보기에 좋지 않는 것은 우주의 부조화다.

▼ 幸福은 어디에 있는가

세상 사람들은 저마다 행복을 찾느라 분주하다. 과연 행복이라는 것이 무엇이기에 그토록 많은 사람들이 찾아 헤매는가?

행복을 가장 간단명료하게 설명한다면 만족이다. 이 만족은 자족(自足)이라고도 한다. 문제는 욕구의 다양성이다. 사람이 살아가다보면 수많은 욕구가 발생한다. 이러한 욕구를 모두 만족시킬 수는 없는 노릇이다. 그래서 옛 선인들이 인간의 대표적인 욕구 다섯 가지를 설정해 놓았다. 이름 하여 오욕(五慾)이라 한다. 색욕, 식욕, 수면욕, 재물욕, 명예욕 등이다. 하지만 이 오욕 또한 만족하기란 쉽지 않다. 혹시 식욕이나 수면욕 정도라면 몰라도 그 외는 대부분 불가능한 일들이다. 왜 불가능할까? 그것은 인간의 욕심에 한계나 브레이크가 없기 때문이다. 그렇다면 인간이 추구하고자 하는 행복이란 처음부터 존재하지 않는 것이 아닌가! 감히 "그렇다."라고 말할 수 있다. 하지만 만약이란 전제아래 가능성은 있는 것인가? 라고 한다면, 그것은 분명 "있다."이다.

▼ 마음으로부터의 자유

요즘 들어 정신세계의 사업이 뜨고 있다. 각 종교는 말할 것도 없거니와 명상, 요가, 마음수련 등의 간판이 거리마다 걸려 있다. 그럼 마음 수련은 어떻게 하는 것인가? 각 수련장마다 수행방식은 달라도 결론은 마음 비우기다. 그렇다면 사람마다 마음이 꽉 차있었던 것인가? 원래 마음이란 모양도, 색깔도, 냄새도, 어떠한 흔적도 없는 것이 마음이다. 그런데 무엇을 갈고, 닦고, 씻고, 비우고 한단 말인가! 그럼 마음은 무엇인가? 생명의 감각 작용이다. 거울과 같은 것이다. 조건반사다. 마음이 변하여 진화되는 과정을 생각이라 한다. 그래서 마음을 쓴다와 생각을 한다(굴린다)라는 의미의 값은 동일하다.

그럼 정신은 무엇인가? 몸과 마음을 하나로 표현하는 단어다. 그래서 몸 따로 마음 따로인 사람을 일컬어 정신 나간 사람이라 한다. 그것은 곧 몸과 마음이 하나 되지 못한 사람 즉, 언행이 일치하지 않음을 뜻한다. 또한 인간의 도리를 벗어난 사람을 뜻하기도 한다. 이럴 수도 있다. 만약 집에서 키우던 개가 주인을 보고 도둑 보듯 짖는다면 "이 정신 나간(빠진) 개새끼!"라고 표현한다. 이것이 마음, 생각, 정신의 실체다. 이를 바탕으로 생명체는 삶을 진행한다. 여기에 품성(천성, 천품)이 더해져서 성격의 바탕을 이룬다. 천성이란 타고난 본질을 의미하는데, 타고난 본질이란 착한가? 지혜로운가? 신용이 있는가? 의리가 있는가? 예절이 밝은가? 등이다. 이 오성(五性)은 사주팔자중의 인간을 의미한다. 이를 본성(本性)이라 한다. 이 본성은 사주의 강약에 따라서 변, 불변할 수 있다. 즉 약한 사람은 상황에 맞추고, 강한 사람은 어떤 상황에서도 변하지 않는다. 여기에 성장배경이 더해져서 한 사람의 인생이 된다. 이 인생이 다시 사회배경에 의해서 변, 불변을 하게 된다. 이것은 곧 후천적으로 자신의 노력에 의하여 인생을 변화시킬 수 있다는 가능성을 시사한다. 이 글은 이 가능성에 대하여 논하고자 하는 것이다. 사람은 자연에서 지혜를 얻는다고 했다. 옛 선인들이 심신수련시 가장 많이 인용한 지혜가 수오덕(水五德)이다.

그 첫째가 유하지성(流下之性)이다. 자신을 낮춤으로써 상대를 편하게 하는 것이다. 둘째가 평준지성(平準之性)이다. 너와 내가 다르지 않고 동등하다는 것이다. 셋째는 원만지성(圓滿之性)이다. 모나지 않고 다투지 않는 것이다. 넷째가 지혜지성(智慧之性)이다. 후회없도록 지혜롭게 행하는 것이다. 마지막이 겸양지성(謙讓之性)이다. 막히면 기다리고 돌아가는 양보의 행위이다. 사람들이 이를 본받아 살아간다면 이 세상이 얼마나 평화롭고, 행복하겠는가? 생각만해도 미소가 절로 번진다. 마음으로부터의 자유는 지금 이 순간 이 현실에 단족하는 마음이다. 어떤 방향에서건 조금이라도 부족하다고 생각하는 순간 자유는 사라진다. 노장철학에서는 불사현해(不私顯解)라 했다. 사사로움 즉 욕구가 없으면 얽매임으로부터 풀려 자유로울 수 있다는 것이다. 그렇다. 가능성은 배저할 수 없지만 어찌 사람으로 태어나 사사로움이 없을 수 있겠는가? 하지만 사사로움을 버리기가 죽는 일보다 어렵기에 훈련이다, 수련이다 하는 법석을 떨면서 수신(修身)하기에 애를 쓰는 것이다. 그래서 가치는 있는 것이다.

▼ 질병의 자가진단 비결(기본은 알아야 한다)

인체에 질병이 발생하는 원인은 인체의 제원(諸源)을 모른 채 함부로 사용하는데서 비롯된다. 그렇다고 이 세상에서 인체의 제원을 아는 사람은 아직 없다. 필자도 모른다. 하지만 인체에 과부하가 걸리는 상황은 이 세상 그 누구보다도 많이 안다고 감히 말할 수 있을 것이다. 단지 그 이유 때문에 이 글이 쓰여 지고 있는 것이다. 과부하가 걸리는 이유는 먼저 음식의 부적성에서 온다. 그리고 피로의 누적에서 온다. 하지만 이 세상 그 누구도 음식의 적부적을 자세히 모르고 피로의 누적으로 인체가 호소하는 바를 알지 못한다. 질병이 발생한 후에도 피로의 누적이라고 생각하는 사람은 거의 없다. 무엇이 잘못되어 질병이 발생했다 생각하고 알지도 못하는 그 무엇을 찾아서 환자도 의사도 헤맨다. 사람이 부적성음식을 먹었을 때 몸이 피곤하다. 또 생각을 많이 하거나 고민, 스트레스, 과로 등으로 몸이 피곤하다. 몸이 피곤하면 인체 내의 오장육부 기능이 약해진다. 약해진 오장육부의 장기가 오랜 시간 지속되면, 오장육부의 기관에 이상이 발생하거나, 만성피로, 면역결핍, 세균감염 등이 일어나 일상생활을 불편하게 하거나 불능상태로 나타난다. 일반 상식적으로 인체의 근본과 이치를 알아야 질병으로부터 자유로울 수 있다. 따라서 오장의 기능을 간단히 설명하면 위에서부터 폐기능은 숨쉬는 작용이며, 심장은 전기를 일으키는 발전기이며, 간은 소화효소를 만들고, 영양을 저장하며, 비장은 소화를 돕고 혈액을 보관하고 조혈하며, 신장은 체온, 체압을 관리하고 조혈(골수는 신장계통)하며 혈액을 정화시키고, 정보를 저장하고, 변환시키며, 심장박동을 하게하고, 대소변을 관장한다. 여기서 폐기능이 약해지면 폐기관에 세균침투가 가능해지고, 간이 커짐으로 하여 늘 피곤하고 짜증을 잘내며 화가 나면 분별력을 잃기 쉽다. 심장기능이 약해지면 전신이 무겁고, 통증이나 마비가 일어날 수 있고, 숨쉬기가 불편하고, 무력하며, 만성 피곤이 찾아오고, 의욕을 상실하게 된다. 간기능이 약해지면 소화가 잘 안되고, 영양균형이 무너지고, 체내가스가 많아진다. 비장기능이 약해지면 소화가 더디고, 식곤증이 강하게 나타나고 사지가 무기력하고, 몸이 잘 붓는다. 신장기능이 약해지면 대소변이 원활하지 못하고, 심장에 부정맥이 일어나며 꿈이 많아지고 몸이 무겁고, 말과 행동에 엇박자가 일어날 수 있고, 상기증이 일어나고 혈관압이 불규칙할 수 있다. 또 심장기능이 약해지면, 기침이 쉽게 멈추지 않고, 말을 더듬거나 말이 빨리 나오지 않으며 손발, 머리를 떨거나 흔들릴 수 있으며, 수족이 차고, 뇌압이나 안압이 높아지기도 한다. 이것이 오장의 상식적 대강이다.

▼ 서양인과 동양인

서양인과 동양인은 누구나 쉽게 알아보는 외형을 빼고, 문제가 되는 부분은 체질과 폐기능이다. 서양인은 열성체질이 70%, 동양인은 냉성체질이 70%이다. 서양인은 폐기능이 매우 약하고 동양인은 간기능이 매우 약하다. 서양은 영국의 그리니치 천문대를 기준하여 경도 좌우 90°선까지이고, 그 반대쪽은 동양이다. 그것은 공기밀도 차이다. 공기밀도가 약한 서양에서 사람이 태어나게 되면 코, 기관지, 폐가 크고, 피부 모공이 크다. 동양은 공기 밀도가 높음으로 하여 서양인과 반대로 코, 기관지, 폐가 작고, 피부모공 또한 작다. 큰 것은 약하고, 작은 것은 강하다. 이를 뒷받침하는 이론이 2008년 베이징 올림픽 때 스포츠 과학자들의 연구내용을 바탕으로 역도해설자들의 해설 내용 중 이런 이야기가 나왔다. 서양(유럽)에서 100Kg을 드는 역도 선수가, 동양에 오면 99Kg을 들 수 밖에 없다는 이야기를 하면서 그것은 동서양의 기후차이라고 했다. 그것이 곧 공기밀도차이다. 즉 동양에서의 기압이 더 높음으로 다시 말하면 공기 무게가 더 많음으로 공기가 누르는 압력이 더 강함으로 더 적은 무게를 들 수 밖에 없다는 뜻이다. 필자는 이러한 사실을 1987년에 밝힌 바 있다.

▼ 여자와 남자

　여자와 남자는 무엇이 다른가? 성징이 다르다. 모든 생명체는 자웅이 있다. 즉, 암컷과 수컷이 있다. 남자는 정자를 전달해주고, 여자는 정자를 받아서 길러 낳는다. 여기서 여자는 혼신의 힘을 다하여 아이를 기르고 낳았으므로 기진맥진상태가 된 것이다. 이러한 기진맥진한 상태를 회복시키는 일이 산후조리다. 그동안의 우리 역사는 먹고 살기 바쁘다보니 산후조리는커녕, 스스로 아이를 낳고, 태를 잘라야 하는 경우도 비일비재했다고 한다. 목숨이 무엇인지… 이러한 슬픈 역사가 관습이 되어 산후조리를 소홀히 하는 경향이 많다. 또 산후조리를 왜 해야 하는지조차 모르는 사람들이 태반이다 보니 우리의 미래 건강이 더욱 암담할 뿐이다. 우리네 삶의 하나에서 열까지 서양 모방이다 보니 아무리 목 놓아 외쳐도 우이독경이요 마이동풍이다. 더군다나 의사들도 이러한 원리를 정확히 모르고 있으니 산 넘어 악산이다. 산후풍에서도 혈액형 A형과 B형인 냉성체질은 산후조리에 만전을 기해야 한다. 옛말에 "산후조리 잘하면 백병이 사라지고, 산후조리 잘못하면 만병의 근원이 된다."라고 했다. 필자가 이를 연구한 후, 통계를 내어보니 99.9%가 정확한 사실이다. 임신부가 아이를 낳고 몸을 풀면, 남편은 최소한 3×7일간 중환자 살피듯 수발함을 필수로 여겨야 한다. 만약 이를 소홀히 하여 아기나 산모에게 질병이라도 발생하게 되면, 이는 몽땅 남편 몫이다. 여자와 남자에게 가장 바람직한 삶이라고 한다면, 여자는 가정의 주인이며, 남자는 그 가정을 보호하고 유지하는 일꾼으로 살아가야 삶이 아름다울 거라고 생각해 본다.

▼ 운동으로 건강이 좋아지는 경우와 운동으로 건강이 나빠지는 경우

　요즘은 "건강이야기"하면 운동만능이다. 어디가 아프건, 무슨 질병이건, "묻지 마! 운동하세요." 다. 운동은 어려서부터 꾸준히 함으로써 습관 되어져야 한다. 그렇지 않고 어느 날 갑자기 운동을 시작하는 행위는 매우 위험하다. 인체의 근육은 쓰는 데로 발달하지만, 어느 날 갑자기 안 쓰던

근육을 사용하게 되면 몸살이 난다. 몸살이 일시적이면 다행이겠지만, 경우에 따라서는 평생 고질병을 만드는 경우도 있다. 특히 냉성체질은 그 위험에 많이 노출되어 있다. 더욱이 심장기능이 약한 냉성체질은 운동에 많은 위험이 따른다. 지금 우리 사회가 운동만능을 강조하는 것은 "서양 따라하기"이다. 서양인의 체질은 열성체질이 70%이고, 어려서부터 운동이 습관 되어 있으며, 흑인들은 열성체질의 혈액형 O형이 90%이상이므로, 어쩌면 운동만능이 당연한 것일지도 모른다. 건강을 위한 운동이란, 자신의 몸에 맞추어 가벼운 맨손체조나 걷기부터 시작하여 습관 들여야 한다. 운동량을 늘릴 때는 일주일이나 한 달 간격으로 10분씩 늘리되 체력에 맞도록 해야 한다. 만약 운동 후 피로를 느껴서 잠을 자야 한다거나, 업무에 지장을 받는다면 그 운동은 중단하거나 운동량을 줄여야 한다. 그래서 무리하지 않는 범위의 운동량을 정한 연후에 그 운동과 운동량을 몸에 베이도록 익혀야 한다. 이러한 자신의 몸과 체격에 맞는 운동이 자신을 더욱 건강하게 할 수 있다. 이를 망각하고, 경쟁의식을 갖거나, 프로운동선수들의 흉내를 내는 날에는 건강운동이 아닌 질병발생 운동이 되고 만다.

▼ 질병의 열쇠는 어디에 있는가

건강은 인류의 꿈이다. 희망이다. 인간의 제일 욕구다. 동서고금이나 신분귀천을 막론하고, 남녀노소를 불문하고, 질병이란 놈은 공격을 시도한다. 이러한 질병의 공격을 피하는 방법이 있다고 한다면, 그것은 예방과 빠른 치료다. 예방은 선천적으로 건강하게 태어나는 것이고, 자신의 몸에 맞는 먹을거리를 섭생하는 일이며, 자신의 체력과 적성에 맞는 삶을 사는 일이며, 꾸준히 건강관리에 투자하는 일이다. 이를 풀어보면, 첫째는 건강한 부모님으로부터 태어나야 한다. 쉬운 일은 아닐 것이다. 그러나 우리들의 후손들을 위하여 할 수 있는 무엇인가가 있다면 앞으로 노력은 해야 할 것이다. 다음은 자신의 몸에 맞는 먹을거리인데 이는 필자가 연구한 혈액형체질 섭생규칙을 따르면 가능한 일이다. 건강할 때 이 규칙을 지키면 좋겠지만 믿음이 가지 않을 것이다. 그러나 잊지는 말라. 언젠가 건강이 무너져서 "지푸라기라고 잡아야겠다." 라는 생각이 들 때 이를 실천해보라. 그럼 그 효과에 대해서 기절할지도 모른다. 세 번째는 체력과 적성에 맞는 삶을 살아야 한다. 예를 들면 하루 8시간 노동할 수 있는 체력의 소유자에게 16시간씩 노동을 시키면 지쳐서 곧 쓰러질 것이다. 또 갑순이를 좋아하는 총각에게 을순이와 살아야 한다고 하면 갑돌이는 평생 고달픈 인생을 살게 될 것이다. 마지막으로 투자다. 큰 회사에서 고문변호사를 고용하듯, 사람도 건강하게 살고자 한다면 고문의사가 필요할 것이다. 병들어 누웠을 때만 주치의가 필요한 것은 아니다. 건강할 때도 주치의는 필요하다.

다음은 빠른 치료다. 만약 예방으로도 부족하여 어떤 질병이 침입했다면 가장 짧은 시간 내에 질병을 몰아내야 한다. 그러기 위해서는 먼저 휴식이 필요하고, 명의가 곁에 있어야 하고, 좋은 약이 있어야 한다. 질병이란 피로의 누적에 의하여 발병함으로 질병을 이기기 위해서는 휴식이 절대 필요하다. 그리고 내 몸을 이 세상 누구보다 잘 알고 있는 의사가 곁에 있어야 한다. 그래야 발병 즉시 대처할 수 있다. 그리고 좋은 약이 있어야 하는데 좋은 약이란 빨리 낫는 약이다. 빨리 나아야 몸이 시달리지 않고, 몸속의 세포가 시달리지 않는다. 몸이 시달리지 않고 질병이 빨리 나으면 후유증이 없고 더욱 건강해질 수 있기 때문이다. 좋은 약 중 화공약품이 아닌 먹을거리나 약초라면 더욱 좋을 것이다. 만약 약초와 약품 중에서 어떤 질병을 치유하는데 약초는 열흘이 걸리고 약품은 하루가 걸린다면, 필자는 약품을 권하겠다.

▼ 냉성체질과 열성체질의 특징

냉성체질이라 함은 정통동양인이다. 코가 작고, 눈이 나왔다. 내부장기로는 폐가 작고 간이 크다. 작은 것은 강하고, 큰 것은 약하다. 냉성체질이라 함은 혈액형 A형과 B형인 사람으로 필자의 체질분류방식이다. 냉성체질은 혈액의 본성이 응고되려는 성향을 지닌다. 그러므로 냉성을 지녔거나 비타민 K가 많이 들었거나, 무기질, 무기미네랄 등은 혈액응고를 촉진시킴으로 좋지 않다. 열성체질은 정통 서양인이다. 코가 크고 눈이 들어갔다. 내부 장기로는 폐가 크고 간이 작다. 그러므로 폐기능이 약하고 간기능이 강하다. 열성체질은 혈액형O형과 AB형이다. 열성체질의 혈액은 본성이 용혈되려는 성향을 지닌다. 그러므로 음식 중에서 열성을 지녔거나 인삼사포닌류가 많이 들어있는 음식들은 용혈을 촉진시킴으로 열성체질의 소유자들에게는 이토움이 없고 피해는 있다.

　지구에서 서양의 위치는 영국 그리니치 천문대를 기준하여 좌우 90°선까지이고 동양의 위치는 그 반대쪽이다. 서양인은 70%가 열성이고, 동양인은 70%가 냉성이다. 서양인은 코가 크고 하체가 길고, 동양인은 코가 작고, 하체가 짧다. 서양인은 산후풍이 없고 동양인은 산후풍이 있다. 인체의 오장육부중에서 열성체질은 폐기능이 가장 약하고, 냉성체질은 신장기능이 가장약하다. 서양인은 피부모공이 크고, 동양인은 피부모공이 작다.

▼ 질병의 자가 진단비결

　세상에서 자신에 대한 정보를 가장 많이 가지고 있는 사람은 자신이다. 자신의 탄생에서부터 탄생배경, 성장환경과 배경, 이력, 신체정보, 가문의 내력이나 조상의 정보, 자신의 신체능력이나 외부정보에 대한 감각 반응능력 또는 신체가 표현하는 반응 등에 대하여 독보적이라 할 수 있을 것이다. 귀신도 모를 일도 자신만은 알고 있다. 이러한 모든 심신의 정보가 생명학적으로 연구되었을 때 건강이 안전하게 관리될 수 있으며 삶이 풍요로워질 수 있을 것이다. 이러한 관점에서 필자가 연구 개발한 질병자가진단표(건강성적표)는 당신의 건강을 좀 더 안전하게 관리해 줄 것으로 믿는다. 다시 말하면 당신의 자각증상을 토대로 하여 오장의 질병을 예측하는 것이다. 여기서 반드시 짚고 넘어가야 할 문제가 있다. 흔히 사람들이 생각하는 질병의 범위다. 내가 느끼는 병증과 한의사가 말하는 병증과 양의사가 말하는 병증이 각기 다르다는 점이다. 자각증상은 자신이 느끼는 증상이며, 한의사가 진맥하고 말하는 증상은 오장의 조화와 부조화, 또는 오장기능상의 이상증상이나 의사마다 의견이 다르고 통일성이 없어 신뢰도가 약하고 의사의 진단은 기관의 이상증상을 말함으로 신뢰할 수 있다. 단, 의사의 진단시 기능의 이상을 발견할 수 없음으로 기능의 이상에서 기관의 이상이 발견될 때까지의 고통은 고스란히 환자의 몫이 된다는 점이다.

여기에 필자가 제시하는 건강성적표는 자각증상에서부터 기관의 이상이 발생할 때까지의 참고가 될 수 있다. 그리고 기능의 이상은 한진한치(韓診韓治)하고, 기관의 이상은 양진한치(洋診韓治)함이 인체를 가장 안전하게 관리하는 방법으로 제시하고 싶다. 그 이유로는 인체로 유입되는 화공약품을 줄이자는데 있다. 인체에 백해무익한 화공약품의 실태를 살펴보면, 약품을 제외하고도 식품첨가물에다 유통을 위한 농약이나 방부제, 오염물질 등으로 인체가 지칠 대로 지쳐 있는 상황이다. 뒤에 게시된 건강성적표는 인체의 생명학적 생리체계와 자각증상을 연계하여 오장의 기능과 오장의 조화력을 점검하고 있다. 많은 사람들을 테스트한 결과는 매우 만족스럽다. 질병의 진행상황을 알 수 있으며 예방이 가능하다. 또한 경계수치나 적신호수치가 나타남에도 종합진단결과에는 이상없음의 판정을 받은 사람도 있었다. 하지만 그러한 사람들일지라도 일상생활이 거의 불가능한 상태였다. 이러한 아이러니가 일어날 수 있는 현실이 의학의 맹점으로 지적되고 있다.

〈혼자서 간단히 알 수 있는 당신의 건강 성적표〉

NO	문항	가	나	다	라	마	바	사	아	성명	
1	늘 피곤하다.		○	○	○	○	○			생년	
2	잔병이 많다.					○		○	○	월,일,시	
3	숨 쉴 때 악취가 난다.		○	○	○			○		성별	남□ 여□
4	빈번한 감정변화				○	○	○	○	○	기혼 □	
5	기억력 감퇴					○		○	○	미혼 □	
6	스트레스가 많다.					○	○		○		
7	늘 안색이 좋지 않다.	○			○			○		혈액형	
8	우울증이 있다.					○	○		○	전화	
9	지구력이 약하다.	○	○			○	○			주소	
10	질병 회복이 더디다.				○			○			
11	피부, 모발이 건조하다.	○	○				○				
12	불안, 공포, 과민성 신경					○	○		○		
13	심한 걱정, 근심 / 소심증					○	○		○		
14	특정 음식에 대한 소화불량					○	○				
15	복부비만 / 가스가 찬다.				○	○	○				
16	음식 알레르기가 있다.				○	○	○			* 건강성적표작성	
17	식욕부진				○		○		○	은 자신에게 해당	
18	인삼이나 꿀을 좋아한다.					○	○	○	○	하는 문항에서 우	
19	커피나 녹차를 좋아한다.	○	○							측에 있는 ○안에	
20	사이다, 콜라를 좋아한다.	○	○	○			○			모두 체크를 하시	
21	월경증후군 (생리통, 월경불순)					○		○	○	고, 아래의 맨 밑	
22	항생제를 많이 사용한다.					○		○	○	의 합계란에 위에	
23	진통제를 많이 사용한다.	○				○		○	○	서 아래까지 체크	
24	얼굴이나 손이 붓는다.	○					○	○	○	된 수를 세어 넣	
25	발이나 온몸이 붓는다.					○	○		○	으십시오.	
26	소변을 자주본다.				○	○	○		○		
27	불규칙한 배변 (변비)	○	○	○					○	* 자신의 병력이나	
28	정력감퇴 (낭습)	○			○				○	건강진단시에 나	
29	냉이나 대하가 있다.					○		○	○	타나는 병명과 본	
30	뼈가 약하다 (골절 / 골다공증)	○	○	○	○				○	인의 생각, 기타	
31	근육통 / 경련이 있다.					○	○		○	상담을 원하시는	
32	머리카락이 잘 빠진다.			○		○	○		○	내용과 본 상담실	
33	불면증 (토끼잠)					○	○		○	을 찾게 된 동기	
34	차 멀미 / 배 멀미			○	○	○			○	가 있다면 기록하	
35	코 막힘, 가래, 감기가 잦다.	○	○			○		○		여 주십시오. 성	
36	현기증이나 빈혈이 있다.			○				○		심을 다하여 모시	
37	손발이 뜨겁다. (겨울철에도 맨발)				○	○	○	○		는 자료가 될 것	
38	항상 춥다. (여름철에도 긴옷)	○			○		○	○	○	입니다.	
계											

<건강채점표>

항목	가	나	다	라	마	바	사	아	비고	채점 참고 사항
점수	16	16	29	34	17	22	34	12		가 : 코,기관지,폐,대장,기능계
양호	3이하	3이하	5이하	6이하	3이하	4이하	6이하	2이하	1/5이하	나 : 눈,간,담,12지,췌장기능계 다 : 귀,신장,방광,요도,생식기능계
보통	4이하	4이하	6이하	8이하	4이하	5이하	8이하	3이하	1/4이하	라 : 혀,흉선,심장,소장,기능계 마 : 입,식도,위,비장 기능계
경계	5이하	5이하	9이하	11이하	5이하	7이하	11이하	4이하	1/3이하	바 : 면역력 사 : 순환력
적신호	8이상	8이상	14이상	17이상	8이상	11이상	17이상	6이상	1/2이상	아 : 뇌 신경계

<건강성적결과해설>

• 양호 : 적성음식의 선택, 그리고 적당한 운동습관만으로도 건강 생활 유지가 충분합니다. 축하합니다.

• 보통 : 지금부터 건강관리에 좀 더 적극적으로 임하도록 하십시오. 건강은 건강할 때 지켜야 안전합니다. 적성음식의 선택은 필수적이고 규칙적인 운동도 필요합니다.

• 경계 : 정기적인 병원검진이 필요하군요.(6~12개월 간격) 특수 영양식 또는 건강관리를 위하여 전문가와의 상담이 필요하며, 건강회복을 위하여 스스로 많은 노력이 요구됩니다.

• 적신호 : 병원 입원치료를 필요로 하는 상태입니다. 아니면 그에 상응하는 조치와 충분한 휴식과 환경의 변화를 취할 필요가 절실히 요구됩니다. 항상 가족이나 또는 스스로가 상당한 주의를 기울여야 하겠습니다.

▼ 인체의 피로누적을 측정하는 계량기(심장)

사람이 살다보면 피곤할 때가 있다. 그러나 하룻밤 자고 나면 피곤함은 간 데 없고 또 새로운 하루를 살게 된다. 이때가 젊음이다. 어느 날 부터인가 잠을 자고 나서도 몸이 개운치 않다면 그때부터는 피로가 몸 안에서 쌓이기 시작한다는 신호다. 피로가 몸에 쌓이기 시작하면 자기치유력(자연치유력)의 한계점(분기점)을 넘어섰다는 뜻이다. 이때부터는 외부의 힘을 빌려야 한다. 이때 빌려 쓰는 외부의 힘도, 가능하다면 지극히 자연적이어야 한다. 예를 들면 차나 보양식, 고기, 휴식, 한약, 술, 지압, 침, 뜸 등 화학성분이 아닌 자연소재라야 바람직하다는 것이다. 물론 응급시나 불가항력적일 때는 예외로 해야 함은 물론이다.

그럼 피로가 쌓이는 이유는 무엇인가? 인체 과부하가 걸리기 때문이다. 과부하(過負荷)는 무엇인가? 공식으로 표현하면 SE/LE다. 즉 체력과 생활에너지가 같아야 하는데 SE/LE+로서 생활에너지가 체력을 추월함으로써 피곤해 진다는 것이다. 이러한 피곤함의 영향력이 심장기능을 피곤하게 한다는 것이다. 만은 심장기능이 강한 사람은 체력에너지가 떨어져도 쉽게 피곤함을 느끼지 못한다. 그리고 사람이 피로를 느끼게 되면 입맛이 쓰게 느껴진다. 그래서 어른들이 피곤하고 밥맛이 없을 때 흔히 하시는 말씀으로 "입맛이 소태같다."라고 하는 것이다.(소태는 소태나무 껍질로 한약재인데 그 맛이 매우 쓰다.) 입맛이 쓰다는 것은 심장기능이 약해졌으니 심장기능계로 에너지를 우선 공급하겠다는 인체의 자가치료 시스템체계의 신호이다. 참고로 덧붙인다면, 간기능계가 훼손되면 입맛이 시고, 폐는 입맛이 맵고 비장은 입맛이 달고 신장은 입맛이 짜다. 이처럼 인체가 느끼는 "자각증상"을 치료할 수 있을 때 질병을 미리 예방할 수 있다. 또한 이러한 자각증상의 원인을 밝히는 일이 기초의학이 될 것이다. 또 심장기능이 강하거나, 강화시킨다면 이러한 자각증상을 최소화 할 수 있다. 심장기능이 선천적으로 강하다는 것은 유전인자가 강하다고 보아야 한다. 그럼 심장기능을 강화시키는 방법은 있는가? 심장기능을 안전하게 관리하는 방법은 두 가지다. 하나는 자신의 체력에 알맞게 살아가는 방법이고 또 하나는 필자가 개발한 생기혈(生氣血) 뜸법이다. 자신의 체력에 알맞게 살아가는 방법은 자신의 체력에 대한 재원을 알아야 한다. 재원을 모르면 매일의 일과를 메모하여 피곤하지 않는 노동시간을 계산해야 한다. 예를 들면 하루 8시간 노동으로 피곤하다면 6시간 노동으로 줄여야 한다. 6시간도 피곤하다면 4시간으로 줄여야 한다. 그리고 심장뜸법은 "혈액형의학의 체질 이야기 제1권"을 찾아보면 자세하게 설명되어 있다.

제8장 양생의 도(養生의 道)

양생은 무엇이고, 도는 므엇인가?
양생은 몸과 마음을 건강하게 하여 오래 살기를 꾀하는 일이다. 도는 길이요, 방법이요, 이치요, 지혜를 일컫는다. 이를 양생술, 양생도, 양생법, 섭생술, 섭생법 등으로 표현한다. 사람은 누구나 언제나 후회를 한다. 어제까지는 잘못 살았고, 오늘부터는 후회 없이 살아야지! 하고 다짐을 하고 또 해도, 10년이 지나고, 오늘 생각하면 또 후회할 뿐이다. 이것이 인생이다. 그래서 필자는 권한다. 10%쯤 부족한 듯 살라고…
양생이란 참뜻은 좋은 습관을 길들여 실천하는 삶을 말한다. 이 삶이 참으로 어렵다. 습관만 되면 세상에서 제일 쉬운 일임에도 습관되기 전에는 하늘에서 별을 따는 것만큼이나 어렵다. 21세기 오늘을 살아가는 우리들은 정보의 홍수, 정보의 바다에 유영을 한다. 초등학생만 되어도 인터넷을 통하여 모르는 지식, 모르는 상식이 없다. 모두가 다 무불통지요, 도사들이다. 그럼에도 왜 세상은 평화롭지도 못하고 편하지도 않는가? 그것은 지식만 있고, 지혜가 없음이다. 그것은 알기만 할뿐 실천을 하지 않기 때문이다. 또 내 생각만 하고, 이웃을 모르기 때문이다. 또 못 살 때는 이집 저집 기웃거리다가 잘 살게 되면 부모형제도 잊어버린다. 이러한 사고방식이 언제 어디서부터 기인하는지 알 길이 없다. 답답할 뿐이다. 그래서 원점에서부터 하나하나 짚어볼 생각이다.

▼ 적성을 개발하자
인간의 운명은 태어날 때 정해진다. 인체에는 60~100조의 세포로 이루어져 있으며, 한 개의 세포는 정보 70만건을 입력할 수 있다 인류 최초

의 인간부터 살아온 모든 정보가 우리들 몸속에 저장되어 있으며 잠재의식으로 작용한다. 한 예를 들면, 조상의 적덕과 적악 중 태어나는 순간 어떤 업을 선물 받게 된다. 만약 적덕을 선물 받았다면 운명이 잘 풀리고, 적악을 선물 받았다면 운명이 꼬일 수 밖에 없다. 우리 민족의 영원한 철학인 음양오행과 육십갑자(甲子)는 우주를 측량하는 잣대이자 우주의 비밀을 풀어내는 공식이다. 이를 자연과학의 초석이라 한다. 만약 내일 아침 태양이 서쪽에서 떠오르지 않는 이상, 이 자연과학공식은 변하지도 틀리지도 않는다.(이하 자공(自公)이라 한다.)

사람의 적성은 사주팔자에 나와 있고, 이를 자공으로 풀 수 있다. 지금 학교나 사회 각처에서 적성검사를 하는데 이 적성검사 방식은 시험성적으로 정한다. 이는 잘못된 방법이다. 왜냐하면 인생이 시험으로 살아지는 게 아니기 때문이다. 만약 이적성검사 방법으로 인생이 살아진다면 서울대나 하버드, 옥스퍼드, 예일대 등을 졸업하면 대학의 명예만큼이나 잘 살고 있는가? 어떤 사람이 예일대 학생들을 상대로 설문조사를 하고 20년 후 그 학생들의 삶을 조사한 결과 7%가 노숙자 아니면 생활보호대상자였다고 한다. 여기서의 적성이란 천성을 의미하고 천성을 통한 소질을 개발함이 그 인생을 행복하게 할 수 있다. 사람은 돈이나 명예, 미인이 행복을 가져다주지는 않는다. 그것은 일시적으로 좋아할 뿐이다. 스스로 하고 싶은 일을 하고 산다는 것, 그것이 곧 행복이고, 그것이 곧 소질을 개발한 적성이다. 사람은 사람에 따라 소질이 다양하고 많은 사람 소질이 단순하고 적은 사람 아예 아무 소질도 없는 사람도 있다. 소질이 없는 사람은 적성을 찾을 필요도 없다. 그 사람은 소질 없이 사는 것이 행복한 사람이다. 소질을 찾고 적성을 개발하는 것은 본인은 무리다. 그리고 늦다. 부모의 몫이다.

▼ 세상을 보는 눈을 떠라

옛말에 "못 배운 놈 외입 3년"이란 말이 있다. 사회에 나가서 직접 부딪혀 지혜를 얻으라는 뜻이다. 이유야 어쨌든 정상적인 직업교육을 받지 못했다면, 사람 사귀는 법이라도 알아야 세상을 살아가는데 무리가 없을 것이다. 세상을 보는 눈도, 소질에 따라 다르다. 예를 들면 사람들이 똑같은 산을 보아도 사람에 따라서 나무가 많을까? 몇 그루나 될까? 무슨 나무가 있을까? 바위는 있을까? 풀은 있을까? 무슨 꽃이 있을까? 사람들이 많을까? 절은 있을까? 노루나 토끼는 있을까? 등등이다. 그래서 필자는 권한다. 초등 학교 때는 책을 다양하게 읽히고, 도서관에서 놀게 하라. 그러면 다양한 책을 접하게 되고, 그런 와중에 소질에 적성에 맞는 소재를 발견할 수도 있다. 유별나기 좋아하는 책도 있을 것이고, 특별히 좋아하는 주인공도 있을 것이다. 중,고등학교 때는 다양한 직업을 보여줄 필요가 있다. 선생, 사장, 시장, 상인, 공무원, 공장근로자, 청소부, 법관, 의사, 농부, 무역회사, 고기잡이 선원, 전기수리공. 비행기조종사 등이 있는데 가능하다면 하루씩이라도 그 직업에 대한 체험을 할 수 있다면 금상첨화일 것이다. 이 또한 부모의 몫이 크다.

▼ 꿈을 심어라

사람은 꿈을 가져야 한다. 꿈을 심는 데는 어릴수록 좋다. 그리고 꿈은 절대로 뽑아서는 안 된다. 꿈은 나무와 같아서 바꿔 심는 것도 옮겨 심는 것도 바람직하지 않다. 한번 심은 꿈은 오래 될수록 좋다. 오래되면 뿌리가 튼튼하고 가지가 무성할 것이다. 큰 나무가 되면 많은 사람들이 그 나무를 즐길 것이다. 꽃이 피면 꽃을 즐기고, 녹음이 우거지면 녹음을 즐기고, 열매가 맺히면 열매를 즐기고, 낙엽이 떨어지면 낙엽을 즐길 것이다. 필자도 초등학교시절 심은 꿈을 버리지 않고 고이 간직하였는데 어느 순간부터 많은 사람들이 필자를 찾는다. 나무도 꿈과 같아서 오래될수록 좋은 것처럼 꿈도 나무와 같아서 오래될수록 좋은 결과를 낳는다. 문제는 어떤 꿈을 심는가이다. 나만을 위한 꿈도 있고, 가족을 위한 꿈도 있고, 이웃을 위한 꿈도 있고, 세상을 위한 꿈도 있을 것이다. 나무도 과일나무가 있는가 하면 단풍나무도 있고, 열매는 없지만 목재용도 있고, 목재와 과

일을 얻는 것도 있고, 꽃만 있는 나무도 있고, 과일과 관상용을 겸한 나무도 있고, 약재로만 이용하는 나무도 있다. 꿈을 심는 기회는 우연히 이루어진다. 그러나 그 우연은 필연이다. 그래서 우연도 운명인 것이다.

▼ 궁합을 맞추어라

여기서 부터는 스스로의 몫이다. 사람이 배우자를 만나고, 자식을 낳고, 가정을 꾸미는 것은 무엇인가? 좀 더 인간답게 살기 위하여, 좀 더 행복하게 살기 위하여, 좀 더 외롭지 않으려고, 내편을 만들어 의지하려고, 이유는 많을 수 있다. 하지만 사람이 살아가면서 중요한 사실 하나는 내편 열 명보다는 원수 한명이 더 무섭다는 것이다.

속담에 "주는 데도 미운 놈 있고, 뜯어 가는데도 예쁜 놈 있다."라는 말이 있다. 이것이 궁합이다. 우리 주위에서 흔히 볼 수 있는 현실들, 부부나 친구가 헤어지면 원수보다 더 무섭다. 믿는 도끼에 발등 찍히고, 아는 놈이 도둑질 하니까…

궁합이 맞으면 설사 헤어져도 미운소리를 하지 않는다. 헐뜯지도 않고, 뒤통수도 치지 않는다. 이것이 궁합이 맞는 관계다. 궁합은 어떻게 보는가? 부부나 친구나, 사업파트너나 투자관계나 모두 같다. 사주팔자중 서로의 일간(日干)이 음양으로 만나야 한다. 그러나 형제자매사이에도 이 궁합이 맞지 않으면 아무런 이권이 없음에도 으르릉 거린다. 이는 눈에 보이지 않는 기(氣)의 충돌이다. 궁합이란 기의 융합이냐 기의 충돌이냐 하는 문제임으로 팔자를 보지 않고는 알 길이 없다. 불신자 중에 이렇게 말하는 사람이 있다. 우리는 궁합같은거 안 봤어도 사이만 좋다. 또 어떤 이는 우리는 궁합보는 곳마다 다 좋다고 해서 결혼했는데 더 이상 함께 못 살겠다. 문제는 음양을 보지 않고 오행의 상생관계만 보면 이런 실수를 낳는다. 궁합의 최고는 완전 극과 극이 만나는 것이다. 참고로 밝힌다면 甲己合, 乙庚合, 丙辛合, 丁壬合, 戊癸合 등이다. 이를 오행으로 보면 목극토, 금극목, 화극금, 수극화, 토극수이다. 하지만 이 일간합의 관계는 궁합의 최상격이다. 여기서 주의사항은 궁합이 맞는다고 무조건 좋은 것은 아니다. 취향이나 습관, 건강, 외모, 성격, 가족 등등 많은 기타조건들이 따른다. 단, 선택할 때 제1조건이 궁합이라는 것이다.

▼ 양택(陽宅)을 찾아라

사람이 태어나게 되면 텃자리가 있을 것이다. 즉 낳는 장소를 말한다. 양택은 사람이 사는 집을 말한다. 생명이 이 세상에 태어나는 순간 팔풍이라는 우주의 기운이 작용한다. 이 기운의 종류에는 나를 살게 하는 기운, 나를 죽이려 하는 기운, 나의 힘을 빼는 기운, 나와 맞서는 기운, 내가 다스릴 수 있는 기운 등이 있다. 이에 따라서 세상에 태어난 사람은 나를 살게 하는 바람이 불어오는 방향으로 가서 집을 짓고 사는 것이 양택의 기본이자 근본 원리다.

자공(自然科學公式)원리에 의하면, 태어난 곳을 빨리 벗어나야 하는 운명이 있고, 태어난 곳이 세상에서 제일 좋은 운명이 있고, 태어난 곳에서 동쪽으로 가야 성공하는 사람, 태어난 곳에서 서쪽으로 가야 성공하는 사람, 태어난 곳에서 북쪽으로 가야 성공하는 사람 등이 있다. 실례를 든다면, 미국의 흑인 대통령 버락 오바마가 금국(金局)으로 태어나 생기방(生氣方)인 동북쪽으로 가서 성공하였고, 고 박정희 전대통령이 금국으로 태어나 생기방인 서북쪽으로 가서 성공하였고, 김대중 전대통령이 목국으로 태어나 동북쪽에서 사업에 성공하고 북쪽에서 성공하였고 전두환 전대통령이 목국으로 태어나서 북쪽에서 위태로웠고, 북쪽에서 안정을 찾았고, 노무현 전대통령이 화국으로 태어나 동쪽에서 성공하고, 그 여력으로 서북에서 문제는 있었지만, 대통령까지 하였고, 이명박대통령이 금국으로 태어나 서북쪽에서 성공한 케이스가 된다.

이 외에도 성공하는 사람과 실패하는 사람들이 있다는 사실을 인용하여 참고가 되게 할 수 있으나 필자가 그 사람들의 팔자를 모르니 인용할 수가 없어 안타깝다.

▼ 인생 목표를 최소화하라

왜? 하필이면 인생목표를 작게 하라는 것인가? 사람이면 누구나 목표를 크게 잡으라 하고, 꿈이라도 큰 꿈을 꾸기를 희망하는 세상이 아닌가!

그렇다. 관점이 다르다. 여기서는 성공을 위한 조언이 아니고, 양생술을 논하고 있기 때문이다. 혹자는 이러한 반문을 할지도 모른다. 인생 목표를 작게 잡아놓고, 그것마저 실패하면 어떻게 할 것인가? 하고 말이다. 양생술에서는 실패와 성공을 굳이 따지지 않는다. 가능하다면 내 인생을 객관시 하면서 세상을 즐기고, 내 인생이나 세상이나 초연하게 바라보고 살아가는 삶이 곧 양생술이다. 身重之天下다. 성공과 실패로 마음을 피곤하게 하지 않는 삶이 양생술의 근원이기 때문이다. 세상에서 성공한 삶이나 실패한 삶이나 한 때의 풍광이다. 영웅도 병들어 죽을 때는 초라하기 그지없다. 죽은 시체는 영웅이나 재벌이나 거지나 다 같다. 문제는 삶의 과정에서 편하고, 불편하고의 차이다. 현실적으로 부자 자식들은 돈 쓰는 데 능하고, 불효하기 쉽고, 부모형제간 불화하기 쉽다. 그것은 인생의 가치기준이 사람이 아니고, 돈이기 때문이다. 옛날 돈은 사람이 살아가는 방편 가운데 한 가지일 뿐이었으나, 지금은 금전만능으로 돈만 있으면 대통령을 능가하는 권력, 판검사를 능가하는 인간의 생사여탈권, 진시황을 능가하는 초호화판, 여색으로는 의자왕을 능가할 수 있고, 천당과 지옥의 결정권 등 무소불위다.

그러나 무소불위의 권력을 휘두른 사람치고, 결과가 좋은 사람이 없다는 사실은 역사가 증명하고 있다. 그것은 많은 사람들로부터 원망을 산 댓가다. 상식이란 상식을 넘어서 존재할 수 없고, 평범이란 평범을 넘을 수 없으며, 당신의 오늘은 당신의 생각의 결과이고, 그 결과가 아름답다면 당신생각의 아름다움이며, 그 결과가 비참하다면 그것 또한 당신 생각이 잘못되었음을 깨달아야 할 순간임을 알아야 할 것이다.

명품이 비싼 이유는 그 가치가 높기 때문이듯, 무엇인가 큰 것을 원한다면 그에 걸맞은 대가를 지불해야 한다. 사람이 젊어서 피땀 흘려 노력하면, 늙어서 경사가 많고, 젊어서 게으름 피우고 놀다보면 늙어서 흉사가 많아진다. 人器晩成이란 말이 있다. 작은 그릇은 쉽게 만들 수 있지만 큰 그릇은 쉽게 만들어지지 않는다. 세상에 공짜는 없다. 세상만물은 모두가 제값을 가지고 있다. 나의 너를 귀하게 하고자 한다면, 너의 나를 귀하게 하라. 그러기위해서는 작은 것, 하찮은 것도 소중히 하고, 꿈을 작게 하라. 그곳에 행복이 있다. 그곳에서 기쁨이 흐른다. 그것이 곧 양생이다.

▼ 인내하는 자가 성공한다

백번 참으면 살인도 면한다. 입 다물고 있으면 중간은 간다. 공자님말씀도 석자리 반이다. 모난 돌이 정 맞는다. 사나운 개 주둥이 아물 날 없다. 이들은 모두 인내에 대한 교훈들이다.

사람이 하루를 살면서 내 생각을 말하지 말고 상대의 말을 귀담아 들으면서 고개만 끄덕거리거나 그렇다, 그렇지, 그렇네, 그래야지, 그래. 라는 장단만 때려라. 그리고 잠자리에 들 때 하루를 돌이켜 보라. 어느 날 나는 좋은 사람, 인격 있는 사람으로 소문이 난다. 이처럼 사람들은 자신의 생각을 말하고, 그 말을 들어줄 사람을 애타게 기다린다. 易地思之로 내 마음이 그러할 때 누군가가 와서 내 말을 열심히 들어주는 사람이 있다면 얼마나 고마운지, 그리고 감사한지 있는 것, 없는 것, 모두 주고 싶은 생각이 들 것이다. 그리고 또 다른 누군가를 만나면 그 누구에 대하여 미사여구를 동원하여 칭찬하게 된다. 그것도 무의식중에 진행된다. 그리고 혹시나 반대의견을 제시하면 잘 알지 못할지라도 그에 대한 철저한 대변인이 되어 있음에 깜짝 놀랄 것이다. 이것이 보편적 인간 심리작용이다

사람은 홀로 살아갈 수 없다. 그래서 누군가는 만나야 한다. 만나면 화합해야 한다. 화합하기 위해서는 내가 먼저 양보해야 한다. 양보란 이익을 사양하는 것만이 양보가 아니다. 나서지 않고, 아는 척하지 않는 것도 양보다. 그러면 설사 적이라 할지라도 나의 울타리가 되어준다. 따라서 성공의 열쇠는 경청에 있고, 배려에 있고, 희생봉사에 있고, 응원하고, 뒤

에서 바람막이가 되어줄 때 그곳에 존재하는 것이다.

▼ 세상을 품어라

　산은 고요하다. 그 품안이 넉넉하기 때문이다. 돌도, 바위도, 나무도, 풀도, 그리고 온갖 새와 짐승들 또 이름도 없는 벌레들, 가시나무도, 물도 한데 어우러져 아름다운 자태를 뽐내고 있다. 바다는 어떠한가. 푸르른 물결, 넘실대는 파도, 끝없는 수평선, 그러나 그 속에는 약육강식의 피비린내 나는 전쟁터다. 아수라장이다. 무법자상어가 있는가 하면, 그 무법자를 먹어치우는 범고래가 설쳐대는 말 그대로 살육의 현장이다. 그러나 바다는 언제나 아름다울 뿐이다. 그것을 자연이라 한다.

　인간의 마음속에도 우주만물이 다 들어있다. 어떤 생각을 하고, 어떤 습관을 길들이고, 어떤 모습으로 살아가느냐? 자신의 생각이요 몫이다. 인간의 마음은 좁쌀로부터 시작하여, 지름 100억광년이 넘는 큰 우주까지 있다. 어떤 사람 마음은 좁쌀만 하고, 어떤 사람 마음은 황소만하고, 어떤 사람마음은 우주만큼이나 큰 사람도 있을 것이다.

　지금 지구상에 살고 있는 살아 있는 사람의 숫자는 대략 73억명 정도라고 한다. 만약 당신의 마음속에 지구를 품는다면 지구상의 산과 바다를 빼고 온갖 생명체도 빼고, 사람만 헤아려도 73억명이다. 그렇다면 그 속에는 성인군자도 있겠지만, 살인자, 조폭, 여자, 남자, 스님, 목사, 신부, 철학자, 과학자, 정신병자, 암환자 등 온갖 생명을 지닌 인간들이 있을 것이다. 이 모든 사람들을 차별 없이 상대할 수 있는 능력이 준비되어 있어야 한다. 그만큼 너그러운 아량으로 세상을 품을 수 있는가? 여기에 대한 대답은 간단하다. "없다"이다. 그러나 있을 수도 있다. 노력하면 가능하다. 길들이기 나름이다. 하루하루를 살면서 자신을 없애고, 친함을 없애고, 고움과 미움을 없애고, 있고 없음을 없애고, 선과 악을 없애라. 그리고 이로움과 해로움을 없애라. 그래서 10년이 가고 또 가고, 세월이 흘러, 황금같은 내공이 쌓이면 가능해진다. 그것이 세상을 품고 살아가는 크나큰 지혜다. 太陽仰明人이다.

▼ 人生을 즐겨라

　21세기에 들어서면서 인류는 삶의 목표를 수정하고 있다. 잘 살아보자. 문화문명인인가? 복지국가인가? GNP가 얼마인가? 하던 시대가 지나가고 이제는 그 나라 국민의 행복지수가 얼마인가? 21세기의 인류가 풀어야 할 화두로 등장했다.

　우리는 1960년대 초반까지만 해도 하루 세 끼니의 밥만 먹을 수 있어도 잘 사는 집이네, 행복한 집이네 하고들 부러워했다. 그러나 지금은 배불러서 못 먹을 정도가 되었다. 물론 지구촌을 돌아다보면 굶어죽는 상황의 나라들도 많다고 한다. 하지만 잘사는 나라일수록 불평불만이 많고, 데모가 많고, 투쟁이 많다. 무슨 이유에서 인가? 욕심이다. 그것도 지나친 욕심 때문이다. 너무나 먼 훗날까지 걱정하는 마음 때문이다. 우리 속담에 "떡본 김에 제사 지낸다."라는 말이 있다. 물론 배고픈 우리의 역사 속 이야기다. 지금은 그럴 필요가 없음에도, 그 옛날의 기억 속 환경들이 우리를 불행하게 만들고 있다. 이제는 벗어나야 할 때가 되었다. 우리는 성질이 급하다보니 몇 십 년씩 노력해서 이뤄야 할 일들을 하루아침에 다 이루려고 하는 성급함이 있다. 이것만큼은 고쳐야한다. 내 인생의 설계도를 그리고, 가족의 설계도를 그려서, 그 설계도에 따른 일정을 세우고, 하루에 벽돌 한 장씩 쌓아가는 자세로 임해야 한다. 인생이란 이제는 60은 청춘이고, 90년 이상 살아야 한다. 인생은 10Cm달리기도 아니고, 42.195Km의 마라톤도 아니다. 인생은 놀이요, 관광이다. 놀이나 관광도 혼자라면 재미가 없다. 놀이나 관광은 사람이 많아야 한다. 여러 사람이 어울려 놀아야 한다. 그래서 가정을 꾸리는 것이다. 결혼해서 아들 낳고, 딸 낳는 것도 놀이로 생각하면 인생이 즐거워진다. 아기들이 태어나 꼬물락거림을 보라. 천사 같지 않은가? 걷기 시작하고, 뛰기 시작하고, 말하기 시작하면 그 얼마나 신통방통한가? 그 아이를 데리고 산으로, 들로 쏘다닐 때 얼마나 행복했던가? 주말이면 가족이 함께 등산을 해보라. 근교에 있는 산들을 찾는다면 등산객들로 인산인해를 이룬다. 문제는 목표가 산

정상을 오르는데 있는 것인지? 먹기 위해 산에 온 건지? 선착순 경기를 하는 것인지? 경치를 감상하고, 산을 감상하고, 풀과 나무를 감상하고, 심호흡을 하고, 일주일의 피로를 씻는 그런 등산객을 찾아보기가 힘들고, 누구에게 쫓기는 사람들처럼 걷기 바쁘고, 뛰기 바쁘다. 그리고서야 어디 피로를 씻기는커녕 일주일의 작업장에서 더욱 피곤한 일과를 보내야 하지 않겠는가? 오며 가며 들리는 이야기를 들어보면 술 마시고 떠드는 사람을 제외하고는 즐거운 표정들이 없고, 걱정근심 아니면 누구 건강이 무너졌다거나 그에 대한 건강 상식을 이야기 하는데, 황당하기가 바닷물이 넘칠 지경이다. 십인십색이요, 백인백색이다.

지금부터라도 인생을 즐기는 방법을 찾고, 내 안에 비춰진 정보를 통하여 지혜를 얻으며 인생을 즐기는 연습을 하라. 길에서 구르는 돌맹이 하나, 이름 없는 풀꽃 한 포기도 무언가 당신에게 속삭이고자 하지 않는가?

▼ 콩 한쪽도 열 사람이 나눠 먹는다

필자는 이 속담을 듣고, 이리저리 생각을 많이도 굴려 보았다. 어른들로부터 들은 내용은 "무엇이든 서로 나누고, 사이좋게 지내야 한다."는 의미였다. 그렇지만 콩 한 개도 아닌 한 쪽으로 어떻게 열사람이나 나눠 먹는단 말인가?

"우리말의 모양과 소리"라는 글을 쓰면서도 항상 느끼는 생각이지만 우리말이란 너무도 깊은 철학적 의미가 담겨 있고, 은유되어 있고, 선문답 같은 말들이 너무도 많다. 잠깐 일, 십, 백, 천, 만의 의미를 풀어보면 독자들도 깜짝 놀랄 것이다. 일의 의미는 폭발시키면 세상, 우주를 뜻하고, 수축시키면 "나" 또는 무엇의 시작이고, 순수함이다. 십의 의미는 완전함, 부족함이 없음, 세상, 사방, 천지와 시간, 소규모의 모임, 여러 사람, 이웃을 일컫는다. 백의 의미는 세상 모든 것, 확실하다(정확하다.). 수없이 반복됨을 표현한다. 천의 의미는 최고, 특별한, 빼어나다, 영웅호걸 등을 표현하며, 이를 준(俊)이라고도 한다. 만의 의미는 세상, 모든 것, 완전함, 세상에서 가장 큰 하나라는 표현으로 사용된다. 그럼 "콩 한 쪽 가지고도 열이 나눠 먹는다."와 "십시일반"의 의미는 무엇일까? 콩 한쪽 가지고도 열이 나눠먹는다는, 아무리 소소한 것일지라도 이웃과 공유한다는 의미가 가장 강하다. 속이지 않고, 감추지 않고, 비밀이 없고… 이건 천국에서나 하는 이야기가 아닐까? 십시일반(十匙一飯)의 의미는, 여러 사람이 자신의 밥에서 한 스푼씩만 덜어내면 그래서 모은 밥이 한 그릇이 된다는 뜻이다. 이는 기발한 발상이다. 한 민족의 전통철학이 담긴 말이다. 그 내면에는 희생과 봉사의 정신이 가득하고, 평등평화와 공생공존의 아름다운 정신이 넘쳐나고 있다. 또 "얻은 떡이 한 떡보다 많다."라는 말도 있다. 이처럼 콩 한쪽도 나누어 먹는다는 이 아름다운 민족정신을 오늘에 되살려내어 지구촌을 움직이는 초석으로 삼아야 할 것이다.

▼ 나는 위대한 단군의 후예이다

한국민족은 천손으로 너도 나도 스카이싸인(sky sign)을 받고 이 세상에 태어났다. 그 옛날 일만년 전에는 지구를 지배했던 위대한 민족이었다. 지구는 원래 6대주(황주, 청주, 백주, 자주, 흑주, 적주)가 분명하였고, 6대 민족이 분명하였다. 그러나 세월 따라 흥망이 반복되면서 6대민족 또한 이합집산함으로 두루두루 섞이게 되었다.

그 후 우리 한국민족은 아시아대륙을 지배하던 대주선인국이었다. 대주선인국이 멸망하고 난후가 춘추전국시대라고 하는 BC500년경이다. 각 지방의 호족들이 각기 작은 나라를 세운 시대였다. 이 작은 나라들은 대략 200여년간 대립관계에서 병존하다가 진시왕에 의한 재통일이 이루워진다. 그러나 그것은 잠시 뿐이고, 다시 한나라와 초나라로 분리되었다가 재차 한나라가 통일함으로써 중국이 자랑하는 한나라 400년 역사가 성립하게 된다. 이러한 과정에서 우리 민족은 불행하게도 진시왕의 분서갱유로 인하여 역사를 잃어버리게 된다. 진시왕의 분서갱유는 일반적으로 알고 있는 내용이 아니고, 우리의 역사인 고조선(대주선인국)의 기록을 불태우고, 그때까지 명맥을 유지하고 있던 고조선의 왕족과 귀족들을 생매장시켰던 사건이었다. 그 이유는 선비촌(鮮卑村)에 모여살던 왕족과 귀족들이 기득권을 주장했기 때문이다. 이로 인하여 단군의 후예들은 결정적 타격을 입고, 소수민족으로 전락하게 되니 역사와 문자와 주체성까지 잃어버리는 불행을 겪게 된다. 그러나 200여년이 흐른 후 그 후예들은 재기의 횃불을 높이 들었으니 그것이 대고구려의 탄생이다. 대고구려는 600여년간 권토중래하려 하였으나 끝내 뜻을 이루지 못하고 오늘에 이른 것이다. 그 결정적 실패의 원인은 자중지란이었다.

역사의 기록이란 "강자의 행적"이란 점을 잊어서는 안된다. 지금 비록 우리는 반쪽의 역사를 가지고 살아있지만 앞으로 인류를 행복하게 하고, 평화를 유지하게 하는 리더의 민족으로 거듭날 수 있도록 마지막 카드를 쥐고 있다. 그 카드는 무엇인가? 옛 예언서에도 나와있듯이 三角山下半月形地다. 形而上과 形而下의 天符가 미래의 인류를 하나로 묶고, 평등평화와 공생공존의 낙원을 만들어 나갈 것이다. 이에 우리는 "함께하는 세상, 건강한 세상, 행복한 세상"만들기를 연구하고 노력해야 할 것이다.

▼ 一占風이 전하는 이웃과 함께하는 삶을 위하여
너와 나의 존재에 대하여 감사합니다.
당신을 사랑했었습니다. 그러므로 지금 제가 존재합니다.
당신을 사랑합니다. 그러므로 지금 제가 행복합니다.
당신을 영원히 사랑하겠습니다. 그러므로 저는 꿈을 안고 살아갑니다.
그 동안 너와 나의 존재에 대하여
의식하지 못함을 사과드립니다. 미안합니다.
그 동안 너와 나에 대하여 알게, 모르게 지은 죄를 용서해 주십시오.
그 동안 너와 내가 살아오면서
모든 허물을 덮어주시고, 생명을 살아주심에 감사드립니다.

우주만물의 존재에 대하여 감사합니다.
빛과 영혼을 주시고 허락하시는 우주에 감사합니다.
바람과 생명을 주시고 허락하시는 우주에 감사합니다.
물과 불을 주시고 허락하시는 우주에 감사합니다.

동고동락합시다.
이웃과 함께하는 삶이라야 의미가 있고 이롭다고 생각합니다.
상부상조 합시다.
이웃과 서로 서로 돕고 사는 삶이
의미 있고 행복한 삶이라고 생각합니다.
무사무친(無私無親)합시다. 당신은 곧 내 모습입니다.
당신마음은 곧 내 마음입니다. 당신의 생각은 곧 내 생각입니다.
그러므로 당신과 나는 곧 하나입니다.
내가 당신을 의심하면 즉시 당신이 나를 의심하게 되고,
내가 당신을 미워하면 즉시 당신이 나를 미워하게 되고,
내가 당신에게 이익을 노리면
즉시 당신이 나에게 이익을 노릴 것이라는 사실을 압니다.
그러므로 無私하기를 빕니다.
무사하기를 노력합니다.
무사를 연습하겠습니다.
해와 달은 빛을 발합니다.
그러나 어느 한 곳을 비추기 위하여 빛을 발하지는 않습니다.
비도, 바람도, 구름도, 눈도 모두 그러합니다.

사람 위에 사람 없고, 사람 아래 사람 없습니다.
세상에 태어나 존재하는 모든 생명체는 모두가 평등합니다.
같은 하늘 아래 존재하기 때문입니다.

또한 같은 바람으로 숨결을 나눕니다. 같은 물로 갈증을 품니다.
같은 땅위에서 함께 연출합니다.
서로의 존재에 대한 확인이며 삶의 나눔입니다.
내가 만약 누구를 미워한다면,
그 반사작용은 도미노처럼 번져서, 세상은 악의 수렁이 되어 버립니다.
이 작용은 영혼을 가진 생명체 간의 전사(電寫)입니다.
그래서 내가 누구를 사랑한다면 이 또한 도미노처럼 번져서
세상은 사랑의 도가니가 되어 버립니다.
그러므로 우리는 생명체의 평등을 외치고, 인간의 평등을 외쳐야 합니다.
그러므로 세상은 언제나, 어디서나, "나"로부터 시작합니다.

    너와 나의 밝은 미래를 위하여, 그리고 우리 자신들의 반쪽을 위하여 후덕한 인간성을 함양하는데 부지런해야 할 것이다. 옛말에 "덕을 쌓아 복을 짓는다."라고 했다. 덕이란 무엇인가? 궁극적으로 덕이란 이로움이다. 복이란 무엇인가? 궁극적의 복이란 이로움이다. 결국은 같은 말이다. 억양 때문에 쓰임의 방향에 차이가 발생한 탓이다. 이렇게 표현할 수 있다. "복을 나누어 덕을 쌓는다." 바꾸어 말하면 덕은 보이지 않는 이로움이고, 복은 보이는 이로움이라 할 수 있다. 성인 노자는 상선약수(上善若水)라 했다. 덕은 곧 선이기 때문이다. 세상 사람들은 모두가 나의 스승이다. 바보에게서 배운다. 바보는 괴롭히면 울고, 괴롭히지 않으면 하루종일 웃는다. 그러므로 사람들은 바보에게 의식주를 제공한다. 일하지 않고, 의식주를 해결하는 사람은 "왕"뿐이다. 개에게서 배운다. 개는 주인에게 무조건 충성한다. 설사 그 주인이 도둑이나 주정뱅이든 잔소리꾼이라해도 섬김에는 변함이 없다. 흐르는 물을 보고 배운다. 싸우지 않는다. 그저 낮은 곳으로만 흐른다. 흐를 곳마저 없을 때는 기다리고 기다렸다가 차면, 넘쳐 흐른다. 이것은 여유다. 대기만성이다. 세상 모든 물은 결국 바다로 모인다. 부모님에게서 배운다. 제 아무리 큰 죄를 저질러도 용서하고, 기

다리고, 사랑한다. 개미에게서 배운다. 근면하고 검소하게 살아야 한다. 소에게서 배운다. 주인이 저 아무리 잔소리를 해도 그저 묵묵히 듣기만 하고 힘써서 일하니 경청이다. 하늘과 땅, 해와 달을 보고 배운다. 언제나 그 자리 변함없는 모습으로 생자불유(生者不有)하니, 끝없는 자비와 배려다. 무사공평(無私公平)으로 편애가 없으니 만물이 공존할 수 있음이다. 이 아름다운 세상이 소사과욕(小私寡欲)으로 영원하기를 소원해본다.

제9장 응급상황발생시 대처법

　사람이 살다보면, 수시로 응급상황이 발생한다. 우리는 인간으로 태어났으되 사용설명서가 없음이 유감이다. 영국의 역사서에 의하면 인류 최초의 의사이자 약물학자로 기록한 신농씨는 지금으로부터 5,500년 전에 살았었다고 기록하고 있단다. 이 유구한 역사 속에서 그 동안 의학을 연구하고, 인체를 연구하고, 약을 개발하기를 지속해왔다. 또 여기에 종사하는 사람들은 숫자로 표현할 수 없을 만큼의 많은 사람들이 있었고 또 현존하고 있다. 그럼에도 불구하고 아직껏 인체생명어 대한 기초정보가 부실하다는 사실에 대하여 우리는 어떻게 생각해야 하는가? 사실 물리학적 차원에서의 인체정보는 넘칠 만큼 많다. 그러나 생명학적 차원에서 보면 의사나 삼척동자나 크게 다르지 않는 것이 현실이다. 인체에서의 응급상황은 사고가 아닌 이상 원인은 같다. 단 응급상황이란 돌발적 상황으로 생명에 위기가 닥침을 의미한다. 즉 체내의 압력이 높아져서 또는 지나치게 압력이 낮아져서 생명력이 떨어져 생명이 위기를 맞게 되는 상황인데, 이는 체내 생명력을 유지하는 세포들의 활동이 정지되거나 무력화된 현상이다. 이때의 대처방법은 세포가 숨을 쉬고 활동할 수 있는 공간 확보가 급선무다. 압력과잉으로 인하여 세포가 질식하게 되면 후유장애가 심각해진다. 예를 들어, 아이들이 열날 때 그것도 40°이상의 고열이 발생하게 되면 뇌압이 극도로 상승하고, 이에 뇌세포가 질식하게 된다. 이로 인한 후유장애는 일부기능다비로 이어진다. 즉 뇌성마비나 두 자리 수 지능 또는 여자일 경우 불임이나 기타 알게 모르게 많은 장애를 안고 살아가야 한다. 이는 순간에 일어나고 평생으로 이어진다. 만약 가족이나 응급환자 옆에 있던 사람이 응급처치술을 알고 대처해 준다면 평생의 장애가 사라진다. 그것은 사혈이다. 즉시 사혈을 하고 손발을 주물러주면 순환장애가 사라져 순환촉진이 되고 세포는 살아서 움직이게 된다. 다음으로 심장부위에 있는 생기혈(生氣血)에 뜸을 떠 주는 일이다. 뜸을 뜨는 이유는 순환을 주도하는 인체의 전기를 생산하도록 하는 조치로 쓰러진 사람이 깨어났다 해도 기(氣)가 부족하면 역시 일부의 마비를 일으킨다. 옛 의서에 이르기를 일침 이구 삼약(一針, 二灸, 三藥)이라 했다. 이는 곧 응급처치의 순서를 말함이다. 일반 사람들은 한의사들까지도 기술의 우위를 일컫는 것으로 곡해를 하는 경우가 많다. 인간의 생명은 기혈(氣血)의 조화로 유지되는데 지금까지 氣에 대한 해석이 분분하고 그 실체를 확인할 길이 없어 한의학이 애매모호한 비과학적이라는 비난을 면할 길이 없었다. 그러나 최초로 필자에 의하여 氣는 전기(電氣)라는 결론을 얻게 되었다. 인체에는 25mA라는 전류가 흐른다. 이 전류는 심장에서 생산된다. 이 전류가 약하면 전기불이 깜빡거리듯이 인체기능에서도 문제가 발생한다. 인체의 반신불수나 부분마비, 암의 발생, 당뇨의 발병, 장의 연동작용정지, 근육마비 등도 여기서 기인한다. 또한 氣의 통로는 막(膜)이고 주 전류가 열성체질은 골막으로 흐르고, 냉성체질은 피부로 흐른다. 따라서 냉성체질은 정전기가 빈번하게 일어나고 열성체질은 정전기가 잘 일어나지 않는다. 이렇게 인체에서 흐르는 전기는 체압에 의하여 그 속도가 빨라지기도 하고 느려지기도 한다. 체압은 크게 3종류로 혈관압과 장압, 피부압이 있다. 체압이 높아지면 전류의 흐름은 느려지고 때에 따라서는 정전되는 경우도 있게 된다. 이를 기절(氣絶)이라고 하는 것이다. 다시 말하지만 기절에는 기를 통하게 해주어야 하는데, 이것이 통기법이라고 하고, 이 통기법이 사혈이다. 사혈삼처(瀉血三處)는 손발가락 끝 열 군데와 인중 비첨이다. 경우에 따라서 한두 번 찔러서는 피가 나오지 않는 경우도 많다. 삼처를 계속해서 반복 사혈을 하면 피가 나오게 되는데 심한 경우는 피가 젤리처럼 나오기도 한다. 일단 피가 나오면 숨도 돌아오고 의식도 돌아온다. 이때 심장생기혈에 뜸을 병행하면 회복은 더욱 빠르다.

▼ 체했을 때 처치법

체증은 서양인에게는 없고, 동양인에게만 있다. 물론 서양인도 식도염증이 발생하면 체증이 일어날 수 있다. 음식을 먹는 중이라면 물을 마시면 되지만, 음식을 먹은 후 식사시간이 지난 다음에 쳇기를 느낀다면 빠른 조치가 필요하다. 이때 손가락 사혈을 시도한다. 기본적으로는 엄지손가락 사혈로 끝이지만 좀 더 구체적으로 대처하는 방법은 냉성체질일 경우 왼손 엄지와 중지, 소지를 사혈하고 열성체질은 오른손 엄지와 약지를 사혈한다. 그래도 시원하게 뚫리는 기분이 들지 않으면 좌우 열손가락 열발가락 모두를 사혈한다. 또 약으로는 해바라기 대를 달여 복용하거나 용규(까마중이)초를 달여 복용한다. 고기에 체했을 때는 용규나 능이버섯을 달여 복용한다. 더 자세한 내용은 앞의 제5장을 참고한다.

▼ 타박, 골절, 멍든데, 삔데의 처치법

타박골절에는 계란 떡을 붙인다. 환부의 크기, 깊이, 넓음에 따라 그 양을 조절하고, 시간의 경과정도에 따라 횟수를 조절하며 빠른 효과를 원할 때는 양을 추가한다. 계란떡 만드는 방법은 먼저 스탠그릇을 준비하고 날계란 노른자만 3개를 넣고 소금 밥 스푼으로 고봉 3스푼을 넣고 비빈다. 한참 비빔밥처럼 비비면 찰떡처럼 된다. 만약 질척하면 소금을 추가한다. 이 양은 손 발목 삐었을 때 붙이는 기본량이다. 좀 더 빠른 효과를 원한다면 노른자 다섯에 소금 다섯 스푼을 하면 두 배 빠른 효과가 난다. 소금은 氣를 잘 통하게 하고, 계란 노른자는 상처 난 세포를 원형대로 재생시킨다. 또한 후유증이 일체 없고, 30년이 넘은 후유증에도 특효가 있다. 예를 들어 골절된 시기가 30년이 넘었는데 날궂이를 한다거나 후유장애로 통증 등이 있다면 30회 정도 계란 떡을 붙이면 정말 씻은 듯이 낫는다. 시간은 저녁 잠자리에 붙이고 아침 일어나서 뗀다. 얼굴 등에 피멍이 들었을 때도 즉효가 난다. 그동안 60대 노인이 갈비뼈 4대가 절골되어, 숨쉬기도 어려운 분, 6개월 밖에 안된 어린이를 어른이 모르고 앉아버려

좌우 갈비뼈가 모두 절골된 경우 뒤로 넘어져 이상은 없으나 말소리를 내지 못하고, 두통에 시달리는 분, 높은데서 떨어져 어깨뼈가 조각난 후 날궂이를 하는 분, 손 발목 삔 수많은 사람들이 모두 치료가 되었고, 그 치료의 빠름과 정확성에 모두들 깜짝 놀랬다.

▼ 고혈압환자의 응급처치법

혈관압력의 변화는 심장과 신장의 부조화(unbalance)에서 일어난다. 고혈압은 신장이 주체이고, 저혈압은 심장이 주체다. 인체는 체온과 체압과 전기와 에너지의 균형으로 바탕을 이루고 운동, 노동, 육감의 작용과 더불어 하루를 보낸다. 이러한 하루의 일과 중, 혈관압력의 변화는 120에서부터 250mmHg까지 오르락 내리락을 반복한다. 과도한 힘쓰기 때에는 250이상도 올라갈 수 있다. 예를 들어 똥 쌀 때, sex할 때, 화낼 때, 무리한 노동이나 마라톤 같은 경우이다. 그렇다고 해서 그때마다 문제가 발생하는 것은 아니다. 증감의 폭이 있다. 이것이 혈관의 탄력이다. 문제는 혈관의 탄력이 감소할 때와 주변 환경이 혈관을 압박할 때 일어난다. 혈관의 탄력은 심장이 좌우하고, 주변 환경은 신장이 주도한다. 여기서 주변 환경이라 함은 장압과 체압이다. 장압은 변비와 밀접한 관계가 있고, 체압은 기온과 기혈순환의 속도와 관계가 있다. 이들은 모두 신장 기능계가 조율함으로 신장기능이 약해지면 조율기능도 떨어진다.

의학계의 통계에 의하면 뇌출혈을 일으킬 수 있는 요인으로 고혈압환자는 일반인에 비하여 최고 5배, 심장질환자는 최고 18배라고 한다. 따라서 심장기능이 강하여 혈관의 탄력을 충분히 유지한다면 뇌출혈을 걱정할 필요는 없을 것 같다. 고혈압환자들은 혈압이 오르고 내림에 대한 자각증상을 충분히 감지하고 있을 수 있음으로 조치를 취하면 되겠지만 문제는 심장질환자들이다. 모두 공히 두통이 갑자기 일어나거나, 현기증(어지럼증, 빈혈, 두현, 목현 등)이 나거나, 갑자기 세상이 노랗거나, 캄캄하거나, 사람이나 물체가 둘 셋으로 보이거나, 사물이 아물거리거나, 머릿속이 몽롱해지면 응급상황이다. 이러한 응급상황이 발생하면 119에 구조요청을 하는 일은 당연하지만 그보다 잊어서는 안 되는 일이 한 가지 있다. 사혈이다. 좌우 엄지손가락 끝을 따서 피를 짜내야 한다. 피 한 방울이 응급상황을 한 시간정도 연장시켜 준다. 신체어디서나 관계는 없다. 혈액을 밖으로 짜내면 낸만큼 혈관의 압력이 줄어들어 뇌출혈을 일으킬 확률은 낮아진다. 재수좋은 사람은 코피가 터져서 위급을 모면하는 경우도 있다. 그러나 만약 귀에서 피가 터져 나온다면, 살아날 가능성은 희박하다. 그래서 먼저 손가락 사혈하는 일이 우선이다. 그리고 고혈압환자는 건포도를 준비해 다니면 도움이 된다. 혈압이 오를 때 건포도를 씹어 먹으면 혈압이 내리고 안정이 온다.

▼ 기침해소시의 비방

기침은 누구나 또는 갑자기 일어날 수 있다. 기침이 일어나는 원인은 기도의 확보를 위한 인체가 일으키는 자구책이 기침이고, 그 원인은 기도의 마름(건조)이나 이물이 들어갔을 때나, 기도에 있는 이물질을 밖으로 밀어낼 때이다. 기도에 이물질이 있을 시, 들어갔을 시를 사래 들렸다. 사래 걸렸다라고 표현한다. 이때도 심하게 기침을 하게 된다. 문제는 기도의 마름이다. 기도는 공기의 통로인데, 마르면 안 되는 것인가? 인체에서 귀나 코, 눈, 입, 기도, 식도 등은 외부와 연결되어 있지만 절대 마르면 안 되는 곳으로 되어 있다. 만약 이곳이 건조하여 마르게 되면 기능이 마비된다. 그러므로 항상 젖어있어야 한다. 그럼에도 불구하고 이곳들이 마르게 된 이유는 무엇인가? 그것은 심장과 신장의 부조화로 상기 열이 발생하여 기관지를 말리기 때문이다. 심, 신장의 부조화는 왜 발생하는가? 부적성 음식이나 약물을 과용했거나 과로 하였거나 어떤 이유로 심장기능이나, 신장기능이 허약해질로 하여 발생할 수 있다. 또는 어떤 질병의 발병이거나 후유증일 수도 있다. 이를 수강화승(水降火昇)이라거나 상기증(上氣證), 또는 중국식으로 주화입마(走火入魔)라 한다. 어린이나 젊음 등에서 감기를 앓거나 열이 나거나 뇌압이 높아져 기관지보호 본능에 의하여 나타나는 증상을 해소라 한다. 천식은 이와는 다소 다른 증상으로 약물이나 음식물중독에 의하여 나타나는 증상을 천식이라 한다.

그럼 기침에 비방은 무엇인가? 감비탕이다. 맑은 물 3컵을 2컵이 되도록 달인 물을 백비탕이라 한다. 여기에 흰 설탕을 밥 스푼으로 고봉 6스푼 넣어 달인 물을 감비탕이라 한다. 이 감비탕을 한 컵씩 공복 시에 뜨겁게 하여 호호 불어가면서 홀짝홀짝 혀가 데일정도로 마셔준다. 노인 해소에도 특효가 있다. 근본해결책은 물론 심장과 신장사이 화해를 시키는 일일 것이다. 그 부분은 "혈액형의학의 체질이야기 제1권"을 참고하면 된다. 여기서는 응급시 대책만을 다룬다.

▼ 관절염과 신경통의 비방

관절염에는 편관절염, 좌우동형관절염, 류마티스관절염 등이 있고, 신경통에는 좌골신경통, 오십견, 전신신경통 등이 있다. 편관절염이나 좌골신경통, 오십견 등은 척추질환이고, 좌우동형이나 류마티스관절염, 전신신경통(노인성, 산후풍, 기타)등은 심신장의 기능저하가 그 원인이다. 인체에서 나타나는 모든 통증의 원인은 심장에서 생산하는 전기의 부족이나 전기흐름의 장애(기막힘), 혈액순환의 장애 등에서 기인하여 통각신경에 자극을 주기 때문이다. 필자가 즐겨 쓰는 비방으로 닭 한 마리에 산초나무 1근을 넣고 푹 고아서 2~3일간 국물도 마시고 고기도 먹는다. 증상을 살펴가면서 1주일에 1회씩 몇 차례 반복하면 신기하게 낫는다. 사람에 따라서는 한번으로 쾌유하는 경우도 많다. 또 하나의 방법은 우슬뿌리를 많이 캐서 큰 가마솥에 넣고 푹 고아 24시간 후 약재를 건져내고 다시 엿처럼 달인다. 처음 가마솥에 달일 때 소주를 30%쯤 넣으면 효과가 더욱 좋다. 엿처럼 고아지면 공복 시마다 밥 스푼으로 한 스푼씩 뜨거운 물에 타서 마시든가, 아니면 술에 타서 마시는데 냉성체질은 백세주나 소주에, 열성체질은 맥주나 막걸리 또는 청주에 타서 마신다. 또 하나의 방법은 두충나무가지, 껍질, 잎 어느 것이든 다 좋다. 소주를 뿌려 볶아서 보리차처럼 끓여 놓고, 수시로 복용한다. 골다공증도 좋아진다.

▼ 피곤할 때의 응급처치법

사람이 살다보면 갑자기 피곤할 때가 있다. 일은 해야 하는데 몸이 움직여지질 않는다. 물론 알지는 못해도 무언가 이유는 분명 있다. 어떻게 대책을 세워야 할지 막막하고, 답답할 때 이 처방을 실행하면 귀신에게 홀린 기분이 될 것이다. 먼저 냉성체질 처방부터 살펴보자. A는 병원에 가서 식염수링거 또는 알부민 주사를 맞는다. B는 소고기 한 근을 푹 고아서 국물은 마시고 고기는 소금이나 간장을 찍어 먹는다. C는 삼계탕이나 옻닭을 먹는다. D는 인삼차를 한 대접 따끈하게 마신다.

다음은 열성체질처방이다. A는 병원에 가서 포도당링거주사를 맞는다. B는 오리 한 마리를 불고기 해서 먹는다. C는 보신탕집에 가서 개고기를 포식한다. D는 녹차를 한 대접타서 다시 흰 설탕 3~4큰술(스푼) 넣고 잘 저은 다음 얼음을 띄워 시원하게 마신다.

다음은 체질에 관계없이 공통처방이다. 무1개(잎까지), 당근1개, 우엉1개, 표고버섯1개, 황기3뿌리, 대파 뿌리채 3개, 마늘 3통, 고추3개를 들통에 넣고 달이되 처음엔 무화로 하되, 끓으면 문화로 하여 10시간정도 달여서 수시로 마신다.

▼ 눈꺼풀이나 입술주위 떨림에 대한 비방

얼굴 살 떨림은 근원적으로 미세근육경련이다. 그런데 얼굴에서만 피부떨림이 나타나는 이유는 인체에서 근육과 피부가 합성되어 있는 곳이 얼굴이기 때문이다. 인체의 다른 부분은 근육과 피부가 분리되어 있다. 그래서 얼굴을 제외한 신체부위에서 피부떨림이 감지되지 않는 것뿐이다. 낙화생을 볶은 것도 괜찮지만 가능하면 날 것으로 1일 1홉 이상 3~4일 복용하면 씻은 듯이 낫는다. 그 외에도 낙화생은 혈루병치료에 도움을 준다. 참고로 낙화생 잎은 불면증에 좋고, 고혈압을 안정시킨다. 낙화생기름은 윤장하적 함으로 황달이나 간염, 결막염 등이 급성으로 발병했을 때 특효가 있다.

▼ 딸꾹질, 장마비, 심장마비의 응급처방

딸꾹질은 횡경막이 경련을 일으킬 때 일어나는 증상이라 한다. 근본원인은 심장기능의 약화에서 기인한다. 해결의 원칙은 심장기능을 강화해야 하겠지만 지금은 응급상황이다. 밀장탕이다. 빈 컵에 꿀2스푼(밥 스푼)과 조선간장 2스푼(동량)을 넣고 잘 섞은 다음 마신다. 가장 효과가 좋은 시간은 저녁 잠자리이나 응급시는 즉시 실행하고 3시간 간격으로 2~3회 실행할 수 있다. 대부분 1회 사용으로 응급상황은 종료된다. 60대 노인이 1년간 통원치료를 받았으나 딸꾹질이 멈추지 않고 뼈와 가죽만 남은 상태에서 단 2일 만에 딸꾹질이 멎은바 있고, 일주일이나 한 달 정도의 딸꾹질은 단1회로 멈춘다. 또 한 예는 30대 주부의 위장이 움직이지 않아서(마비) 병원에 입원하여 한 달 넘도록 링거와 영양제로 지내던 중, 필자를 만나 단 1회 복용으로 곧바로 함께 식사를 한 일이 있다.

▼ 차멀미나 배멀미의 비방

남녀노소를 불문하고 차멀미나 배멀미를 하는 사람들은 정말 괴롭다. 특히 요즘은 차가 아니면 꼼짝할 수 없는 세상에 살면서 멀미는 큰 장애라 할 수 있을 것이다. 요인은 여러 가지를 들 수 있겠지만 이 역시 심장기능의 약화가 문제가 되고 뱃속 소화기관이 약한 사람, 비위가 약한 사람들에게 이 장애가 많음을 볼 수 있다.

비방은 정향차다. 정향차 한 잔이면 하루 종일 차를 타거나 배를 타거나 멀미와는 관계없이 편안한 여행을 즐길 수 있다. 또한 말기 암환자나 간질환자에게서 나타나는 구토증에도 효과가 탁월하다. 예를 들면 암환자가 구토가 시작되면 생명이 얼마 남지 않았다는 신호인데 이때 꾸준히 정향차를 마시면 죽는 날까지 물이나 죽을 또는 밥을 먹어도 토하지 않게 된다. 정향차를 끓이는 방법은 물2ℓ에 정향꼬트리 30개를 넣고 계피를 같은 량 생강을 같은 량 넣고 감초 5쪽을 넣고 달이는데 끓기 시작하면 불을 약하게 하여 10분정도 지나 멈춘다. 이것이 정향차다. 환자는 음식 먹기 전 반 컵 정도 마시고 음식을 먹게 되면 토하는 일이 줄어든다. 그리고 수시로 조금씩 마셔주면 더욱 좋다. 여행자는 여행 전 한 컵 마시고 물병에 담아서 휴대하면 안전한 여행을 즐길 수 있다.

▼ 어린이 급성황달증 비방

어린이는 누구나 동양이나 서양을 막론하고 태어나는 순간 울음을 터뜨린다. 그것은 엄마의 뱃속에서 엄마의 신체일부로 살다가 세상으로 나오는 순간 스스로 호흡을 해야 하는데 이때 최초로 세상의 공기가 기도를 통하여 진공상태의 기도를 뚫고 들어감으로 통증이 일어나는 관계로 운다고 한다. 이처럼 어린이가 엄마의 젖을 먹고, 그 젖을 소화시키기 위하여 담낭에서 담도를 통하여 담즙이 흘러야 하는데 최초임으로 잘 뚫리지 않아서 담즙이 몸으로 흡수되어 나타나는 증상이다. 얼마 후에는 자동으로 뚫리지만 경우에 따라서 몇 주간 지속될 수도 있다. 이때 비장이 커질 수 있다. 비장이 커지는 이유는 담즙이 십이지장으로 들어오지 않을 때, 십이지장속의 음식이 발효가 되지 못하고 부글부글 끓어 올라 위장으로 역류하는 가능성을 차단하기 위한 수단이다. 또 하나의 이유로는 간기능계에 문제가 발생할 때 비장이 커질 수 있다. "사매"라고 하는 약초인데 뱀딸기풀 전초를 말한다. 코리차 끓이듯 수시로 물 대신 마시는데 3~4주간 마시면 깨끗해진다. 남녀노소 누구나 특효가 있다.

▼ 열상, 화상, 탕상, 욕창 비방

화상, 열상, 탕상은 피부가 과도한 열로 인하여 제 기능을 잃어버린 상태를 말한다. 피부가 기능을 잃게 되면 제일 큰 문제가 피부호흡이다. 사람들은 "피부호흡"하면 대스롭지 않게 생각할지 모르겠지만 피부호흡은 정맥순환의 동력이라는 사실을 안다면 아마도 놀라지 않을 사람이 없을 것이다. 인체피부 30%가 기능을 잃게 되면 생명도 잃게 된다는 사실을 알고 있을 터이다. 중환자들이 앓고 있는 욕창도 그 메커니즘이 화상과 같다. 필자가 어느 날 중환자실에 어떤 환자를 방문했었는데 욕창이 너무 심해서 눈 뜨고 볼 수가 없었다. 그때 얼핏 스치고 지나가는 생각에 "이건 화상이다!" 하는 것이 아닌가! 그래서 곧바로 환자가족을 데리고 와 평소 준비해둔 화상 약을 주어 보냈다. 3일 후 연락이 왔다. "욕창이 다 나았어요!" 그 뒤로 욕창환자만 만나면 화상 약을 처방해 주었는데 그 효과는 적중했다. 화상약에는 몇 가지 특효약이 있다. 그러나 여기서는 가장 쉽고 언제, 어디서나, 누구나, 가능한 한 가지를 소개한다. 알로에다. 알로에 껍질을 벗기면 젤처럼 된 알로에 속살이 나온다. 이를 얇게 포를 떠서 화상부위에 펴 붙인다. 통증과 열감이 곧 멈추고 사라진다. 화상에는 알로에가 마르면 갈아 붙인다. 욕창에는 알로에를 붙이고 싸매 두는데, 하루에 한 번씩 갈아 붙인다.

▼ 독사에 물렸을 때, 농약을 마셨을 때, 방부제나 기타 독극물에 중독되었을 때, 또는 그 후유장애가 있을 때의 비법

만약 당신이 논밭에서 일을 하다가 또는 가족끼리 모여서 등산을 하다가, 독사에 물렸다면 어떻게 하겠는가? 만약 당신이 논밭에서 작물에 농약을 살포하다가, 농약에 중독되어 쓰러졌다면 어떻게 하겠는가? 만약 당신의 사랑하는 가족중 한 사람이 부주의로 독극물에 중독되었다면 지금 당신이 할 수 있는 조치는 무엇인가? 만약 당신의 가족 중에 지난 날 어떤 실수로, 독극물에 중독되었는데 병원에서 할 수 있는 모든 조치를 다 했지만 그 후유증으로 정상적인 삶을 살 수 없다면 당신은 하늘만 쳐다보고 한숨만 쉴 것인가? 이러한 말 그대로 응급상황이 발생할 때를 대비하여 보험을 계약하듯 상식도 준비를 해 두어야 한다. 필자는 이러한 상식덕택에 수많은 사람들을 구했을 뿐만 아니라 내 가족들도 구했다. 밭에 나가면 농부들이 지겨워하리 만큼 귀찮게 하는 잡초가 있다. 뽑아서

바짝 말려 버리지 않으면 조금의 습기라도 있으면 언제 뽑혔냐는 듯이 되살아나는 그러나 잡초라고 하기에는 너무도 위대한 약초 "마치현"이다. 필자는 만약을 위하여 항상 냉동실에 마치현이 얼려 있다. 응급상황이 발생했을 때 이 마치현을 짓찧어 즙을 내서 3시간마다 한 컵씩 2~3회 복용하면 응급상황은 종료된다. 너무도 기가 막히고 어처구니없을 만큼 응급환자는 툭툭 털고 아무 일도 없었다는 듯 정상이 된다.

▼ 중금속 중독시의 비방

혹시 당신의 몸속에 중금속이 과도하게 쌓여있지는 않은가? 오늘을 살아가고 있는 우리들 모두는 환경공해라는 이름아래 하루도 편할 날 없이 늘 불안하고 떨리는 마음으로 살얼음판을 걷는 기분으로 한 발짝 한 발짝 내딛고 있는 상황이다. 중금속 환경은 널려 있다. 물, 공기, 과일, 야채, 밥, 반찬, 생선, 고기 등 먹을거리로부터 주거환경까지 구석구석 오염되지 않는 곳이 없을 정도다. 더 큰 문제는 이러한 오염된 공해환경의 공격성이 인체를 공격함에 있어서 보이지 않는다는 점이다. 옛날에는 식중독이나 전염병 등이 눈에 보이지 않음으로 그 이름을 귀신이라 불렀다. 그러나 이제는 그 정체가 밝혀졌다. 세균이라는 세상에서 가장 작은 생명체다. 하지만 아직도 눈에 보이지 않음으로서 세상 사람들은 그 작은 생명체에 대하여 벌벌 떨면서 전전긍긍하고 있다. 이것이 오늘의 현실세계다. 필자가 어렸을 때 외갓집은 4대째 내려오는 의원 집이었다. 즉 외갓집의 비방인 셈이다. 자주 왕래하다보니 귀동냥으로 얻은 지식이었지만 필자가 환자를 상담할 때는 그야말로 보물중의 보물이었다. 감초탕이다. "감초탕"하면 사람들은 웃을지도 모르겠다. 왜냐하면 누구나 다 알고 어디서든 쉽게 구할 수 있기 때문이고 값도 싸기 때문이다. 그러나 그 효용을 알고 적시에 사용하게 되면 위대한 것이고, 옆에 있어도 그 효용을 모르고 못쓰면 무용지물에 불과하게 된다. 중금속 중독에도 수은이 가장 위험한데 언젠가 수은중독으로 호흡이 불안전하고 전신에 붉은 반점이 나타난 응급환자를 보게 되었다. 즉시 감초를 끓여 한 컵을 마시게 하고, 두 컵째 마시는데 얼굴에 흉하게 나타났던 붉은 반점들이 사라지면서 호흡도 안정되었다.

　이러한 것을 비방이라고 하는 것이다. 감초탕 제조방법은 물 1~2ℓ에 감초 100g을 무화로 달여서 노랗게 우러나면 컵에 따라서 서서히 마시면 된다. 우리 몸은 알게 모르게 중금속이 몸속 어디엔가 쌓여 있을 수 있다. 또 모르면 몰라도 우리의 생활환경에 의하여 꾸준히 중금속성분이 몸속으로 유입되고 있을 수도 있다. 따라서 몸속에 쌓인 중금속 성분들을 씻어내고 질병의 발생을 사전에 막는 방법으로서 한 달에 한 번 정도, 감초탕을 한 컵 마셔두는 일도 좋을 것이라고 생각한다.

　▼ 장폐색증의 비방
　장폐색증이란 소화기관의 일부분이 오므라져서 음식물의 유동을 막고 있는 형태를 일컫는다. 즉 장관의 일부가 막혀있는 형태다. 의학적 기전은 아직 없고 이러한 증상이 나타나면 폐색된 부분을 적출하고 장을 연결한다. 이 증상을 혈액형 의학적으로 판단하면 역시 심장기능약화에서 기인한다고 볼 수 있다. 여기에 특효약이 있으니 이름하여 "마비탕"이다. 마비탕은 백비탕 한 잔에 참기름(마유) 큰 스푼1개를 타서 저어 호호 불어가면서 가능하면 뜨거울 때 홀짝홀짝 마셔준다. 그럼 수술대 위에 올라갔다가도 금시 풀린다. 수없이 기회 있을 때마다 반복하고, 강조하지만 필자는 효과 없는 처방은 기록하지 않고 직접 사용해 본 일이 없는 처방 또한 기록하지 않는다. 앞에서도 밝혔지만 모든 응급환자는 사고가 아닌 이상 첫 번째 처치(응급조치방법)는 손가락 사혈이다. 그 다음이 증상에 따른 필요조치다. 이 점은 반드시 명심해야 한다.

　▼ 상처가 덧나지 않고 빨리 아무는 비법
　사람이 살면서 어린이에서부터 어른에 이르기까지 크고 작은 상처가 비일비재하게 발생한다. 어느 때는 칼에 의해서 어느 때는 기구에 의해서 어느 때는 책상모서리에 어느 때는 장난치다가 어느 때는 넘어져서 등등 수없이 많은 상처가 나고 또 아문다. 치료하는 법도 가지각색이다. 옛날에는 된장이나 생쑥을 뜯어서 붙이기도 했다. 지금은 좋은 약들이 많지만 아차 하는 순간 덧나거나 상흔이 커지기도 한다. 또 지혈이 잘 안 되는 경우나 사람도 있다. 여기에 숯불이 비방이다. 즉시 숯불을 쓰여준 후 사후처리를 한다면 덧나는 법도 없으려니와 상흔도 거의 남지 않고 시간적으로 매우 빠르게 아문다. 지혈도 신속하게 이루어진다. 만약 피가 철철 흐른다면 거즈나 붕대로 묶은 다음 숯불에 쏘이면 된다. 또 상처가 커서 출혈이 심하다면 석유를 흠뻑 적신 탈지면이나 거즈를 붙이고 묶으면 곧 지혈이 된다.

▼ 빈혈이나 현기증 비방

빈혈이나 현기증이 발생하면 어지럽다. 의학적으로는 철분부족외에 밝혀진바 없다. 그러나 빈혈이 악화되면 악성빈혈로 악성빈혈이 더욱 악화되면 재상불량성빈혈로 발전한다. 만약 재상불량성빈혈이라면 백혈병과 같이 골수이식을 해야 하는 복잡한 문제가 발생한다.

빈혈은 혈액이 부족하다는 즉 혈색소나 적혈구가 부족하다는 뜻인데 이렇게 되면 자연스럽게 현기증 즉 어지러운 증세가 나타난다 그런데 어지러운 증세가 있어 병원진단을 받으면 빈혈일 때도 있지만 빈혈이 아니고 원인 미상일 때가 더 많다. 필자의 연구에 따르면 상기증과 뇌압이 올라갈 때, 체내의 체액불균형일 때 현기증이 일어난다. 그간의 경험에 의하면 빈혈이나 악성빈혈, 재생불량성 빈혈까지도 잘 낫는 비방이 있다. 일반적으로 빈혈은 어린이, 임신부, 노인들에게서 많이 나타나고 부적성 음식이나 약물복용시에도 많이 나타난다. 다시 말하면 영양이 부족하거나 영양흡수가 잘 안될 때 나타나는 증세라고 생각하면 될 것이다. 여기에 비방으로 사용하는 약초가 "촉규화근"이다. 촉규화근이란 접시꽃 뿌리를 말한다. 접시꽃 뿌리 오래된 것은 달여서 복용하고 부드러운 새뿌리는 찹쌀죽을 끓여 복용하면 좋다. 생것을 구하기 어려울 때는 건재상에서

구하여 1회에 100g을 물 3ℓ에 넣고 달여서 2ℓ가 되면 수시로 그 물을 마시고 그 물로 찹쌀죽을 끓여 조석으로 한 그릇씩 복용한다. 2~3일이면 현기증이 사라진다. 그리고 주의사항은 부적성음식이나 약초를 먹어서는 안 되며 영원히 영양부족을 예방하는 방법으로는 두충차를 꾸준히 마시는 일이다. 두충차는 간기능을 정상으로 회복시키며 간은 모든 인체가 필요로 하는 영양소의 발효효소를 생산하기 때문이다. 참고로 간기능계에서 발효효소를 생산하지 않으면 인체에는 소화흡수가 불가능하다. 한 예로 냉성체질에서는 우유를 소화시키는 낙타아제 분비가 안 됨으로 우유를 소화흡수하지 못한다.

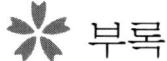 부록

(전국초등생 심장기능부전자
무료치료병원 설립을 위한 호소문!)

　오늘의 세상은, 우리들 모두의 부모님들이 흘리신 땀방울의 결과로서 감사하고 또 감사할 따름이다. 사람은 누구나 부모를 모시는 자식들이며 또 자식을 낳아 기르는 부모가 될 수 있다. 이 세상 부모님들이 살아가면서 가장 견디기 힘든 일이 있다고 한다면 그것은 과연 어떤 일일까? 배고픔도, 가난도, 사고도, 죽음도 아니다. 그것은 오직 자식이 장애가 있거나 불치의 질병으로 고생하는 꼴을 보면서, 부모로서 그 자식을 위하여 할 수 있는 일이 없을 때일 것이다. 그 순간 자식대신 아플 수만 있다면! 하는 심정은 이 세상 부모라면 누구나 같은 심정일 것이다. 만약 이 자식들이 튼튼하게 자라서 사회과 국가와 인류를 위하여 무엇인가, 보람된 일을 하고 살 수만 있다면 무엇을 더 바라랴! 아니 평범하게 사회의 한 사람으로 한 가정을 이루고, 아들 딸 낳아 가면서 살 수만 있다면! 하는 미련 때문에 질병으로 고생하는 자식을 보고 있노라면 부모의 마음은 천갈래 만갈래로 찢어질 것이다. 더군다나 이러한 불치의 질병으로 고생하는 아이들이 많다고 하는 사실과 작금의 현실에서 이름도 없는 난치병들이 기하급수적으로 늘어나는 상황을 보고 누구라도 우리 사회의 미래가 암담함을 느끼지 않는 사람은 없을 것이다.
　미래 사회는 무엇인가? 여기서 우리는 미래사회를 위하여 무엇인가 해야 할 일이 있지 않겠는가? 환자가 많은 만큼, 건강한 사람들의 보다 많은 희생을 요구하는 그래서 오히려 건강한 자들의 불행한 삶이 현실화 된다는 사실을 알아야 함이다. 작금에 있어 노령인구가 팽창하고 신생아 출생률이 낮아지면서 미래의 위기와 불행을 예고하는 사회학자들의 경고와 조금도 다를 바 없음이다.

옛 우리 조상들의 기도는 "우리 딸네 농사 잘될라말고 우리 딸 사는 고을에 풍년들게 하소서"라고 했다고 한다. 비록 지금 하고자 하는 일이 빙산의 일각이라 할지라도 정과 성을 다한다면 우리들의 미래사회가 아니 당신과 나의 반쪽이 살아가는 사회가 좀 더 건강하고 좀 더 밝고, 좀 더 행복한 모습으로 나타나지 않을까하는 실낱같은 바람일지라도, 지금 행동하고 싶은 양심으로 또 용기로 "심장기능부전질환자"중 초등학생만이라도 무료치료를 위한 병원과 후원회를 1988년 구상하게 되었다. 현대의학이 미치지 않는 수많은 심장기능저하 어린이들과 혹 심장수술을 받았다 해도 정상적인 생활에 지장을 받고 있는 어린이들에게 희망을 나누어주고 싶은 마음으로 구상만하고 감히 주위 사람들에게 말도 못했다.

1995년 필자의 큰아이(범서)의 친구가 저녁을 먹고 친구들끼리 농구를 하다가 갑자기 쓰러져 병원으로 옮겼으나 심장마비로 그만 세상을 떠나고 말았다. 고등학교 2학년이었다. 더욱 안타까운 일은 집에 친구 찾아 자주 놀러 왔었는데, 우연히 그 아이의 건강상태를 알아보고 싶어서 이것저것 체크를 하다보니 심장기능부전이 보였다. 그래서 부모님을 한번 모시고 와야겠다고 전했다. 그랬더니 그러겠노라고 대답까지 한 놈이.. 그 일이 두 달 전이었다. 그러니 얼마나 가슴이 아프고 쓰리던지 한동안 눈 앞에서 아른거렸다. 지금도 그 생각만 하면 가슴이 저려온다. 그때처럼 "의사면허"가 없음을 한탄해 본 일이 없다. 그런 일이 있고부터 의사건 한의사건 만나는 사람마다 이 구상을 전했지만 진지하게 들어주는 의사를 만나지 못했다. 고개만 끄덕이고, 자기 가족들만 부탁했지 행동하는 양심을 만나지 못한 것이다. 이제는 더 이상 머뭇거릴 수가 없다는 생각에서 세상을 향하여 손짓하면서 소리쳐본다. 아름답고 해맑은 영혼들이 모여 벗해줄 것을 희망해

보는 것이다. 이러한 용기는 이제 필자가 그간 연구한 건강의 길을, 어떻게 하면 많은 사람들에게 나누어 줄 것인가 하는 나눔의 방법과 실현이라는 화두를 정하고서 나오게 되었다. 실제로 그 동안 수수백명의 많은 이들에게 도움의 메시지를 전하고 감사의 답을 받았다. 이에 힘 입은 바 있어 이제는 대외적으로, 공개적으로, 대대적인 봉사 활동을 기획하게 된 마당이다. 보다 적극적이고 미래지향적 귀빈들을 모심으로 하여 실사구시의 정이 펼쳐지리라 믿어 의심치 않는다.

심장기능부전이란?

의학적으로 심장 기관에는 이상 징후가 없다. 그러나 실생활에서 많은 장애적 요인을 갖는다. 선천적으로는 혈액형 A형과 B형인 사람에게 많으며, 혈액형 O형이나 AB형인 사람은 약(보약)이나 음식으로 인하여 후천적으로 나타난다. 그리고 여자나이 40세, 남자나이 50세가 넘으면 노화와 함께 심장기능저하가 자연스럽게 나타난다.

심장기능 부전자 사인

1. 움직일 때, 운동할 때 (등산, 계단 오를 때 등)
- 관절이 아프다. (류마티스 관절염, 일반관절염, 퇴행성관절염 등)
- 팔다리가 무겁다. (대사증후군 등)
- 숨이 찬다.
- 가슴이 답답하다.
- 가슴이 아프다.
- 가슴을 무엇인가가 콕콕 찌른다
- 수족이 잘 저리다.
- 가슴이 심하게 두근거린다. (우측신장 기능저하)
- 몸이 항상 천근 만근이다. (좌측신장 기능저하)

2. 밥 먹을 때
- 찬 음식이나 찬 음료를 마실 때 딸꾹질이 난다.
- 평소 딸꾹질을 잘한다.
- 곧 잘 체한다.
- 소화가 잘 안된다.
- 저녁식사를 늦게 하거나 많이 먹으면 몸이 붓는다.
- 위장병이 있다.
- 위하수증이 있다. (배꼽과 명치사이에 가로주름이 있다.)
- 편식을 한다. (음식을 가리고 입이 짧다.)
- 속이 쓰리거나 자주 아프다.
- 물만 마셔도 살이 된다.

3. 잠잘 때
- 잠이 쉽게 들지 않는다.
- 잠자리가 바뀌면 잠을 잘 못잔다.
- 새벽2시 전후로 잠을 깬다.
  (잠을 자다가 심장마비로 죽는 사람은 대개 이 시간이다.)
- 잠을 많이 자도 잔 것 같지 않다.
- 꿈을 많이 꾼다.
- 늘 피곤하다.
- 밤에 자다가 팔다리 쥐가 잘난다.
- 악몽에 시달린다.
- 가위에 눌린다. (꿈 속에서 저승사자나 누군가가 목을 조른다.)
- 잠자는 중에 팔다리가 저리다.

4. 무의식 때

- 몸의 양쪽에 문제점이 있다. (다리, 팔, 어깨, 손, 발 무릎 등)
- 풍에 걸렸다.
- 장마비나 장폐색증이 있다.
- 암에 걸렸다.
- 당뇨에 걸렸다.
- 낯선 곳에 가면 대변을 잘 못본다.
- 난치성 질환을 앓고 있다.
  (루푸스종, 베체트씨병, 류마티스, 우울증, 치매 등)
- 만성질환을 앓고 있다.(하지무력증, 하체증후군, 전신무력증 등)
- 기침을 많이 한다.
- 유행성질환에 민감하다.
- 잔병이 많다.
- 항상 불안, 초조하다.
- 무엇이든, 누구든 의심하고 본다.
- 사사건건 신경질 적이다.

에필로그

　2009년 가을의 신선한 미풍이 나를 맴돌고 있다. 하늘은 맑고 높으며 햇빛은 따사롭다. 풍년의 징후다. 이 글을 읽고 있는 독자제현분은 소중하고도 귀한 필자의 하나님이시다. 여기 잠시 필자의 인생관을 소개하면 人乃天(인내천), 곧 사람이 하나님이다. 필자의 여러 책에서도 밝힌바 있지만 환자는 의사의 하나님이요(일용할 양식을 줌으로), 의사는 환자의 하나님이라(살아야할 용기와 희망을 줌으로). 지금까지 필자를 믿어주고 응원해주고 희망을 주고 격려해주신 많은 지인들에게 진심으로 그리고 충심으로 감사 또 감사를 올리는 바입니다. 너무 너무 감사합니다. 필자의 오늘 이 글을 쓰기까지 여러분의 하나님보다 더한 사랑과 믿음이 아니었더라면 이룰 수 없는 일입니다. 따라서 여러분들은 가정과 이웃과 인류의 건강관리에 있어서만큼은 불멸의 기적을 일구어 내셨습니다. 사실 모든 세상사가 다 그러하겠지만 사람이 무엇을 이루고 싶다고 하여 이루어지는 일은 하나도 없다. 제 아무리 사소하고 작은 일일지라도 정성을 다하고 밤낮 가리지 않고 엎어지고 넘어지고 일어나기를 반복하면서 희망의 불씨를 꺼지지 않도록 애쓰는 그 행위와 삶, 그 자체가 위대한 것이다. 끝은 시작이요 파괴는 탄생이듯 실패는 성공의 주춧돌이다. 이것이 세상의 이치다. 다시 말한다면 실패가 성공의 시작이라던 성공은 파멸의 시작인 셈이다. 세상에 영원한 것은 없다. 모두가 바통터치로 릴레이다. 앞서 갈수도 뒤로 쳐질 수도 있다. 세상에는 만사가 있지만 모두가 찰나의 일이다. 슬픈 일도 외롭고 고독함도 억울하고 분통터지는 일도 사라진 그곳에 새움이 돋아나 삶은 탄복된다. 따라서 역사의 주인공은 시간을 두고 교체된다. 태평양의 거대한 파도도 뒷 물결을 이기지 못하는 것, 그것이 역사가 아니던가!

　오늘 아침 우연히 책갈피에 꽂힌 悟道誦(오도송)이 눈에 띄었다. 靑鼠靑牛之間(청서청우지간-1985년 1월1일)에 홀연히 떠오르는 깨달음이 있었으니

天地開闢	光明天地	世上萬事	不然其然	宇宙理致	眠前一示
春夏秋冬	七八九也	砂卵草葉	同氣共根	衆言復言	森羅萬象
無主空間	自得無碍	生死往來	何時太一	東出西沒	日月七星
高山大海	汙越去時	休休去去	何爲之也	宇宙萬有	唯心之造
虛虛實實	滿化方暢	虛實分分	何事爲也 라.		

　2009년 새로운 화두가 있으니 "나눔"이다. 나눔이야 뉘라서 모르리요만은 필자의 특수한 상황에서는 나눔에도 기술을 필요로 한다. 옛날이 생각난다.

　人生은 구빛 갚으면서 신빛 놓으면서 살아 남기위해 자신의 능력대로 지혜와 지식을 총동원 하여도 세상을 헤쳐나기 고달픈 존재다.(共半)

　이런 글을 써 놓고 헛웃음을 칠 때가 있었다.

　이 글이 세상에 나가 많은 이들에게 "건강"이라는 큰 선물로 탈바꿈하는 기회가 된다면 필자는 따로 무엇을 더 바라겠는가!

　앞으로 더 큰 나눔을 위하여 독자제현들의 관심이 열쇠라는 사실에 대하여 굳게 믿는 바이다. 아무쪼록 독자제현들의 가정에 건강과 행복이 함께하기를 기도하면서 좋은 인연에 감사를 올리면서 글의 끝을 맺는다.

2009. 中秋節
문경에서　一占風

인체 Mechanism

지은이 / 조 대 일

2011. 2. 18. 초판 인쇄
2011. 2. 25. 초판 발행

펴낸곳 / 도서출판 엠-애드
서울시 중구 필동3가 10-1
전화 / 02)2278-8063/4
팩스 / 02)2275-8064
E-mail / madd1@hanmail.net
등록번호 / 제2-2554

펴낸이 / 이승한
디자이너 / 임선실
전산팀 / 임민영

이 책에 실린 글과 모든 그림, 사진의 무단 전재와 무단 복제를 금합니다.
파본은 교환해 드립니다.

정가 : 12,000원

ISBN 978-89-6575-003-1